食疗本草
养生精华

蔡向红 ◎ 编著

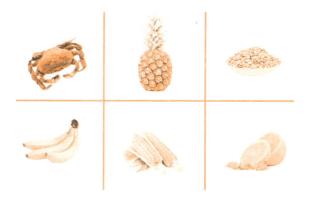

陕西出版传媒集团
陕西科学技术出版社

图书在版编目（CIP）数据

食疗本草养生精华/蔡向红编著．—西安：陕西科学技术出版社，2014.6
ISBN 978-7-5369-6077-0

Ⅰ．①食… Ⅱ．①蔡… Ⅲ．①食物疗法②食物养生 Ⅳ．①R247.1

中国版本图书馆CIP数据核字（2014）第112406号

食疗本草养生精华

出 版 者	陕西出版传媒集团　陕西科学技术出版社
	西安北大街131号　邮编　710003
	电话（029）87211894　传真（029）87218236
	http：//www.snstp.com
发 行 者	陕西出版传媒集团　陕西科学技术出版社
	电话（029）87212206　87260001
印　　刷	北京建泰印刷有限公司
规　　格	710×1000毫米　16开本
印　　张	26
字　　数	410千字
版　　次	2014年10月第1版
	2014年10月第1次印刷
书　　号	ISBN 978-7-5369-6077-0
定　　价	35.00元

版权所有　翻印必究

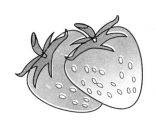

前言

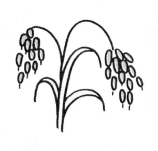

养生保健是一门科学，不能一蹴而就，也不依靠灵丹妙药。天生万物以养人，人以食为充。食物各有其功效，根据个人的身体状况适量摄入适宜的食物，能起到保健甚至防病治病的效果。因此，我们需要深入了解各种食物的营养成分和功效，才能正确地选择食物，做到科学食疗养生。

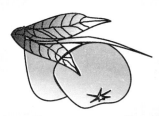

为了满足广大读者希望通过食疗解除病痛、强身健体、延年益寿的迫切愿望，特组织营养专家做指导，参考和借鉴食疗本草相关资料，汲取精华，编撰成这本《食疗本草养生精华》。

本书对每一种食物的保健功效、营养成分、食用禁忌、选购保存、及营养食谱等做了全方位解析，并根据不同年龄、不同体质、不同人群、亚健康给出最科学最专业的食疗养生建议，针对各种常见病做出最有效的食疗方案。最后，本书还列出了人体各种营养素功用，力求让读者对食疗养生了解的更全面细致。

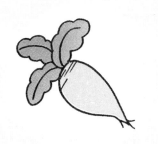

可以说，本书融知识性、科学性和实用性为一体，以简洁、实用、方便为主，力求对各种食

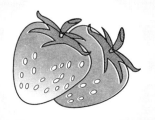

物进行全面详细的解读，使读者在阅读时很快就能找到自己所需要的信息。本书可供广大本草食疗爱好者和患者使用，无论有无医学基础，均可一看就懂，一学就会，是一部即查即用的家庭必备养生图书，可随时随地为自己及家人、好友找到合适的食疗养生方案，远离亚健康状态，吃出一个健康美丽的人生。

需指出的是，食疗本草养生不能代替医药治疗。两者性质不同，对人体的作用效果也不同。对于疾病的治疗，医生和药物才起着主导作用，有病当到医院极治疗，在医生的指导下，根据病情的需要进行饮食调理，促进疾病尽快痊愈。

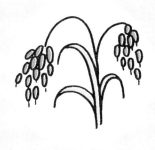

编 者

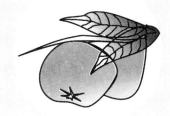

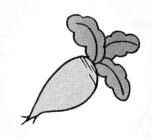

食疗本草养生精华

目录

第一章 揭开食物保健的密码

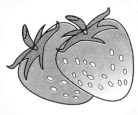

- 吃对东西的智慧 …………………… 一
- 食物的四性与五味 ………………… 三
- 科学的食疗方法 …………………… 六

第二章 藏在食物中的营养成分

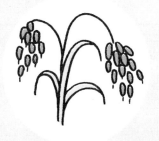

- 蛋白质的食物来源 ………………… 一一
- 每天摄入多少糖类合适 …………… 一二
- 脂肪,敌人还是朋友 ……………… 一三
- 膳食纤维的生理作用 ……………… 一四
- 矿物质和必需的微量元素 ………… 一五
- 与健康息息相关的维生素 ………… 一九

第三章 建立科学的饮食结构

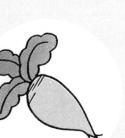

- 平衡膳食的重要性 ………………… 二三

健康生活从早餐开始……………………… 二四
午餐该怎么吃……………………………… 二五
享受营养丰富的晚餐……………………… 二六
一日三餐的热量分配……………………… 二七
合理选择零食……………………………… 二八
如何健康吃夜宵…………………………… 二九
学会食物等量互换………………………… 三一
按需饮食，食不过量……………………… 三一
健康饮食要少盐少油……………………… 三三
烹饪方式，关乎健康……………………… 三四
酸碱搭配的学问…………………………… 三四
寒热平衡，滋养每一天…………………… 三五

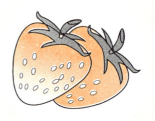

第四章
走出错误的饮食误区

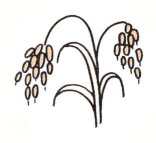

饮水时的宜忌……………………………… 三七
蔬菜生吃好还是熟吃好…………………… 三八
牛奶是否适合所有人……………………… 四〇
水果能充当正餐吗………………………… 四〇
粗粮适宜常吃吗…………………………… 四一
饥餐渴饮的危害…………………………… 四一
别搞错吃食物的顺序……………………… 四三
单一食材的饮食禁忌……………………… 四四
胆固醇别一棒子打死……………………… 四五
留心"非食品配料"………………………… 四六
食物搭配错误易伤身……………………… 四七
不要走进进补的误区……………………… 四九

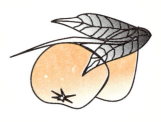

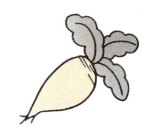

第五章
食物的营养与保健

谷类、豆类功效全解 …… 五一

大米——健脾养胃 …… 五一
小米——滋阴补血 …… 五三
薏米——健脾利湿 …… 五五
玉米——健脑益智 …… 五七
黑米——滋阴补肾 …… 五九
糯米——补益中气 …… 六一
燕麦——降糖降脂 …… 六四
黄豆——解毒养颜 …… 六五
小麦——润肺益肾 …… 六七
赤小豆——消肿止泄 …… 六九
豌豆——治泻止血 …… 七一
绿豆——解热醒酒 …… 七三
黑豆——滋补祛湿 …… 七五
蚕豆——健脾利湿 …… 七七

蔬菜类功效全解 …… 七九

大白菜——清热生津 …… 七九
圆白菜——性平养胃 …… 八一
油菜——活血消肿 …… 八三
芹菜——清热利水 …… 八五
茄子——降压止血 …… 八七
空心菜——凉血排毒 …… 九〇

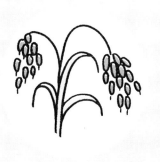
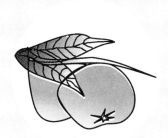
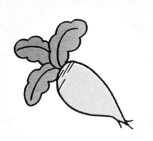
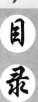

食疗本草养生精华

目录

生菜——清热养阴 …………………… 九二
韭菜——补肾助阳 …………………… 九四
苋菜——清肠止痢 …………………… 九六
菠菜——益气养血 …………………… 九八
白萝卜——消滞化痰 ………………… 一〇〇
胡萝卜——补血明目 ………………… 一〇二
山药——健脾养阴 …………………… 一〇四
竹笋——养肝明目 …………………… 一〇六
冬瓜——减肥消肿 …………………… 一〇八
芋头——健脾和胃 …………………… 一一〇
芥蓝——清热祛火 …………………… 一一二
青椒——除湿散寒 …………………… 一一四
豇豆——化湿补脾 …………………… 一一六
土豆——通利大便 …………………… 一一八
茼蒿——健胃化痰 …………………… 一二〇
红薯——补中暖胃 …………………… 一二二
南瓜——降糖防癌 …………………… 一二四
莲藕——滋阴补血 …………………… 一二六
洋葱——降压抗癌 …………………… 一二八
芦笋——清热利便 …………………… 一三〇
丝瓜——美容抗菌 …………………… 一三二
茭白——通便降脂 …………………… 一三四
番茄——防癌降压 …………………… 一三六
黄瓜——降糖减肥 …………………… 一三八
菜花——清血护肝 …………………… 一四〇
苦瓜——泄热降糖 …………………… 一四二

水果类功效全解 ………………………… 一四四

哈密瓜——清热消暑 ………………… 一四四

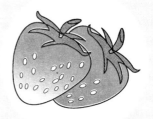
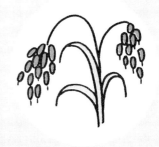
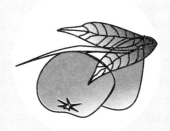
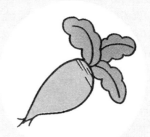

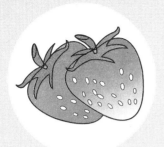

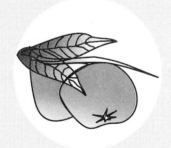
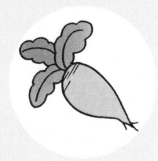

橘子——降压抗癌 …………… 一四六
柿子——润肠通便 …………… 一四八
杨梅——开胃止泻 …………… 一五〇
香蕉——润肠通便 …………… 一五二
枇杷——治咳平气 …………… 一五四
猕猴桃——镇定心神 ………… 一五六
大枣——健脾养血 …………… 一五八
木瓜——健脾丰胸 …………… 一六〇
柚子——降压降糖 …………… 一六二
樱桃——补中益气 …………… 一六四
柠檬——减肥美容 …………… 一六六
桂圆——补血安神 …………… 一六八
芒果——益胃防癌 …………… 一七〇
草莓——降脂养颜 …………… 一七二
桑葚——生津润燥 …………… 一七四
西瓜——清热利尿 …………… 一七六
山楂——消食降压 …………… 一七八
橙子——行气化瘀 …………… 一八〇
李子——降压保肝 …………… 一八二
葡萄——补血抗衰 …………… 一八四
荔枝——护肤健脑 …………… 一八六
苹果——防癌养肺 …………… 一八八
桃子——养阴生津 …………… 一九〇
菠萝——促进消化 …………… 一九二
梨——保肝化痰 ……………… 一九四
石榴——涩肠止血 …………… 一九六

干果类功效全解 ……………… 一九八

杏仁——润肤养颜 …………… 一九八

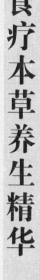
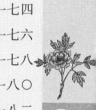

板栗——补肾平饥 …………………… 二〇〇
松子——润肺滑肠 …………………… 二〇二
花生——止血防衰 …………………… 二〇四
葵花子——止泻降脂 ………………… 二〇六
开心果——润肠通便 ………………… 二〇八
南瓜子——驱虫消肿 ………………… 二一〇
白果——解毒定喘 …………………… 二一二
核桃——润肤平喘 …………………… 二一四
莲子——养心安神 …………………… 二一六

肉禽蛋类功效全解 …………………… 二一八

猪肉——补虚强身 …………………… 二一八
猪肝——护眼补血 …………………… 二二〇
猪蹄——壮腰通乳 …………………… 二二三
牛肉——补气健胃 …………………… 二二五
羊肉——补虚助阳 …………………… 二二七
兔肉——健美延年 …………………… 二二九
鸭肉——滋阴补虚 …………………… 二三一
鹅肉——益气补虚 …………………… 二三三
鸡肉——健胃补身 …………………… 二三五
鸡蛋——延年益寿 …………………… 二三七
鸭蛋——滋润强身 …………………… 二三九

水产类功效全解 …………………… 二四一

鲤鱼——利水消肿 …………………… 二四一
鲢鱼——养肤健身 …………………… 二四三
鲫鱼——和中开胃 …………………… 二四五
带鱼——防癌养颜 …………………… 二四七
鲈鱼——补肾通乳 …………………… 二四九

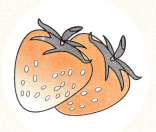
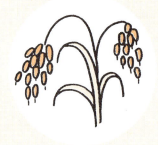
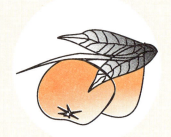
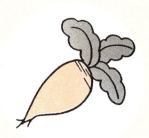

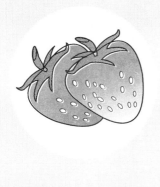
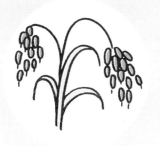
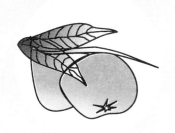
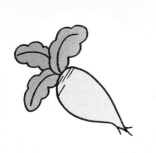

鳝鱼——降糖补脑 …… 二五一
草鱼——祛风平肝 …… 二五三
鳕鱼——滋肝护眼 …… 二五五
黄花鱼——开胃补气 …… 二五七
螃蟹——滋补化瘀 …… 二五九
虾——补肾壮阳 …… 二六一
牡蛎——养精强身 …… 二六三
鱿鱼——降压排毒 …… 二六五
海带——软坚散结 …… 二六六
海蜇——降压消肿 …… 二六八
海参——防癌抗衰 …… 二七○
紫菜——软坚散结 …… 二七三

菌藻类功效全解 …… 二七五

银耳——养颜防衰 …… 二七五
黑木耳——滋阴润肺 …… 二七七
草菇——抗癌强体 …… 二七九
香菇——抗癌养颜 …… 二八一
蘑菇——护肝壮骨 …… 二八三
猴头菇——补虚健胃 …… 二八五
金针菇——滋补肝肾 …… 二八七
平菇——滋补强身 …… 二八九
杏鲍菇——健胃消食 …… 二九一

调味品类功效全解 …… 二九三

葱——解热杀菌 …… 二九三
姜——发汗提神 …… 二九五
大蒜——抗癌杀菌 …… 二九七
胡椒——温中散寒 …… 二九九

桂皮——暖胃祛寒 ………………………… 三〇一
醋——消食解毒 …………………………… 三〇二
酱油——调味开胃 ………………………… 三〇四

饮品类功效全解 …………………………… 三〇六

牛奶——安神助眠 ………………………… 三〇六
酸奶——抗病防癌 ………………………… 三〇八
红茶——提神解乏 ………………………… 三一〇
葡萄酒——美容活血 ……………………… 三一二
绿茶——保护皮肤 ………………………… 三一四

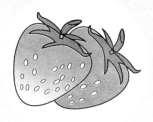

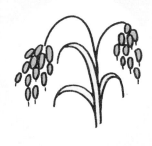

第六章
不同年龄的饮食需求

幼儿期的饮食需求 ………………………… 三一七
青春期的饮食需求 ………………………… 三一九
中年期的饮食需求 ………………………… 三一九
孕产期的饮食需求 ………………………… 三二一
更年期的饮食需求 ………………………… 三二三
老年期的饮食需求 ………………………… 三二四

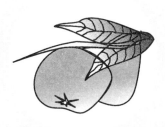

第七章
不同体质的饮食调养

各类体质的特点 …………………………… 三二七

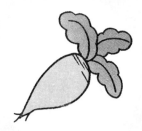

各类体质的特点 …………………… 三二七
阳虚体质的饮食调养 ………………… 三二八
阴虚体质的饮食调养 ………………… 三三〇
血瘀体质的饮食调养 ………………… 三三一
痰湿体质的饮食调养 ………………… 三三三
气郁体质的饮食调养 ………………… 三三五

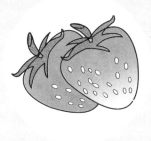

第八章
不同人群怎样吃最健康

脑力劳动者怎么吃 …………………… 三三七
体力劳动者怎么吃 …………………… 三三九
"夜猫族"怎么吃 …………………… 三四〇
"电脑族"怎么吃 …………………… 三四二
"外食族"怎么吃 …………………… 三四三
吸烟者怎么吃 ………………………… 三四四
身处污染环境怎么吃 ………………… 三四六

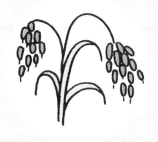

第九章
亚健康的饮食调理法

便秘的饮食疗法 ……………………… 三四七
口臭如何用食物治疗 ………………… 三四九
利用食物缓解眼疲劳 ………………… 三五〇
口腔溃疡吃什么 ……………………… 三五二

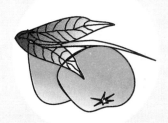

选对食物，不再抑郁 …………… 三五三
食物是最天然的助眠药 ………… 三五四
解决食欲不振吃什么 …………… 三五五
阳痿的饮食保健 ………………… 三五六
防治骨质疏松的吃法 …………… 三五八
排除肠毒，一身轻松 …………… 三五九

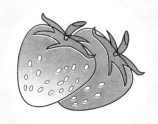

第十章
摆脱常见病的困扰

适宜肥胖症的食疗方 …………… 三六一
慢性鼻炎吃什么好 ……………… 三六三
哮喘的饮食治疗 ………………… 三六七
合理饮食，远离糖尿病 ………… 三七〇
帮助预防高血压的食谱 ………… 三七二
高血脂的食物保健 ……………… 三七四
脂肪肝及饮食疗法 ……………… 三七六
冠心病的日常饮食 ……………… 三七八
改善脑卒中后遗症的膳食 ……… 三八二
有助于改善肾炎的膳食 ………… 三八三
慢性胃炎如何饮食调养 ………… 三八六
更年期综合征食疗有方 ………… 三八九
风湿性关节炎的饮食选择 ……… 三九三

附录　人体各种营养素功用 ………… 三九五

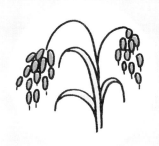

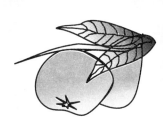

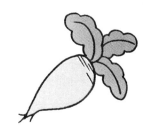

第 一 章
揭开食物保健的密码

 吃对东西的智慧

我国居民营养与健康状况调查结果显示，与膳食密切相关的慢性非传染性疾病患病率上升迅速，铁、维生素 A 等微量元素缺乏在我国城乡普遍存在。分析表明，肥胖是引致慢性病的重要因素，其发生率还会大幅增加。这将严重影响我国居民的健康素质、健康寿命，加重疾病负担，并影响社会经济的发展和全面建设小康社会目标的实现。因此，我们迫切需要展开一场膳食革命。

当前，我们在膳食方面存在的主要问题是：不能科学合理地把握摄入食物的结构和数量。在结构方面存在的主要问题：一是城市居民的畜肉类及油脂摄入过多，谷类食物摄入偏低。二是城乡居民钙、铁、维生素 A 等微量元素普遍摄入不足。三是城市居民蔬菜的摄入量明显减少，绝大多数居民仍没有形成经常进食水果的习惯；在摄入食物的数量方面存在的主要问题是：摄入的热量大大超过身体每日代谢所需的热量，多余的热量被身体转化为脂肪储存起来，因而超重与肥胖的人数迅速增加。

保持身体健康，需要把握好的一个关键，就是掌握好热量摄入与消耗的平衡。加强体育锻炼，增加肌肉活动和体能消耗固然是保健的一个非常重要的因素，然而不科学进食，也不可能保持身体健康。如多喝一罐可乐（335毫升），摄入热量约 144 千卡，相当于多吃一两个馒头，可抵消 40 分钟散步所消耗的热量。当前影响我国居民健康的主要因素：一是缺乏锻炼，二是摄入热量过多。吃对东西是一门生存智慧，而拥有这一智慧则需要从每个日常细节做起。

　　食物多样化一直是中国传统饮食的显著特点，非常符合保健的要求。世界卫生组织和粮农组织提出的保持健康膳食的第一条就是食物多样化。一个吸收消化功能正常的人，只要做到了食物多样化，就绝对不需要补充膳食增补剂或保健品等。食物是身体必需营养素的最好补充剂。与人造的或人工合成、提取的保健品相比，人体对天然食物中营养素的吸收，远优于前者，所以中国人的经验总结叫"药补不如食补"。世界卫生组织和粮农组织还特别推荐植物性食物的摄入，提出了"天天五蔬果"（Five per Day）的口号，即每天争取吃够五种水果和五种蔬菜。这也是推进食物多样化，维护身体健康的重要措施之一。对因客观条件限制不能做到食物多样化的人群，可根据当地特点，采用特殊人群营养增补剂或食品强化的办法解决营养素缺乏的问题。

　　随着经济的发展和人民生活水平的提高，我国居民膳食中肉、油脂摄入量及比例明显增加。此类食物提供的热量所占的比例，已大大超过合理范围。肉类是高热量食物，许多人已了解，但油脂的热量更高，这是绝大多数人不清楚的。每100克猪肉所提供的热量是395千卡，而100克油脂提供的热量是899千卡，比猪肉高出一倍还多。中国营养学会推荐的每人每天油脂的摄入量是25克，而根据全国调查结果，每人日均摄入油脂44克，北京市的居民每人日均更高达83克，远超过合理的摄入量。

　　许多科学研究已清楚表明，过多的盐分摄入会造成水、钠在体内的潴留，是引致高血压病的最主要的危险因素之一。中国营养学会建议每人日均食盐摄入量为6克（大约相当于成人拇指盖大小的小汤勺一平勺），而我国居民平均每日摄入量为12克，超出整整一倍。

　　现代营养科学向人们揭示：人们进食的真正目的并不是为了单纯地填饱肚子，而是为了从外界摄取人体正常生理活动所需要的营养素。人体在正常的生长发育和生存活动中，大致需要50多种营养物质，每一种食物都含有人体所需要的营养素，但其数量和种类有很大差别，因而必须根据人体需要进行膳食的营养平衡。此外，食物在烹饪加工过程中，因方法不同，其营养素的含量也会发生很大变化。因此，对想要保持健康、延年益寿的朋友来说，学习"吃对东西的智慧"是一辈子的长期工程。

食物的四性与五味

食物，古代的说法是"谷、肉、果、菜"，它包括谷物、畜禽、鱼、奶、蛋、水果、干果、菜蔬等。

食疗配方时，为了获得一般食物所不具有的功能，可以添加某些中药。添加中药的膳食并不会因此失去膳食的特色。因此，食疗采用的中药有一定范围，一般为无毒性、无难于接受的苦浊气味等。

食物和中药原料在使用前，大多需要做些加工处理。如除去泥土杂质、菜蔬的须根、老叶等非食用或非药用部分，清洗备用。中药在使用前大多还要经过炮制，这样的中药称为"饮片"，中药店出售的差不多都是饮片，可以直接使用。如果购得的是药材，如整条的黄芪、党参，整块的天麻、何首乌等，则需要自行加工成饮片才方便使用。

食疗原料无论是中药还是食物，都有一定的性能。所谓性能，主要是指中医所说的性、味和它们的功能。中药的性能大多比较显著，有的甚至有毒性，食物的性能大多比较和缓。但有的品种如龙眼肉、枸杞子、山楂、九香虫等，既是食物也是中药，作为食物，它们仍有比较明显的药性。

食物的性能有如下一些：

食物的四性

性即食物和中药的寒、热性质，可分为寒、热、温、凉四种。其中温、热与寒、凉分属两类不同的性质，而温弱于热，凉弱于寒，有程度上的差异。

食物的性质通常并不强烈，故温热之中温性居多，寒凉之中凉性为广。偏性不甚明显的，常以微温、微寒、平性标明，以示区别。食物中极少有大寒、大热的，这也是食物和药物不同的地方。

寒、热、温、凉是从食物或中药进入人体，作用于脏腑经络以后所发生的反应，按中医药理论概括出来的。《黄帝内经》说："寒者热之，热者寒之。"说明寒、热、温、凉的性质是与疾病证候的寒、热属性（寒证或热证）相对而言的。如能减轻或消除热证，则为寒性或凉性；相反，若能减轻或消除寒证，则为热性或温性。上述两种功效均不明显，则属于平性。

此外，寒热温凉尚有阴阳属性之分，寒凉的属阴性，温热的为阳性。

一般来说，寒凉性的食物或中药，有清热泻火、解毒、平肝等功能，适用于热证、阳证，如西瓜、梨子、苦瓜、茄子、大叶藻、石花菜、蕹菜、马齿苋、蚌肉、螺蛳、芦根、金银花、夏枯草、石膏等。

温热性的食物或中药，有温中散寒、补阳、益气等功能，适用于寒证、阴证，如生姜、辣椒、胡椒、狗肉、羊肉、麻雀、黄鳝、大枣、糯米、栗子、干姜、附子、高良姜、党参、黄芪等。

食物的五味

味有种种，中医药学概括为辛、甘、酸、苦、咸五味。辛味，实际上包括口舌的麻、辣等刺激性感受或滋味，以及芳香气（常称辛香）；甘味，除表示有甜味外，也指一些平淡无奇、可食而近于甘味者，有的仅用以提示中药有补益作用；酸味，除为酸味外，有时也表示与酸味有密切联系的涩味；苦和咸都比较单一，不含其他味感。除此之外，还有淡而无味的"淡"味。

中医药学对食物和中药所标明的"味"大多与它们的实际相符，但也有不尽如此的。因为我们的祖先从多数食物与中药滋味的实际尝试、感受中，发现它们与某些功能有密切的联系，味道可以表明食物或中药具有的某种功能。所以有时不再只用尝试的办法来定味，而用已知食物或中药的功能来推断、确定。

各种味的主要功能分述如下：

(1) 辛味。有发汗解表、行气、活血、化湿、通窍等功能。可用于外感表证、风湿痹痛、气滞胀满、瘀血阻滞、湿阻中焦、窍闭不通等。如葱、生姜、芥菜、金橘、玫瑰花、酒、茉莉花、紫苏、薄荷、陈皮、香附子、木香、丹参、红花、桃仁、藿香、砂仁。此外，辛味还有调味、健胃的功效，如花椒、胡椒、辣椒、生姜等。

(2) 甘味。有滋养补虚、调和脾胃、缓急止痛等功能。可用于虚证（含营养不良）、脾胃不和、腹部痉挛疼痛等，如红薯、南瓜、栗子、甜杏仁、银耳、大枣、饴糖、人参、黄芪、麦冬、当归、甘草，以及多种动物的肉和内脏等。

此外，甘味还有较好的调味、矫味的功能，如白糖、蜂蜜、甘草。甘淡或淡味，则偏于利尿除湿，可用于小便不利、水肿，如薏苡仁、茭白、冬瓜、茯苓、通草等。

(3) 酸味或酸涩味。有收敛、固涩的功能。可用于体虚多汗、久咳气喘、久泻、遗尿、遗精等，如梅子、刺梨、五味子、金樱子。

此外，酸味或酸甘味还有生津止渴、开胃消食的功能。可用于热伤津液或胃阴不足的口渴，饮食不消，如刺梨、柠檬、梅子、山楂、醋等。其中，醋又是菜肴常用的调味品。

(4) 苦味。有清热泻火、止咳平喘、泻下通便、祛湿等功能。可用于热证、咳喘、大便干结、湿热或湿浊阻滞。如苦瓜、茶叶、蒲公英、决明子、川贝母、杏仁、草果等。

苦味的食物和中药在食疗原料中较少使用。用于膳食的食物很少有苦味的。也可以说，人们难于接受苦味饮食，苦味的东西一般不宜食用。

(5) 咸味。主要有软坚散结的功能。可用于瘰疬、痰核，如石莼、昆布、紫菜等。

由于每种食物或中药都具有性和味。因此，必须综合起来确定它们的功能。如两种食物或中药都具有寒（凉）的性质，一种是苦寒，另一种是辛凉，二者的性虽相似而味不同，它们的功能就有差异：前者能清热泻火，如苦瓜、蒲公英、苦丁茶；后者能疏散风热，如菊花、薄荷。

反过来说，两种食物或中药都具有甘味，一种是甘寒，另一种是甘温，二者味虽相同而性不同,其功能也不一样:前者能清热生津、除烦止渴,如藕、西瓜、芦根;后者能益气血、补阳气,如党参、栗子、大枣、鸡肉、羊肉、九香虫。所以,应把它们结合起来确定食物或中药的功能。

性、味标注在每一食物或中药之下,既能提示某些功能,又能显示出有相似性味的食物或中药的一些共同的功能。

除上述外,由于食物及某些中药(药食两用者居多)含有糖类、蛋白质、脂肪、维生素、纤维素、矿物质与微量元素等多种营养素。它们也分别具有不同的功能,这是不可忽视的。各种营养素具有的功能,在维护人体健康、防治疾病方面有十分重要的意义。

食物或中药所含营养素的功能,在中医药学有关文献记载中不难看出它们之间的联系。如含丰富维生素 A 的动物肝脏,其功能反映在补肝明目、防治肝虚目昏中;富含维生素 B_1 的赤小豆、薏苡仁、鲤鱼、鲫鱼,其功能反映在补脾利湿、退肿、防治脚气、脾虚水肿中;富含糖类、蛋白质的谷物、干果,其功能反映在补脾益气、防治脾虚水肿、消瘦乏力中。

但是,食物或中药所含营养素的功能、应用,尚未也不可能全面而恰如其分地反映在以前的中医药书籍里。因此,在运用食疗时,应适当结合有关营养学等现代研究成果。

科学的食疗方法

药膳食疗调养同药物治疗应用一样,也有其需要遵循的法则。这些基本法则通过长期药膳食疗积累的经验总结而来,运用这些具体法则时,要因时、因地、因人而异,根据个人的具体情况选择合适的药食进行调理。

食质宜忌

食质是指饮食的性味和质地,包括对不洁食物及饮食偏嗜的禁忌。

食疗养生同药物治疗一样,要遵循辨证施治的原则,其最终目的是为了实现人体的阴平阳秘。具体做法就是通过食物的寒热温凉、补泻的偏性,对人体的寒热虚实进行调补，如果没有充分认识到食物的偏性，或者没有引起足够的重视，长期的饮食五味、寒热偏嗜，可导致相应的脏腑机能偏盛，寒热失调，进而损及其他脏腑，破坏五脏的阴阳寒热平衡。如偏嗜饮酒，可损伤脾胃，内生湿热，产生脘腹胀满、胃纳减弱、口苦口腻等症；偏嗜寒凉，则易伤及脾胃阳气，引起腹泻、腹痛等，日久则寒湿内聚、阳气渐衰、病久及肾，使人体机能下降。

同时选用药食时要注意选购及鉴别，不要误食有毒或者伪劣品，如服食了腐败变质，有毒的食物，可致食物中毒，出现剧烈腹痛、吐泻，甚至导致昏迷或死亡等。

配伍禁忌

古代医家根据食物的性味归经形成经验性配伍禁忌。

（1）**药物与药物的配伍禁忌**。中医在几千年的临床实践中，发现很多药物之间的配伍禁忌，如"十八反"、"十九畏"。同时一些药食研究和著作，也记载了很多药物间的配伍禁忌。

（2）**药物与食物的配伍禁忌**。药物与食物均有寒热温凉四性和辛甘苦酸咸五味之偏，只是药物其偏尤甚，食物无毒，其偏亦微。由于药物与食物所含成分不同，某些成分在加工过程中可能会相互作用而产生对人体有害或不利于人体吸收的物质，从而有碍健康或降低药膳的疗效，因此在应用一些药食制作药膳时，或者食用某种药食时，需要了解一些这方面的结论性、经验性认识，避免一些不适宜的配伍。

一般来说，凡患热性疾病服药时，应禁用或少食酒类、辣味、鱼肉类等食物，因酒、辣味食物性热，鱼肉类有滋腻生热、生痰作用，食后易助长病邪，使病情加重；当服用解表、透疹药时，宜少食生冷及酸味食物，因其有收敛作用，能影响药物解表、透疹功效。服温补药物时，应少饮茶、少食萝卜，因茶叶性凉下气，能降低药物温补脾胃之效能；服清热凉血及滋阴药物时，不宜吃辣，辣的食物性热，食辣的食物会增加热现象而抵消清热凉血药物（如石膏、银花、连翘、栀子、生地、丹皮等）及滋阴药（如石斛、沙参、麦冬、知母、玄参等）的作用；服用补药人参时，不宜吃萝卜，萝卜有消食化痰、通气的作用，而人参是名贵的滋补性药物，一补一消，作用就抵消了，无疑是一种浪费。

(3) 食物与食物的配伍禁忌。一般来说，药膳中的食物性味相对平和，除了要了解各种食物原料的性、味、归经及经验积累发现的一些配伍禁忌，还要尽可能多地掌握一些西医现代营养学在这方面的研究成果，如食物原料含何种成分及何种营养素，哪些成分在加工过程中会产生不利于人体的物质，或使原有营养及治疗成分遭到破坏等，在参考这些知识的基础上来制作和服用药膳，才能收到较好的治疗效果。

以脏补脏，以形补形

唐代医学家及养生学家孙思邈发现，动物的内脏和人体的内脏无论是在组织形态上，还是在生理功能上，都十分相似，通过长期的临床观察和实践，他积累了丰富的食养食疗经验，创立了"以脏补脏"及"以脏治脏"的理论。如他利用羊骨粥治疗肾虚怕冷，用羊肝治疗夜盲雀目（肝开窍于目）。《备急千金要方》中记载："猪心性平，无毒，人心经，治心虚所致之健忘、惊恐等症。"

动物脏器是"血肉有情之品"，"以脏补脏，以形补形"可产生"同气相求"的效应。在唐代以后，这一理论得到不断的继承发扬，如《滇南本草》记载，以水牛脾脏配鸡内金，可治疗小儿消化不良、吐泻、面黄肌瘦。

"发物"忌口论

所谓"发物"是指动风生痰、发毒助火、助邪之品，容易诱发旧疾，或加重新病。

《金匮要略·禽兽鱼虫禁忌并治篇》指出："所食之味，有与病相宜，有与身为害。若得宜则益体。害则成疾，以此致危，例皆难疗。"指出不相宜的食物与疾病转归的关系。"发物"的范围较广，有的甚至扩大化了。荤腥膻臊之类食品一概视为发物，特别是患有疮疡肿毒，或慢性湿疹皮炎等皮肤病患者及过敏性疾病患者，发物忌口尤为重要。

"发物"之所以会导致旧病复发或加重新病，主要有几点解释：一是上述这些食物中含有某些激素，能促进人体某些机能亢进或代谢紊乱，如糖皮质类固醇过量可诱发感染扩散、癫痫发作、溃疡出血等，使旧病复发；二是这些食物中可能含有某些食物异体蛋白，这些蛋白为致敏原，引起变态反应性疾病复发，如虾、鱼、蟹等海鲜往往引起皮肤过敏者荨麻疹，湿疹等顽固性皮肤病的发作，豆腐乳有时也会引起哮喘复发；三是一些刺激性较强的食物，如酒，葱、蒜等，味辛辣，对炎性感染病灶极易引起炎症扩散、疗毒走黄。

一般按其性能可将发物分为六类：一为发热之物，如薤、姜、花椒、羊肉、狗肉等；二为发风之物，如虾、蟹、椿芽等；三为发湿之物，如饴糖、糯米、醪糟、米酒等；四为发冷积之物，如梨、柿及各种生冷之品；五为发动血之物，如辣椒、胡椒等；六为发滞气之品，如土豆、莲子、芡实及各类豆制品。

因病而宜

利用五味之偏，以调整脏腑之间的偏性，对不同疾病患者，所食用的食物也有不同。如"肝色青，宜食甘，粳米、牛肉、枣皆甘。心色赤，宜食酸，小豆、狗肉、李子、韭菜等皆酸。肺色白，宜食苦，麦、羊肉、杏、薤皆苦。脾色黄，宜食咸，大豆、栗皆咸"。由此可见，如用辛味药物、食物配制成的药膳，可以散肺气之郁；甘味药物，食物制成的药膳，可以补脾胃之虚。因此，五味调和的药膳，五脏才可得以补养。

·不同疾病的饮食禁忌，服药忌口，是中医药理论在长期的临床实践中总结的经验。

（1）**疾病性质决定的食的禁忌**。如素有热病或热病初愈者，宜忌食辛辣、大热食物及饮酒等；脾胃虚寒证患者忌食生冷寒凉食物等。一些特殊的食物，如荞麦、豆芽、鹅肉等，易蕴生湿热，引起一些旧疾复发，故痰热内蕴的哮喘患者、皮肤疮疡癣疥类疾病患者应尽量忌食，避免诱发痼疾。

（2）**某疾病忌食某类食物**。如黄疸、腹泻患者忌食油腻类食物；失眠患者忌食胡椒、辣椒、茶等刺激性兴奋性食物。疮疡斑疹、皮肤病等患者忌食鱼、虾、狗肉、羊肉等腥膻类食物及辛辣食物等。

因人而异

有些人的体质存在寒与热的偏向。如体质阳虚偏寒者，表现为提寒乏力、自汗、记忆力减退、腰酸膝软、胃寒、性功能低下等，尽量避免吃生冷寒性食物，如梨子、西瓜、绿豆水等，应多吃甘平和甘温食物。由于大部分蔬菜多属寒凉，因此烹煮时可加葱、生姜、胡椒等辛温调料，或是和牛肉、羊肉等温热肉类一起烹煮。

相反，有些人阴虚阳亢，肝气旺盛，湿热，体质偏热，表现为怕热、易兴奋、易口渴、咽干舌燥、便秘、尿赤等，如高血压、高血脂、冠心病、糖尿病患者，可多吃甘平和甘凉食物；同时应尽量避免单独吃燥热食物，如瓜子、狗肉、油炸花生米等，如果吃太多，可喝绿豆汤、薏苡仁汤、冬瓜汁等中和。

第二章
藏在食物中的营养成分

 蛋白质的食物来源

蛋白质是构成人体细胞的重要成分，也是保证生理作用的物质基础，是维持人体生长发育和生命的主要营养素。人体除尿和单质不含蛋白质外，其他器官和组织，都含有一定比例的蛋白质。蛋白质的生理作用，在于生成和修复组织细胞，也是能量的重要来源，还能维持酸碱平衡。

蛋白质由氨基酸组成，已经发现的有20余种。蛋白质的营养价值，要看所含氨基酸的种类及比例是否符合人体需要而定。宝宝在生长发育时期需要8种必需氨基酸，即赖氨酸、色氨酸、蛋氨酸、苯丙氨酸、亮氨酸、异亮氨酸、苏氨酸、缬氨酸。这些氨基酸在体内不能合成，需要从食物中供给，几种食物混合食用时，各种食物蛋白质的氨基酸在体内互相补足，使混合食物蛋白质的氨基酸组成比较接近人体所需的模式，这就是蛋白质的互补作用。

我们从食物中摄取的蛋白质不足或过多都会对人体造成影响。蛋白质摄取不足时其功能就无法在人体中完全发挥，会造成人体的抵抗力减弱导致疾病的发生、青春期发育迟缓、体重不足、发质变差、易倦、体内多余的水分无法排出而水肿，若孕妇蛋白质摄取不足则可能导致贫血、流产及胎儿缺陷。严重缺乏蛋白质会使我们的肌肉失去弹性而萎缩、生长停滞、躯体无法制造红细胞、白细胞及荷尔蒙来调节生理机能、造成内脏器官退化衰竭而死。

蛋白质摄取过多，对人体也是有害的，会增加我们肝脏代谢的负担、增加钙的流失而造成骨质疏松、使肾脏负荷加大。动物性蛋白质摄取增加时，亦会增加饱和脂肪和胆固醇的摄取，可能增加罹患心血管疾病的危险。

各种食物中，不仅蛋白质的含量各不相同，而且质量差异也很大。其中以母乳蛋白质的质量最好，能被婴幼儿完全利用。

含动物蛋白多的食物有：牛奶、鸡蛋、鸡肉、牛肉、猪肉、羊肉、鸭肉、鱼等。其中鸡蛋、牛奶、鱼类所含的蛋白质为优质蛋白质。植物蛋白含量最多的是大豆，其次是麦和米，花生、核桃、葵花子、西瓜子等也含有较多蛋白质。

为充分发挥蛋白质的互补作用，食物种类应广泛，米、豆、畜、禽、鱼、虾、奶都属于不同种类，应互相搭配来吃，同时食用。

每天摄入多少糖类合适

糖类即糖类物质，因其含有碳、氢、氧三种元素，而氢、氧比例又和水相同，故名糖类。糖类分为单糖、双糖、多糖等三类。

单糖是最常见、最简单的糖类，有葡萄糖、果糖、半乳糖和甘露糖，易溶于水，不经过消化液的作用可以直接被肌体吸收利用，人体中的血糖就是单糖中的葡萄糖。

双糖常见的有蔗糖、麦芽糖和乳糖，由两分子单糖组合而成，易溶于水，需经分解为单糖后，才能被肌体吸收利用。

多糖主要有淀粉、纤维素和糖原，其中淀粉是膳食中的主要成分，由于多糖是由成百上千个葡萄糖分子组合而成，不易溶于水，因此须经过消化酶的作用，才能分解成单糖而被肌体吸收。

糖类在人体内主要以糖原的形式储存，量较少，仅占人体体重的2%左右。

在人体中，碳水化合物的主要生理作用表现在5个方面：

（1）提供热能。人体中所需要的热能60%～70%来自于糖类，特别是人体的大脑，不能利用其他物质供能，血液中的葡萄糖是其唯一的热能来源，当血糖过低时，可出现休克、昏迷甚至死亡。

(2) 构成肌体和参与细胞多种代谢活动。在所有的神经组织和细胞核中，都含有糖类物质，糖蛋白是细胞膜的组成成分之一，核糖和脱氧核糖参与遗传物质的构成。糖类物质还是抗体、某些酶和激素的组成成分，参加肌体代谢，维持正常的生命活动。

(3) 保肝解毒。当肝脏贮备了足够的糖原时，可以免受一些有害物质的损害，对某些化学毒物如四氯化碳、酒精、砷等有较强的解毒能力。

此外，对各种细菌感染引起的毒血症，糖类也有较强的解毒作用。

(4) 帮助脂肪代谢。脂肪氧化供能时必须依靠糖类供给热能，才能氧化完全。糖不足时，脂肪氧化不完全，就会产生酮体，甚至引起酸中毒。

(5) 节约蛋白质。在某些情况下，当膳食中热能供给不足时，肌体首先要消耗食物和体内的蛋白质来产生热能，使蛋白质不能发挥其更重要的功能，影响肌体健康。

膳食中糖类供给充足时，膳食中热能也相应增加，这样就可以使蛋白质得到节省。

食物中，糖类的主要来源是粮谷类和薯类食物，粮谷类一般含有糖类为60%～80%，薯类为15%～29%，豆类一般含糖类为40%～60%，大豆含糖类较少，为25%～30%。

饮食中的单糖、双糖主要来自蔗糖、糖果、甜食、糕点、甜味水果、含糖饮料和蜂蜜等。一般认为，纯糖的摄入不宜过多，成人以每日25克为宜。

脂肪，敌人还是朋友

一提及脂肪，很多人中特别是女性怕得不得了，有的人甚至达到了谈脂色变，不敢吃油、吃肉的程度。显然，他们对脂肪有错误的认知。那么，脂肪究竟是敌人还是朋友呢？

脂类是脂肪和类脂的总称。脂肪是甘油和脂肪酸的化合物——三酰甘油。类脂是磷脂、糖脂、胆固醇等的总称。脂肪是产生热量最高的一种能源物质，1克脂肪在体内可产生37.656千焦耳（9千卡）热能，是蛋白质或糖类的2.25倍。积存的体脂是机体的"燃料仓库"，为能量的一种贮存形式。

脂肪中有几种不饱和脂肪酸在体内不能合成，必须从食物中获取，称为必需脂肪酸，主要有亚油酸、亚麻酸和花生四烯酸三种。必需脂肪酸是人体生命活动必不可少的物质，它构成体内组织细胞，能促进身体的生长发育，增强微血管壁的完整性，减少血小板的黏附性，防止血栓形成。与精子形成、前列腺素的合成有密切关系；有保护皮肤的作用，防止放射线照射引起的皮肤损害，与胆固醇的代谢有密切关系，有助于防止冠心病的发生。

脂肪能增加食物的香味，同时能增加饱足感，使食物在胃中停留时间较久，延缓饥饿的时间。但如果食入过多的脂肪，会使消化减慢，影响食欲，引起消化不良。如果体内储存脂肪过多，还能增加心脏与其他器官的负担，诱发冠心病、高血脂症等疾病。

皮下脂肪能防止体温大量向外排散，同时可以保护神经末梢、血管、内部器官，以及防止外界辐射热的侵入。此外，脂肪组织能支撑内部各器官，使其保持一定的位置。

各种食物中都含有不同量的脂肪。人们日常食用的动物性脂肪主要是动物体内储存的油脂，如猪油、牛油、羊油、肥肉等，还有乳汁、鱼肝油、蛋黄等。食用的植物性脂肪主要是植物的种子，如芝麻、棉子、菜子等，以及坚果（如花生、核桃、杏仁等）和豆类（如黄豆、黑豆等）之中。在上述脂肪来源中，以乳类及蛋类的脂肪最好，因为这些脂肪易于消化，且含有维生素A及维生素D，营养价值甚高。一般植物油含有一种对人体有益的脂肪酸，这个特点是动物性脂肪所没有的，所以烹调用油最好用植物油。

膳食纤维的生理作用

膳食纤维是植物细胞壁的主要部分。有两种形态：可溶解和不可溶解。可溶解膳食纤维可以帮助降低血液中的胆固醇，并且减少心脏疾病发生的危险。不可溶解膳食纤维向肠胃提供大量提高消化功能的必需物质，帮助消化，促进健康，通过加速消化，排出废物来防止便秘，消除肠壁上的大量有害物质。

中国营养学会建议，成年人每天摄入膳食纤维30克左右。目前很多人每天的摄入量只有 10 克左右，所以，营养学家建议要多吃含有丰富膳食纤维的食品，如谷物、水果、蔬菜及豆制品。

矿物质和必需的微量元素

矿物质又名无机盐，是构成人体组织和维持正常生理活动的重要物质。它们主要以无机化合物形式在体内发挥作用，也有一些元素是体内有机化合物（如酶、激素、血红蛋白）的组成成分。根据它们在体内含量的多少分为常量元素和微量元素。体内含量大于体重的 0.01% 的称为常量元素，包括钙、磷、钠、镁、氯、氢、硫 7 种，它们都是人体必需的元素。含量小于体重的 0.01% 的称为微量元素，种类很多，目前认为必需的微量元素有 14 种：锌、铜、铁、铬、钴、锰、钼、锡、钒、碘、硒、氟、镍、硅。微量元素在体内含量虽小，却有很重要的生理功能。

矿物质和微量元素与其他的营养素一样，并不是"多多益善"，要正常发挥其生理功能有一定的适宜范围，小于这一范围可能出现缺乏症状，大于这一范围则可能引起中毒，因此，一定要很好地掌握它们的摄入量。

钙

钙是人体必需的常量元素，是人体内含量最多的矿物质，大部分存在于骨骼和牙齿之中。钙和磷相互作用，制造健康的骨骼和牙齿。钙还和镁相互作用，维持健康的心脏和血管。

钙是构成骨骼的重要成分，对保证骨骼的正常生长发育和维持骨骼健康起着至关重要的作用。骨骼组织由骨细胞和钙化的骨基质组成。骨基质中 65% 为矿物质，决定骨的硬度；35% 为有机物质（95% 为胶原蛋白），决定骨的韧性；被骨基质包围起来的是骨细胞，细胞之间有许多突起互相连接。占骨重 2/3 的矿物质，其中钙占 39.9%。骨骼通过新骨不断生成和旧骨不断吸收，使其各种成分与血液间保持动态平衡。这种骨钙的更新速率因年龄而变化。足月新生儿钙相当于其体重的 1%，1 岁以前婴儿每年骨钙转换 100%，以后逐渐降低，每年可转换 50%，即每 2 年骨钙可更新一次。

分布在体液和其他组织中的钙虽然还不到体内总钙量的 1%，但在机体内多方面的生理活动和生物化学过程中起着重要的调节作用，参与调节神经、肌肉兴奋性，影响毛细血管通透性，参与调节多种激素和神经递质的释放，还是血液凝固过程所必需的凝血因子。

钙在肠道内吸收很不完全，食物中的钙约 70%～80% 随粪便排出。这主要是由于膳食中的植酸和草酸与钙结合成为不溶解难吸收的钙盐。谷类食物含植酸较高，有些蔬菜，如菠菜、苋菜、竹笋等，含草酸较高。膳食中纤维素过高也会降低钙的吸收率。过量的蛋白质与脂肪则会促进钙质的排泄，造成钙质的流失。

如长期摄钙不足，并常伴随蛋白质和维生素 D 缺乏，可引起生长迟缓、骨骼变形、发生佝偻病。

但是钙摄入并不是越多越好。补钙一定要遵医嘱。过量补钙会导致钙中毒，可出现呼吸深而有力、烦躁不安、恶心呕吐嗜睡、口唇发白或青紫等症状，严重的可发生昏迷抢救不及时，甚至危及生命。

奶和奶制品中钙含量丰富且吸收率也高。虾皮、芝麻酱、大豆及其制品是钙的良好来源，深绿色蔬菜和小萝卜缨、芹菜叶、雪里蕻等含钙量也较多。大骨汤也是良好的钙质来源，大骨应刹开，并加些醋，以利钙质流入汤中。

体育锻炼、多晒太阳均可促进钙的吸收和准备，所以应多参加户外运动并多晒太阳。

铜

铜是肌体内蛋白质和酶的重要组成部分，人体内至少有 20 种酶含有铜，其中至少有 10 种需要靠铜来发挥作用。铜与锌、镁的化合物有抑制恶性肿瘤的作用。此外，铁的储存和血红蛋白释出，是以铜为催化剂。结缔组织的形成，造血和中枢神经系统发挥作用，都需要有铜参与。

铜缺乏症常表现为缺铜性贫血，症状特征与缺铁性贫血相似。部分患者还有食欲不振、腹泻、肝脾肿大等症状。缺铜性贫血还会影响骨骼的生长发育，发生骨质疏松，甚至出现自发性骨折和佝偻病。

摄入铜过量会出现中枢神经系统抑制症状，如嗜睡、反应迟钝等，严重的话会导致智力低下。

含铜较多的食物有柿子、柑橘、番木瓜、苹果、栗子、芝麻、红糖、蘑菇、海鲜（特别是水生有壳类动物，如牡蛎和蟹，它们在海洋取食的过程中汲取了大量的铜)、动物肝、红色肉类、豆类、小米、玉米、绿色蔬菜等。

铁

铁是人体含量最多的一种必需微量元素，70%为功能性铁，主要存在于血红蛋白中，30%储存在肝、脾、骨髓中。人体内的铁可反复利用。铁是血红蛋白、肌红蛋白、细胞色素和其他酶系统的主要成分，运输氧和二氧化碳，是参与免疫功能的细胞及因子所必需的。

铁摄入不足会导致缺铁性贫血、免疫功能下降，易感染。

铁主要来源于动物肝脏、蛋黄、血、豆类、瘦肉、绿色蔬菜、杏、桃中，其中禽类肝脏和血的每百克含量达40毫克。蛋黄中含铁虽高，但因为含有干扰素，吸收率仅为3%。

咖啡、奶类、植物纤维素等都会抑制铁的吸收。茶中含有鞣酸，菠菜中含有草酸，两者均易与铁形成难溶性的混合物，所以通常所说的吃菠菜补铁的观念是不正确的。

镁

镁是人体骨骼和牙齿的主要组成部分，是体内酶系统的激活剂，还可以调节并抑制肌肉收缩及神经冲动。镁可帮助身体吸收维生素B_6，缺镁的人易缺乏维生素B_6，引起消化不良、食欲不振等。

镁占人体体重的0.05%，其中约60%存在于骨骼和牙齿中，38%存在于软组织中，2%存在于血浆和血清中。

镁元素缺乏会引起神经与肌肉的功能失调，出现肌肉震颤、手足抽搐、惊厥等症状。

镁比较广泛地分布于各种食物中，新鲜的绿叶蔬菜、海产品、豆类是镁较好的食物来源，荞麦、全麦粉、燕麦、黄豆、乌梅、苋菜、菠菜及香蕉也含有较多的镁。

锌

人体内有70多种酶和锌有关系。锌通过对蛋白质和核酸的作用，而促进细胞分裂、生长和再生。对生长发育旺盛的婴幼儿有重要的营养价值。锌还和脑下垂体分泌生长激素有关，因此补锌能使小儿身高、体重明显增长。锌还能维持正常的食欲和味觉。锌能增强吞噬细胞的杀菌功能，促进创口愈合。

经口摄入的锌，约20%~30%被身体吸收，吸收部位主要在十二指肠和小肠近端。吸收率受多方面因素所影响，包括锌的来源。动物食品中的锌一般比植物食品中的锌易于吸收。其他如磷酸盐、铁、铜、铅、银、钙等，也能抑制锌吸收。

动物性食物含锌量高于植物性食物，人体对动物性食物中的锌也有较好的吸收率。锌在牡蛎中含量十分丰富，其次是鲜鱼、牛肉、羊肉、贝壳类海产品。

植物性食物，如坚果和豆类中锌含量也较高，但其中常含有较多的植酸，妨碍人体对其中锌的吸收。全谷类食物中也含有较丰富的锌，但其大部分存在于胚芽和麦麸中，在粮食加工中常受损失，因此，食物不要加工得太精细。经过发酵的食品含锌量增多，如面筋、麦芽都含锌。

味精是引起婴幼儿缺锌的祸首之一，所以哺乳期的母亲和婴幼儿应尽量减少味精的摄入量。

硒

硒是维持人体正常生理功能的重要微量元素。有专家研究微量元素与宝宝智力发育的关系时发现，先天愚型患儿血浆硒浓度较正常儿偏低。母乳中硒的含量基本可以满足宝宝生长发育的需要，而牛奶中硒含量仅为母乳的5%，所以牛奶喂养的幼儿容易缺硒。

人体缺硒易患假白化病，表现为牙床无色，皮肤、头发无色素沉着以及大细胞贫血。缺硒还会诱发肝坏死。

摄入过量的硒将引起硒中毒，其症状为：胃肠障碍、腹水、盆血、毛发脱落、指甲及皮肤变形、肝脏受损。

动物性食物中硒含量普遍高于植物性食物。动物性食物中以动物内脏含量最高，如猪、牛、羊的肝、肾等；其次为海产品，如蟹、虾、鱼等；蛋乳类食物中硒含量也较高，一般蛋黄高于蛋清；各种动物肉次之。

植物性食物中含硒以谷类最高，蔬菜次之，水果的含量最少。

碘

碘是人体必需的微量元素之一，人体各个时期均需要。它是人体甲状腺素的

碘是人体必需的微量元素之一，人体各个时期均需要。它是人体甲状腺素的组成成分，对调节人体生理功能具有重要的作用。它能够调节能量代谢，

使产能物质如糖类等产生能量,供给细胞利用,以完成各种生理活动。更重要的是,甲状腺素能促进幼小动物的生长发育。碘还能促进神经系统的发育,维持正常的生殖功能。

碘缺乏可导致地方性甲状腺肿和地方性克汀病。

含碘丰富的食物有海带、紫菜、海蜇、海虾等海产品以及含碘食盐。

碘遇热易升华,因而加碘食盐应存放在密闭容器中,且温度不宜过高,菜熟后再加盐,以减少损失;海带要注意先洗后切,以减少碘及其他营养成分的丢失。

与健康息息相关的维生素

维生素是一种低分子有机化合物,在维持身体正常生长及调节机体生理机能方面,起着十分重要的作用。大多数维生素是机体内酶系统中辅酶的组成部分。维生素大多数不能在体内合成,也不能在体内充分储存,故必须不断由食物供给。它的需要量也不大,每日仅需要以毫克或微克计算的量就能满足机体的生理需要。

维生素的种类很多,通常分为脂溶性维生素与水溶性维生素两类。脂溶性维生素溶于脂肪及脂肪剂,不溶于水,吸收后可储存在体内,排泄量少,摄入过多可致中毒。维生素包括:维生素A、维生素D、维生素F、维生素K等。水溶性维生素可溶于水,排泄率高,一般不在体内蓄积,大量服用也不会或很少发生中毒。主要包括维生素B族、维生素C、维生素P、维生素T、维生素U等。

维生素A

维生素A是脂溶性维生素,它包括动物性食物中的维生素A和植物性食物中的维生素A原——类胡萝卜素,类胡萝卜素在人体小肠黏膜内能变成维生素A。

维生素A的生理功能有以下几方面:促进人体生长发育。维生素A是维持正常生长发育所必需的。如果食物中缺乏维生素A,会致使儿童发育迟缓、智力低下;参与视网膜内视紫质的合成,维持正常视觉功能,防止夜盲症;

维持上皮组织的健康,增强对疾病的抵抗力。维生素 A 缺乏会出现上皮组织萎缩,皮肤干燥、脱屑,毛囊角化,形成棘状丘疹,皮肤变得粗糙;帮助骨骼钙化的作用,还能促进牙齿釉质的发育,保持它的坚固。

维生素 A 缺乏时会增加对化学致癌物的易感性,因此摄取足够的维生素 A 是预防癌症发生的好方法,它能够防止上皮组织发生肿瘤,并可抑制肿瘤细胞的生长和分化,动物实验证明,食物中缺乏维生素 A,生殖能力明显降低,精子停止产生。孕妇膳食中如缺乏维生素 A,可能会导致先兆性流产。

维生素 A 的主要来源是动物性食物,如动物的肝脏、蛋黄、牛奶、奶油、鱼肝油等;胡萝卜素的最主要来源是有色蔬菜和部分水果,如油菜、荠菜、雪里蕻、胡萝卜、番茄、豌豆苗、金针菜等。胡萝卜素在体内可以转变成维生素 A。

摄入过多的维生素 A 会引起中毒,如儿童长期每日服用维生素 A 制剂 10 万个国际单位以上。中毒表现为头晕、头痛、厌食、腹泻、感觉过敏、皮肤粗糙、面部或全身发生鳞状脱皮、毛发脱落、肝脏肿大、肌肉僵硬等症状。及时停用维生素 A,症状会很快消失。

维生素 D

维生素 D 主要包括维生素 D_2 及 D_3。

维生素 D_2 是由酵母菌、藻类植物中的麦角固醇经紫外线照射后转变而成的。维生素 D_3 是人体皮肤内的 7 - 脱氢胆固醇经日光紫外线照射后转变成的。一般成年人经常接触太阳光,在保证日常膳食的条件下是不会缺乏维生素 D 的。

维生素 D 能促进身体吸收和利用钙和磷来构成健全的骨骼和牙齿。

如果维生素 D 不足,肠道吸收钙磷能力降低,儿童会发生佝偻病,孕妇和乳母则易患骨软化症或骨质疏松症。所以维生素 D 又被称做"抗佝偻病维生素"。

维生素 D 含量最丰富的食物是鱼肝油、动物肝脏、蛋黄及夏季动物奶。

维生素 E

维生素 E 又名生育酚,它属于脂溶性维生素。耐热、酸、碱,对氧极为敏感,不容易被氧化,是极有效的抗氧化剂。

在正常烹调温度下,维生素 E 受到的破坏不大。其主要生理功能有:维持机体正常的生殖机能和胚胎发育；促进人体新陈代谢，增强机体耐力，改善冠状动脉和周围血管的微循环，对延迟细胞衰老有一定作用，提高机体的免疫反应。此外，临床上常用维生素 E 来防治习惯性流产。

麦胚中维生素 E 含量最丰富，谷胚、蛋黄、豆类、坚果、绿叶蔬菜中也有一定含量。

维生素 B_1

维生素 B_1 又称硫胺素，是水溶性维生素，易溶于水，不溶于脂溶性溶剂。它在酸性环境中较稳定，在中性和碱性溶液中遇热很容易被破坏。

维生素 B_1 在体内主要是构成脱羧酶的辅酶，参与糖类的代谢过程，维生素 B_1 可维持神经、肌肉和循环系统的功能；还可以促进乙酰胆碱合成，并能抑制其分解，维持胃肠道的正常蠕动和消化腺的分泌功能。

维生素 B_1 的缺乏症是脚气病，最初的症状是易感疲乏、下肢无力、肌肉酸痛、头痛、失眠、烦躁、食欲减退，以后逐渐出现对称性周围神经炎。

谷类、豆类和坚果类食品中含有丰富的维生素 B_1，谷类的维生素 B_1 主要存在于谷皮和谷胚内，因而吃粗制的糙米和带麸皮的面粉能摄入较多的维生素 B_1。瘦猪肉与动物肝脏的维生素 B_1 含量也较为丰富，不失为维生素 B_1 的良好来源。

维生素 B_2

维生素 B_2 也称核黄素，有苦味，在中性和酸性溶液中对热稳定，在碱性溶液中加热后会被破坏，还易被光特别是紫外线所破坏。

维生素 B_2 是机体内许多重要辅酶的组成成分，参与生物氧化过程，对氨基酸、脂肪酸和碳水化合物代谢起着重要作用；促进能量释放以供细胞利用；还能促进生长发育，润泽皮肤，维持皮肤和黏膜的完整性。

人体一旦缺乏维生素 B_2 会发生代谢紊乱，出现口角炎、舌炎、唇炎和阴囊炎（俗称绣球风）等一系列症状。

维生素 B_2 主要来源于动物食物，尤以内脏、蛋类、奶类等含量丰富，其次是豆类和新鲜蔬菜。啤酒是唯一含维生素 B_1 较多的饮料。

维生素 B_6

维生素 B_6 为水溶性维生素，易溶于水和酒精，对光和碱较敏感，对热和酸较稳定，但在高温下会迅速被破坏。

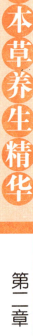

维生素 B_6 是很多酶系统的辅酶，参与体内大量的生理活动，特别是对蛋白质代谢起着重要作用，同时也参与部分糖类和脂肪代谢。另外，维生素 B_6 还有抗脂肝、调节神经系统、防治动脉硬化症等作用。

缺乏维生素 B_6 能引起低色素贫血、皮炎，并有抽搐现象。所以临床上常以维生素 B_6 来治疗婴儿惊厥、妊娠呕吐和癞皮病。

维生素 B_6 存在于谷类及其外皮、豆类、蛋黄、肉类及酵母中。肠道细菌也能合成维生素 B_6。

维生素 B_{12}

维生素 B_{12} 是已知维生素中含钴量最大的一个。它溶于水，能被强酸、强碱溶液破坏，并易被日光、氧化剂、还原剂所破坏。它的生理功能是促进细胞的发育和成熟，参与糖类、脂肪和蛋白质的代谢。如果机体缺乏维生素 B_{12} 会产生核巨红细胞性贫血（恶性贫血），脊髓变性及消化道黏膜炎症。

动物的肝、肾、肉类都含有维生素 B_{12}，其次为鱼、贝、蟹类、蛋类及干酪。肠道细菌也能合成维生素 B_{12}，但几乎不能被吸收。

维生素 C

维生素 C 呈酸性，缺乏时可致坏血病。它在酸性溶液中比较稳定，易溶于水，遇热和碱会被破坏，与某些金属特别是铜接触破坏更快，因而在烹调过程中容易损失。

维生素 C 是一种活性很强的还原性物质，参与体内重要的生理氧化还原过程，是机体新陈代谢不可缺少的物质。能促使细胞间质形成，维持牙齿、骨骼、血管、肌肉的正常功能和促进伤口愈合；能促使抗体形成，提高自细胞的吞噬作用，增强人体的抵抗力。

缺乏维生素 C 的主要病变是出血和骨骼变化。维生素 C 缺乏会感到身体乏力、食欲减退，容易出血；小儿会出现生长迟缓、烦躁和消化不良，以后逐渐出现牙龈萎缩、浮肿、出血。

维生素 C 的主要来源是新鲜的蔬菜和水果，酸味水果较无酸味水果的维生素含量要高。由于维生素 C 易受破坏，故烹调时间要短，并需减少与空气的接触，以保证维生素 C 不致过多损失。

第 三 章
建立科学的饮食结构

 平衡膳食的重要性

要保证身体健康,就必须做到营养均衡,就是根据不同年龄、不同生理变化、不同工作或生活条件对各种营养素的需要进行科学安排,保证每天摄入的热能和营养素与机体需要量之间的平衡,既不过多也不过少,既不会发生营养过剩,又不会发生营养不良。

要想营养均衡,就必须首先做到平衡膳食,这是人体健康的重要物质基础。

所谓平衡膳食就是要全面提供符合卫生要求、营养全面、配比合理的膳食标准和膳食配方。我们的身体在完成各种代谢活动时,需要蛋白质、脂肪、糖类、水、各种维生素、矿物质和必需的微量元素,还需要膳食纤维等40多种营养素。这些营养素摄入过少或过多,身体都会出现问题。由于各种食物所含的营养成分不尽相同,并且没有任何一种食物能提供人体需要的全部营养素,因此要有合理的膳食安排,才能满足人体对各种营养素的需求。

我国提倡每个健康成年人每日膳食中应有以下5个种类的主要食物:

(1) 谷类食物:每人每天应吃300~500克。

(2) 蔬菜和水果:每人每天应吃蔬菜400~500克和水果100~200克。

(3) 鱼、禽、肉、蛋等动物性食物:每人每天应吃畜、禽肉50~100克,

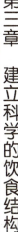

鱼虾类50克,蛋类25~50克。

(4) **奶类和豆类**:每人每天应吃奶类及奶制品100克,豆类及豆制品50克。

(5) **油脂类**:每人每天不应超过25克。

根据中国人膳食的实际情况,营养师建议,应遵循以下几条饮食原则,以平衡膳食,获取合理营养和促进身体健康。

我国古代学者对平衡膳食曾有完整而科学的论述,在2000多年前的古医书《黄帝内经·素问》中就有"五谷为养,五菜为充,五畜为益,五果为助"的记载。这一论述不仅指出了平衡膳食所包括的食物种类,还阐明了各类食物在平衡膳食中所占有的地位,即谷类为主食,辅以动物性食物以增进食品的营养价值,加上果品的辅助、蔬菜的充实,方可有益于健康。在美国,营养宣传工作者提倡居民多吃谷类,并在一天当中至少吃5种蔬菜和水果。

此外,在饮食中应注意粗细搭配,切不可一味追求"食不厌精"。米、面在精加工的过程中,不仅损失了大量的维生素B族、矿物质、大部分膳食纤维也流失到糠麸中,长期食用这种过精的粮食,就会造成营养缺乏。我国南方曾发生过,由于母亲长期吃精米,乳汁中维生素B_1缺乏,致使婴儿发生严重的维生素B_1缺乏病,甚至夭折的事例。另外膳食摄入过精,膳食纤维摄入过少,肠胃功能会逐渐减弱,造成便秘或其他更严重的问题。因此,应经常吃一些粗粮、杂粮,各取所长,可以起到营养素互补的作用。"粗茶淡饭"能延年益寿是民间总结出来的真谛。

健康生活从早餐开始

调查表明,不吃早餐者胆结石的发病率大大高于饮食有规律者。

不吃早餐导致空腹时间过长,而空腹时胆汁分泌量减少,胆汁中胆酸的含量随之减少,胆汁中的胆固醇就会处于饱和状态,使胆固醇在胆囊中沉积形成结晶,使胆固醇结石越结越大。如果坚持吃早餐,可促进胆汁流出,降低一夜所储存胆汁的黏滞度,降低患结石的危险性。

早餐是一天三顿饭中最重要的一顿。根据营养均衡的要求,营养专家把食物分为五类,即谷类、肉类、奶及奶制品、蔬菜水果类、豆类和豆制品。

如果五类食物都有——早餐营养充足；如果食用了其中的三类——早餐质量较好；如果只选择其中两类或两类以下——早餐质量较差。

专家认为，含有蛋白质和复合性糖类的早餐是最好的组合。早餐的主食首选燕麦片或粟米片等五谷食物，其次是选含有丰富膳食纤维的食物和含蛋白质的肉类。

此外，要补充足量的水或稀释的鲜果汁，早上吃水果，各种维生素和养分易被吸收。25～40岁女性的早餐应至少满足其50%的日需维生素和叶酸，特别是维生素C和铁的需求量。

以下是专家推荐的4种早餐吃法：

(1) 烧饼油条族：搭配豆浆、豆腐脑、蔬菜、水果。
(2) 面包牛奶族：进全麦面包，少涂黄油、果酱。
(3) 清粥小菜族：搭配鸡蛋或瘦肉，还可选豆腐或豆干。
(4) 西式快餐族：多吃蔬菜。

午餐该怎么吃

午饭是一天中最重要的一餐，我们需要用好食物犒劳劳累了一上午的身体，还需要足够的营养让身体可以担当下午4个多小时的日常活动。如何在满足胃口的同时让健康受益？有以下几点建议：

营养搭配要"健康"

良好的午餐包括：1份主食，柚子大小的一份粗粮面包、馒头或面条等主食；3份蔬菜，以绿色蔬菜为主，颜色各异更好，依各人不同的食量适当摄取；1份肉类，鱼肉为首选，其次是虾肉、鸡肉，另外是牛肉、羊肉、猪肉等红肉；1个水果，最好是苹果，或者其他应季水果；1把坚果，核桃、榛子、杏仁等，10～15粒左右即可。

喝汤是个好习惯

汤的营养丰富且更容易让人产生饱腹感，尤其是清汤类的，如日本酱汤、蔬菜通心粉汤、西班牙凉菜汤等，要比浓汤含热量少、更健康。另外，美国宾夕法尼亚大学的研究发现，爱吃水分含量高的食物比如黄瓜和西红柿的人，总的来说摄入的热量要少得多。

只吃八分饱

进食午餐后，身体中的血液将集中到肠胃来帮助进行消化吸收，在此期间大脑处于缺血缺氧状态。如果吃得过饱，就会延长大脑处于缺血缺氧状态的时间，从而影响下午的工作效率。

忌不吃主食

很多人为了减肥，往往在中午不吃主食，只吃1份水果，他们认为不摄入糖类就可以起到减肥的作用。殊不知，长此以往，不但可致营养失衡，还会引起免疫力下降，容易发生感冒、过敏、皮肤感染等疾病。

饭后吃点零食

午餐后一个小时可以补充水果，饮一杯果汁或是吃些新鲜水果。还可以适当备些健康零食，如杏干、葡萄干、香蕉片、菠萝片等。

享受营养丰富的晚餐

晚上有应酬，这已经是许多都市人的正常生活状态了。可是为了你的身体健康，在应酬桌上一定要想得起以下几点：

应酬晚餐如何吃

首先，应酬晚餐要定量，能吃多少点多少，主随客便。尤其要避免肉类食用过量，否则人体会呈现酸性体质，容易导致疲劳；过多的蛋白质只能通过肾脏排出体外，无形中增加了肾脏负担。尤其是高血压患者，其肾脏功能已经在一定程度上遭到损害，通过肾脏排泄无疑是雪上加霜。

其次，要注意适当增加豆制品和鱼类的摄入量。豆制品具有降脂作用，鱼肉中含有的不饱和脂肪酸对降脂同样有益。

再次，不挑食、不偏食，荤菜每样吃一筷子，最多不超过三筷子。一定要细嚼慢咽，尽可能多吃蔬菜，蔬菜与荤菜的比例应当掌握在3∶1或4∶1，这样即使吃肉过多，也能随蔬菜中的膳食纤维排出体外。

尤其应强调的是，在晚餐的应酬中饮酒一定要限量。喝少许酒，尤其是红酒，可促进胃液分泌，帮助消化，促进血液循环。但嗜酒和醉酒等都是极其不利于健康的。另外，酒后最好吃一点米饭，米饭在胃里形成的食糜可以长久地稀释酒精，不易引发呕吐。饭后半小时可以吃点水果，但不提倡饮茶、吸烟，因为茶中的鞣酸会阻碍食物中钙、铁的吸收。

在家用餐的饮食要点

对于在家吃温馨晚餐的人们来说，最值得提醒的一点便是：晚餐要尽早吃。

有关研究结果表明，晚餐早吃可大大降低尿路结石病的发病率。晚餐食物里含有大量的钙质，在新陈代谢过程中，有一部分钙被小肠吸收利用，另一部分则滤过肾小球进入泌尿道排出体外。人的排钙高峰常在餐后 4~5 小时，若晚餐过晚，当排钙高峰期到来时人已入睡，尿液便存留在输尿管、膀胱、尿道等尿路系统中，不能及时排出体外。这样会致使尿中钙量不断增加，容易沉积下来形成小晶体，久而久之，逐渐扩大形成结石。

另外，晚餐一定要偏素，以富含糖类的食物为主，尤其应多摄入一些新鲜蔬菜，尽量减少蛋白质、脂肪类食物的摄入。在现实生活中，由于有相对充足的准备时间，大多数家庭的晚餐非常丰盛，这对健康是不利的。摄入蛋白质过多，人体无法全部吸收，就会滞留于肠道中，会变质，产生氨、硫化氨等有毒物质，刺激肠壁诱发癌症。若摄入脂肪太多，还会导致血脂升高。大量的临床医学研究证实，晚餐经常进食荤食的人比经常进食素食的人血脂要高三四倍。

最后，与早餐、中餐相比，晚餐应该少吃。一般要求晚餐所供给的热量以不超过全日膳食总热量的 30% 为宜。晚餐经常摄入过多热量，会引起血脂、胆固醇增高，过多的胆固醇堆积在血管壁上，久而久之就会诱发动脉硬化和心脑血管疾病。晚餐过饱，血液中糖、氨基酸、脂肪酸的浓度就会增高，晚饭后人们的活动量往往较小，热量消耗少，上述物质便在胰岛素的作用下转变为脂肪，引发肥胖。

一日三餐的热量分配

合理分配一日三餐的热量，与人体健康有着密切关系，常言道："早餐吃

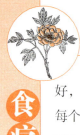

好，午餐吃饱，晚餐吃少。"是很有科学性的，符合人体生理功能和代谢变化，每个人应该提倡和遵守。一日三餐热量的比例是：早餐30%，午餐40%，晚餐30%。例如一个成年男性每天需要2600千卡（1千卡=4.18千焦）的热量，那么早餐需要的热量为2600千卡×30%=780千卡，午餐需要的热量为2600千卡×40%=1040千卡，晚餐需要的热量为2600千卡×30%=780千卡。

而那种早餐简单，经常是一碗稀饭、一个馒头夹咸菜，午餐凑合，吃个馒头和很简单的菜，或吃一包方便面，晚餐才吃得比较好一些。这样的饮食安排是不科学的，因为晚饭后活动少，热量消耗低，吃多了，多余的热量在胰岛素的作用下，大量合成脂肪，聚集在体内，使人逐渐发胖。而肥胖与中老年常见的几种疾病（如动脉粥样硬化、高血压、冠心病、脂肪肝和糖尿病等疾病）是息息相关的。

合理选择零食

零食是指非正餐时间吃的食物。合理有度地吃零食，既是一种生活享受，又可以提供一定的能量与营养素。幼儿、小学生的胃容量小，吃饭挑剔的一些白领女性饭量小，老人身体虚弱，尤应每天适量吃些零食。零食提供的能量与营养素是全天膳食营养摄入的一个组成部分，所以，在评估能量和营养摄入时应计算在内。但零食提供的能量和营养素终究不如早、午、晚三次正餐那样全面、均衡，因此，其量不宜大。有些人很注意控制正餐时的食物与能量摄入，而常常忽视来自零食的能量，比如，在聊天、看电视时不停地吃，结果在不知不觉中摄入了较多的能量。

那么，如何健康地吃零食，合理地选择零食呢？有以下几条原则：

根据自身情况选择零食

根据个人的身体情况及正餐的摄入状况选择适合个人的零食，如果三餐能量摄入不足，可选择富含能量的零食，如坚果类食物；如果三餐时蔬菜、水果摄入不足，便应选择蔬菜、水果。对于需要控制能量摄入的人，如肥胖者和血糖高的人，含糖或含脂肪较多的食品，则属于限制选择的零食，应尽量少吃或不吃。

选择营养价值高的食物

一般说,应选择营养价值高的食物作零食,如水果、奶制品、坚果。而果脯、棉花糖、糖块、奶油蛋糕、可乐、雪糕、冰激凌、膨化食品和炸薯片、炸鸡块等油炸食品,以及过甜、过咸、味重的食物,都不宜充作零食。

零食应在两餐之间食用

应选择适当的进食时间,在两餐之间,即上午9:00~10:00、下午15:00~16:00吃为好。晚餐后2~3小时也可吃些零食,但睡前半小时则不宜再进食。

零食食用要适量

零食的食量,以不影响正餐的食欲与食量为度。如果接着的午餐或晚餐因之少吃了,则零食就是吃多了。一般说,零食提供的能量不应超过全天总能量的5%。

女性及老年人宜选择坚果类食物

坚果类食物是适合青年女性和老人良好的零食选择。核桃、杏仁、松子、花生、榛子、腰果、葵花子、西瓜子和南瓜子等坚果,除富含蛋白质和脂肪外,还含有大量的维生素E、叶酸、镁、钾、铜、不饱和脂肪酸,适量食用,对健康有益,尤其有助于维持心脏健康。然而,因其含有较高的能量,多吃会导致肥胖,一般说,每周50克是适宜的食量。应该警惕节假日休闲时嗑吃葵花子、西瓜子过多。切记,零食应该吃,但忌超量。

要注意口腔卫生

经常吃含糖零食,特别是黏性甜食,容易形成牙菌斑,牙菌斑是细菌和食物残渣形成的生物膜,其中的细菌将糖分解产酸,酸性产物腐蚀牙齿,会使牙齿脱钙、软化,形成龋洞。吃甜食越多,发生龋齿的机会越大。因此,应养成吃零食后漱口的习惯,睡前则不应吃零食。要避免长期固定用门牙某处嗑瓜子,否则会磨损牙齿,形成"瓜子牙"。

如何健康吃夜宵

夜宵应该选择清淡、多水分和易消化的食物,以免在夜晚给胃肠道增添过重的负担。

人对夜宵的需求量与进晚餐的时间有关。科学健康的晚餐时间最好安排在每晚6点左右,至少应保证晚餐与就寝之间有4小时的间隔。如果晚上有饥饿感,可以选择一些具有饱腹感,又低热量、低脂肪的食物作夜宵。如水果、脱脂牛奶、粗加工的粮谷类食物、全麦面包等。不要选择精制的面包以及油炸的食物。睡觉前4个小时内最好不要进食,使机体有足够的时间将肠胃排空,减少肠胃负担,以提高睡眠质量。

粥汤类是夜宵的健康首选。粥中的淀粉能充分地与水分结合,既提供热量,又含有大量水分,而且味道鲜美、润喉易食,营养丰富又易于消化,因此是健康夜宵首选。鱼片粥、猪肝粥、牛肉粥是大家夜宵的常选粥品,八宝粥也是不错的选择。八宝粥常用粳米、糯米和薏米,再加入红枣、豆类、核桃等原材料,具有补中益气、滋补身体的作用,常吃可以养神清热,润肺平喘,对于调养肠胃、缓解工作压力都很有好处。

以下是加班人群最经常选用的夜宵搭配,但在这些搭配里却隐藏着不容忽视的健康隐患:

粤式点心搭配茶饮料

很多白领晚上总会到港式茶楼去吃夜宵,粤式点心在夜宵阵营里是当之无愧的领头羊,虾饺、烧卖、叉烧包、凤爪、肠粉……面对这些食物,大家要根据自己的喜好和身体状况,酌情选择适合自己的点心。太甜的馅料可能会让你摄取的能量过剩,夜间吃油炸食品也不是个好主意。吃点心时选择饮料也有讲究,应尽量避免喝包括凉茶在内的茶类饮料,要多喝果汁、矿泉水。

"十个肉串,一盘花生"

在街边的大排档,几个小菜加烤串,恐怕是广大豪爽男士最为熟悉的夜宵内容了。而许多人喜欢把花生、毛豆当小菜,就着烤肉串吃,他们感觉烤肉脂肪含量高,可以通过花生毛豆这样的"素食"来实现荤素搭配的效果。其实,事实刚好相反。用来榨油的花生和毛豆脂肪含量一点儿不比肉差。如果你吃10串烤肉,热量已经比5碗米饭还高了,再加上1盘花生、1盘毛豆,热量就大大超标了。

饥肠辘辘吃甜品

口感爽滑、味道甜美的甜汤和各种做法的奶制品，是很多讲究生活质量人士的至爱。但是，空腹吃甜品会导致胃酸过多，引发胃部不适。建议最好在吃完晚餐或者其他夜宵后再来吃甜品，这样可以减少脂肪的累积，让糖分不会立刻转化为破坏体形的脂肪并堆积起来。

学会食物等量互换

人们吃多种多样的食物，不仅是为了获得均衡的营养，也是为了满足口味的享受。虽然每种食物所含的营养成分不完全相同，但同一类食物所含的营养成分大体相近，所以在膳食中可以相互替换。

按照同类互换、食物多样的原则调配一日三餐。同类互换就是以粮换粮、以肉换肉、以豆换豆。例如面粉可与大米或杂粮等互换，馒头可以和烙饼、面条、面包等互换，瘦猪肉可与牛、羊、兔、鸡、鸭肉互换，鱼可与蟹、虾、贝类等水产品互换，牛奶可与酸奶、奶粉、奶酪或羊奶等互换。例如每天吃50克豆类及其制品，掌握了同类食物互换的原则就可以变换出多种吃法，可以全量互换，即全换成等量的豆浆或豆腐，今天喝豆浆、明天吃豆腐；也可以分量互换，如1/3换豆浆、1/3换熏干、1/3换腐竹。早餐喝豆浆、午餐喝碗酸辣豆腐汤、晚餐吃凉拌腐竹。

按需饮食，食不过量

中医认为，养生的根基是饮食有节。饮食之于人，既是一种"享受"，也是一种有负担的"消受"，只有摄入适量才能够保证人体健康，多食则有害无益。

正常进食，指摄入相当于胃肠最大容量的70%～80%时，人是胜任愉快的；当食物摄入量大大超过这个度时，就会导致饮食伤。《黄帝内经·素问·痹论》中言："饮食自倍，肠胃乃伤。"说明任何事物都有双面性，食物也一样，功效再好，摄入过量都会对身体造成伤害。

现代医学认为，限制饮食可以延长寿命，即每餐只吃8成饱。许多科学家推论，人类如果采用"少吃"这种饮食模式，概率寿命可望增加20～30年。有人曾计算过，一个人的一生，若以平均70岁计算，每人要吃进60～70吨食物。人的胃肠和其他器官一样，工作是有一定规律的，它们的承受能力也是有一定限度的。如果违反了它的规律和承受能力，人就必然要出毛病。唐代大诗人杜甫之死，就是一个活生生的例子。安史之乱平定之后，他坐船从四川回老家，但由于突涨洪水，被困在洞庭湖中。后来有人知道此事后，便送去酒肉，杜甫在饥饿中暴饮暴食，结果这位大诗人与世长辞了。

19世纪的俄国著名作家托尔斯泰活了82岁。他曾说过这么一句名言："任何饮食过度的现象都是不应该的、有害的，尤其是狂食暴饮更是一种罪行。"他在《札记》中写道："彼得堡有位化学家齐宁，他断言我们这个阶层的人99%饮食过度，我认为这是一个伟大的真理。"托尔斯泰从25岁起就非常注意节制饮食。而且"每餐吃到八成左右便告别了餐桌"。即使再好的佳肴对他也"失去了吸引力"。

就现代营养学研究成果而言，过多地摄入食物，会加重胃肠负担，引起胃肠功能紊乱，使胃肠蠕动较慢，导致人体的消化不良。再加上血液和氧气过多地集中在肠胃，心脏与大脑等重要器官血液相应减少，甚至缺血，人体便会感到疲惫不堪，昏昏欲睡。长此下去，便会损害身体健康。而且过量进食后，胃肠血液增多，大脑供血被迫减少，长期下来就会出现记忆力下降、思维迟钝、大脑早衰、智力减退等症状。由此看来，过食的祸患非常大。

那么进食多少算是适量呢？南朝华阳陶隐居（弘景）集录之《养性延命录·卷上·教戒篇》："所食愈少，心愈开，年愈益；所食愈多，心愈塞，年愈损焉。"这里没有明确进食之量多少为宜，上述我们援引的许多其他经典也没有说明，基本上是凭感觉，差不多饱了即可。这里我们拟引用一下当前的一些科学数据，以便我们生活中注意。

关于定量问题，以下的平衡膳食宝塔，形象地告诉我们每天应吃什么，吃多少。宝塔依食物数量多少从底层往上分5层，这是我们每天应吃的品种和数量。谷类在底层，每人每天应吃300～500克；第二层是蔬菜，每天400～500克，水果100～200克；第三层，鱼、肉、禽、蛋等动物性食品

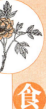

125～200克（其中鱼虾50克，畜禽肉50～100克，蛋类25～50克）；第四层，奶类和豆类，鲜奶200克或奶粉28克，大豆40克或豆腐干80克；第五层塔尖是油脂类，每天不超过25克，相当于每人每月不超过750克。

健康饮食要少盐少油

低盐少油的饮食概念在全球多个国家非常盛行，而目前，在我国，人们对盐和脂肪的摄入已经超标。据调查，中国平均每人每天食用的盐已超出人体所需的一倍；每人每日烹调油的平均消耗高达41.6克，可以确定是过量的。

盐很重要，但以饮食清淡为宜

盐是身体不可或缺的元素，它的咸味也是所有食材的基础。高盐对于一些现代病如高血压的直接危害是相当显著的。据统计，我国居民高血压患病率2002年比1992年上升31%，高血压患者已达1.6亿，平均每年增加300万人。为了预防这种危害严重的慢性病，倡导清淡少盐饮食已经成为当务之急。

应自觉纠正口味过咸而过量添加食盐和酱油的不良习惯，对每一天每一餐食盐摄入采取总量控制。习惯过咸食物者，为满足重口味需求，可考虑选择一些添加香辛料或醋调味的菜式。此外，还要注意减少酱菜、腌制食品以及其他过咸食品的摄入量。

油类不可或缺，但忌过量

烹调用油使用量要降至人均不超过25～30克，才能符合膳食中脂肪提供能量为20%～30%的基本要求，即烹调用油使用量至少大幅降低1/3。

合理选择有利于健康的烹调方法烹制的菜肴，这是减少烹调油摄入的首选方法，如蒸、煮、炖、焖、熘、拌、急火快炒等。经烹调油煎炸后食物能量会增加很多，如100克面粉制成的馒头160克，提供360千卡，炸成油条后162克，能量高达626千卡。相比较而言，用煎的办法代替炸烹制的菜肴有助于减少烹调油的摄入。

菜肴最好用拌的方式，而一些根茎类的蔬菜，比如土豆、红薯等，可以用炖、煮的方法。当然，蔬菜中也有例外，比如茄子就特别吸油，如果用炒、烧等方式，无疑会使人体摄入油过量，所以建议采用蒸的方式。

可能很多人很难控制每日的用油量，你可以把全家每天应该食用的烹调油，倒入一个小油瓶内，一天的炒菜都在这个小油瓶里取用。这样，时间长就会养成习惯，即使不用这种量具，也知道用多少油了。

烹饪方式，关乎健康

由于烹调方法的不同，虽然使用的原料相同，但做出的菜肴热能高低差别很大，如果用清蒸、爆炒、清炒、汆、煮、拌、卤、炝、滑熘、醋熘等烹调方法，用油少，菜肴脂肪含量少，因而热能也较低；若用炸、煎、油焖等方法烹调，用油多，菜肴中含脂肪较多，因而热能也较高。

另外，一些口味较浓重的菜肴如鱼香型、糖醋型、家常味型的菜肴，由于烹调时加明油或加糖多，从而使此类菜肴热能较高。

菜肴中油脂过量，不仅增加菜肴的热能，同时其中的脂肪最容易在体内消化后，重新转化为脂肪进入脂肪组织，它比糖类和蛋白质转化成为脂肪要容易得多，反应历程也较短。因此，在烹调中，要特别注意处处减少用油。如同样用里脊肉做主料，如果采用清炒的方法烹制成清炒里脊，就比焦熘里脊和软炸里脊含油量少，而且热能低；用鲫鱼烧成奶汤，远比红烧鲫鱼热能低；水饺就比锅贴热能低。应多从细微处注意，膳食的总热能就会大大降低。

酸碱搭配的学问

医学在不断发展，但现代病（高血压、高血脂、糖尿病、癌症等"四大杀手"）发病率却在逐年上升。很多医生和营养学家都认为，体内酸碱失衡是现代病的元凶。

体液趋酸可能致癌

国外科学家断言："百病皆从体液酸化开始。"正常人的体液酸碱度 pH

值为 7.45，呈弱碱性，这也是人体健康的重要标志。当人体体液的 pH 值正常时，体细胞和免疫细胞的活性最强，能够吞噬和消灭癌细胞。而当酸碱不平衡时（主要是过酸），体细胞和免疫细胞的识别及吞噬功能就会下降，组织器官的功能就会受损，轻则导致肥胖、肾功能失调、肌肉酸痛、骨质疏松、疲劳及衰老等，重则引起各种疾病。

多吃碱性食物能长寿

在日常生活中导致人体体液酸碱失衡的原因主要是不良的生活方式和食物营养素搭配不当。食物有酸性和碱性之分，酸性食物主要包括动物产品如肉、蛋、精制面粉、糖和咖啡等，而碱性食物包括新鲜蔬菜、水果、豆浆等。摄入营养成分合理时，身体能够自动调节酸碱平衡。但如果长期偏食，势必会影响体液酸碱平衡。

世界上最长寿的人群生活在巴基斯坦北部，那里有很多人活到 150 多岁，而且也很少生病。据说，他们长寿的秘诀就是饮用富含矿物质的雪山融化的水，而经过检测，这种水是碱性的。

寒热平衡，滋养每一天

按照中医学理论，食物分为寒性和热性，食用后会影响身体健康，食用对路，既有养生作用又有辅助治疗疾病的作用；食用不对路，将对健康不利对治疗疾病起反作用。比如，在治疗大面积烧伤时，按中医食疗理论，烧伤初期应以清热解毒，消炎利尿的饮食为主，如饮用西瓜汁、梨汁、绿豆汤等寒性食品。如此实践，取得了食疗与医治的完美统一，效果非常好。

中医学理论对人体的认识具有极强的整体观和平衡观，其养生着眼点是维持和调节人体的生理活动秩序正常。譬如维持和调节人体体内的"阴阳"平衡。如果出现"阴阳"失衡，就会干扰身体体内的正常秩序，对健康不利。《黄帝内经》记载："阴胜阳则病，阳胜阴则病；阳胜则热，阴胜则寒。"长期过量吃寒性食物，会助长"阴胜阳"，内生阴寒；长期过量吃热性食物，会助长"阳胜阴"，内生阳热。因此得出一个结论："饮食之味，有与病相宜，有与身为害，若得宜则益体，害则成疾。"

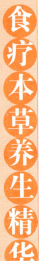

热性食物能使人体升温上火；寒性食物能使人体清热泻火。在日常生活中，长期食用热性食物，可引起人的五脏六腑的什么部位或者整个身体呈热性状态，甚至出现热证；长期食用寒性食物，可引起人的五肚六腑什么部位或者整个身体呈寒性状态，甚至出现寒证。可见，有意识地通过膳食调配热性食物和寒性食物，以使身体生理活动秩序运行正常，达到健身强体的目的是又一个十分重要的配餐原则。

利用食疗平衡人体寒热要根据人的体质、季节服用，并非千人一方。吃得不得法，不仅不利于健康，反而会适得其反。

（1）身体健康者，宜将寒性食物和热性食物搭配在一起食用，或者多食用不寒不热的平性食物。

（2）身体为寒性体质者，应多食用热性食物。

（3）身体为热性体质者，应多食用寒食物。

仅仅将食物分为寒性和热性还不全面，因为还有介于两者之间的平性食物，即无寒热之偏的平和性食物。以下列出了一个常见寒性、热性、平性食物：①常见寒性食物有小米、荞麦、大麦、绿豆、兔肉、鸭肉、鸡蛋、猪肠、猪脑、猪肾、羊肝、螃蟹、鳖、田螺、黄瓜、西红柿、芹菜、藕、绿豆芽、空心菜、大白菜、白萝卜、水萝卜、西瓜、甜瓜、冬瓜、丝瓜、苦瓜、茄子、莴笋、笋、苋菜、紫菜、蘑菇、海带、豆浆、梨、香蕉、广柑、柚、柿子。②常见热性食物有糯米、籼米、面粉、狗肉、羊肉、牛肉、鸡、鸡肝、鹿肉、猪肝、猪肚、牛肾、鲫鱼、鲢鱼、草鱼、鳝鱼、带鱼、虾、海参、羊奶、油菜、韭菜、萝卜缨、芥菜、洋葱、南瓜、香菜、辣椒、花椒、胡椒、葱、姜、蒜、扁豆、刀豆、板栗、枣、樱桃、苹果、乌梅、桃、杏、荔枝、桂圆、芝麻、红糖、怡糖。③常见平性食物有粳米、红薯、玉米、大豆、高粱、花生、豌豆、赤小豆、蚕豆、黑豆、芋头、莲子、猪肉、鹅肉、鸡蛋、鲤鱼、泥鳅、银鱼、墨斗鱼、大黄鱼、胡萝卜、木耳、土豆、无花果、杏仁、葡萄。

还有一点需要强调指出，无论寒性食物还是热性食物，对人体的影响都是一个缓慢的长期过程，一旦形成寒性体质或热性体质，欲通过饮食调整过来也是个缓慢的长期过程。只有持之不懈，才能将身体调节至健康状态。

第四章 走出错误的饮食误区

 饮水时的宜忌

为了满足机体的需要，我们每天必须及时饮用足够量的水，使人体水的摄入和排出处于动态平衡中，才能有益于身体健康。那么究竟如何正确地饮水呢？

晨饮温开水益处多

在每天的清晨饮一杯温开水，被营养学家认为是一种健身的方法。因为人体经过一夜的睡眠，皮肤和呼吸器官失去了一部分水，再加上尿液的形成，使人体内相应缺水，使血液变稠，流动缓慢，增加了血栓形成的可能性，容易诱发心脏病。早晨起床后补充适量温开水，有助于清洗肠胃，促进食物吸收，并能很快地被排空的胃肠吸收利用，使血液稀释、血管扩张、血液循环加快，这样有助于预防高血压、心脑血管疾病发生，还有助于心、肝、肾和内分泌腺生理功能的改善，提高免疫功能，预防感冒、咽喉炎和某些皮肤病。

餐前饮水较合适

一般成年人每天约需 7500 毫升水，除由食物和体内代谢水提供外，还需补充约 1200 毫升的水，将这些补充的水，安排在三餐前半小时至 1 小时为宜。饭前空腹饮水，水在胃内停留时间很短便被小肠吸收进入血液，1 小时左右便

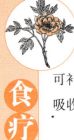

可补充到各组织细胞中，以保证机体分泌足够的消化液，有利于食物消化吸收。

三餐前饮水分配量不应完全一样，一般来说，早餐前进水量要多些，中、晚餐前要少些。饭前饮水以温开水较合适，切忌饮浓茶，因为茶水有利尿作用，会影响机体水液平衡。

饮水必须温度适宜

营养学家研究表明，以20～50℃的开水较合适。水温不宜太低，并且尽量少饮冰水。因为冰水会从口腔、食道、胃肠中吸收很多热能；同时内脏器官遇冷会使其黏膜下血管收缩，影响消化液的分泌，妨碍消化，还容易引起腹泻。

饮水要卫生

饮用各种类型的瓶装饮用水时，要符合现行卫生标准。饮用煮沸的自来水要新鲜，不宜久放，久放会失去生物活性作用或者被细菌污染，对人体不但无益反而有害。另外，要避免饮用有毒有害的凉开水，如锅炉中隔夜水、蒸馒头锅底水、煮沸时间过久的水等等。因为这些水中含有亚硝酸盐，能使人体中的低铁血红蛋白变成高铁血红蛋白，失去携氧能力，造成组织缺氧状态，从而使人面色灰暗甚至皮肤紫绀，以至危害人体的美丽和健康。

蔬菜生吃好还是熟吃好

在西方饮食中，蔬菜生食的情况相当多见，如洋葱、芹菜、甜椒都是生吃。因为蔬菜中所含的维生素C和一些生理活性物质很容易在烹调中受到破坏，生吃蔬菜，可以最大限度地保留营养。然而，在我国，中医养生专家则提出了相反的观点。中医认为，脾胃为后天之本，必要细心养护，而要维护脾胃，饮食必以温热为好。多食生冷损伤阳气，易致消化不良，甚至腹胀腹泻。这两种说法都有大批人拥护，那么，蔬菜到底怎么吃才好呢？其实，蔬菜生吃熟吃各有利弊。

生吃蔬菜，能够最大限度地留住营养，有防癌、抗癌和预防多种疾病的神奇作用。蔬菜中大都含有一种免疫物质——干扰素诱生剂，它作用于人体细胞的干扰素基因，可产生干扰素，成为人体细胞的健康"卫士"，具有抑制人体细胞癌变和抗病毒感染的作用。而这种"干扰素诱生剂"不能耐高温，只有生食蔬菜才能发挥其作用。所以，凡是能生吃的蔬菜，最好生吃；不能生吃的蔬菜，也不要炒得太熟，尽量减少营养的损失。

适宜生吃的蔬菜有胡萝卜、黄瓜、西红柿、柿子椒、莴苣、白菜、莴苣、卷心菜、茄子、菜花、辣椒、洋葱、芹菜等。生吃的方法包括饮用自制的新鲜蔬菜汁，或将新鲜蔬菜凉拌，可酌情加醋，少放盐。生吃黄瓜最好不要削皮；西红柿也不要烫了剥皮，因为烫了以后维生素C会发生变化，吃起来发酸；生吃莴苣最好是先剥皮，洗净，再用开水烫一下，拌上作料腌1小时再吃；血液病患者可生吃卷心菜、菠菜或饮其生鲜蔬菜汁液，因为菜中的叶酸有助于造血功能的恢复；咽喉肿痛患者，细嚼慢咽青萝卜或青橄榄等，可使肿痛很快消失。

生吃蔬菜要注意营养、健康和卫生的统一，提防"病从口入"。在生吃瓜果蔬菜时，必须进行消毒处理。凉拌蔬菜时，加上醋、蒜和姜末，既能调味，又能杀菌。

当然，从营养平衡的角度来说，熟吃蔬菜是必不可少的，它帮助蔬菜中的胡萝卜素充分地被吸收利用。颜色深绿或橙黄的蔬菜都含有丰富的胡萝卜素，最好能够熟吃。

采用"高温短时"的加热方式能够较好地保存营养素，而长时间地油炸、炖煮、先煮再炸、先炸后烧、先蒸后煎等复杂的烹调方式不适合烹调蔬菜。对于容易熟的绿叶蔬菜或需切丝的蔬菜来说，一般煸炒3~4分钟便足够了；土豆、胡萝卜、萝卜、茄子、豆角和肉类一起炖时应当切较大的块，在肉煮熟之后加入蔬菜块，再稍炖一会儿就已经十分软烂了。煮食蔬菜时，汤中最好有少量的油，以增强保温作用，可迅速把蔬菜烫熟，同时也有助于胡萝卜素被人体吸收。

既然生吃蔬菜和熟吃蔬菜各有长处，那么如果能够将生食与熟食有机地结合起来，每天既吃些生菜，也吃些熟菜，就可以取长补短，达到最好的效果。

牛奶是否适合所有人

牛奶自大批量生产以来,就以营养丰富、容易消化吸收、物美价廉、食用方便而受到社会广大消费人士的欢迎,素有"接近完美的食品",以及"白色血液"之美誉,是最理想的天然食品。"每天一杯奶,强壮十亿人"是牛奶行业的一句著名广告词。医生和营养学家们认为牛奶及奶制品能够防止潜在的老年骨质收缩;为了能够给下一代们补充牛奶中含有的各类丰富营养,人们一直在为"校园营养奶计划"大声疾呼……

人人都知道喝牛奶好,但喝牛奶有许多讲究,如果饮用方法不恰当,牛奶不但于身体无补,还可能造成一些危害:

(1) 不宜喝生奶,喝鲜奶要高温加热之后方能饮用,以防病从口入。

(2) 不宜空腹喝奶。这时喝进去的牛奶中的蛋白质将很快地转化为能量而消耗掉,奶中的营养物质尚来不及消化、吸收,就排到大肠,无形中造成浪费。

(3) 不宜长时间高温煮奶。牛奶中的蛋白质受高温作用,会由溶胶状态转变成凝胶状态,导致沉淀物出现,营养价值降低。

(4) 不宜在牛奶中添加果汁等酸性饮料。因为牛奶中的蛋白质80%为酪蛋白,当牛奶的酸碱度在4.6以下时,大量的酪蛋白便会发生凝集、沉淀,难以消化吸收,严重者还可能导致消化不良或腹泻。

 ## 水果能充当正餐吗

水果中铁、钙的含量较少,长期以水果当正餐吃,易患贫血。

流行吃水果减肥法已有一段时间,有些女士中午吃个水果、喝杯饮料就算正餐。从营养学观点看,大部分水果含丰富的糖类、水分、少量蛋白质和脂肪、维生素A、维生素B及矿物质,还有纤维素,但缺少维生素B_{12},而且所含的氨基酸也不齐全。长期只吃水果,容易引致贫血,尤其是妇女们更要注意。

专家们认为，人要依靠各种不同的食物提供不同的营养素，才能达到营养均衡。只吃水果或蔬菜，或只吃肉类都不科学。减肥需要耐性，一些快速减肥法固然吸引人，但大多效果并不能持久。想减肥者只要少吃点肉，增加蔬菜套饮食中的比例，并吃低脂的五谷类食物和奶制品，便可慢慢地减轻体重。

粗粮适宜常吃吗

粗粮含有丰富的不可溶性纤维素，有利于保障消化系统正常运转。它与可溶性纤维协同工作，可降低血液中低密度胆固醇和三酰甘油的浓度；延长食物在胃里的停留时间，延迟饭后葡萄糖吸收的速度，降低高血压、糖尿病、肥胖症和心脑血管疾病的风险。

有些人对过精食物产生了畏惧，过度追求吃粗粮，以至于出现粗粮的价格高于细粮的态势。其实，若是不分年龄、过多地食"粗"对健康也是不利的。

医学研究表明，纤维素有助于抵抗胃癌、肠癌、乳腺癌、溃疡性肠炎等多种疾病。但是对于粗粮，我们既要常吃，又不宜吃多，因为过食粗粮也有坏处。

吃粗粮也需要讲年龄段。25～35岁这个年龄段的人，常吃粗粮就会影响人体对蛋白质、维生素和某些微量元素的吸收。

饥餐渴饮的危害

渴了喝水，饿了吃饭，似乎是天经地义的事，但若用它来指导我们的饮食养生，就不一定合理了。

在我们身边，经常听说这样的事：有的人在与家人吃饭的时候还好好的，吃完饭后却突然心脏病发作，甚至因抢救无效而猝死。这是为什么呢？

原来，饱餐会诱发、加重心绞痛，甚至引起急性心肌梗死。据有关资料

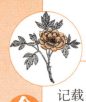

记载：在心脏病猝死的患者中，在饱餐后猝死的人数占50%。其主要原因有三：第一，人们在进食时，心脏自我调节功能减弱，患有冠心病的人，进餐时心脏功能较差；第二，饱餐后，全身的血流多集中在胃肠道内，心脏供血量少，导致心脏病加重；第三，进餐过饱，使膈肌压迫心脏，影响心脏功能。同时，饱餐后，尤其是脂肪食物吃得多，会使血脂增高、血液黏稠度增加、血小板黏附性增强、局部血流缓慢，血小板易于聚集而使血栓形成，引发心肌梗死。

我国元代名医曾世荣有句养生名言："若要身体安，三分饥与寒。"医学研究证实，摄入过量会损伤脾胃，妨碍营养物质的消化吸收，使气血失去生化之源，从而影响健康，诱发疾病，如消化不良、肠炎等。长期饮食过量，还易患营养过剩病，如肥胖病、糖尿病、高血压、冠心病等。因此，我们不能由着自己的胃口，饥一顿饱一顿。

同样，过量饮水、口渴时才喝水，对身体也是极为不利的。

水是生命不可缺少的物质，也是任何有机体和细胞成活的保障。宋代诗人陆游晚年与一位高僧谈述养生之道时，写下这样两句诗："金丹九转太多事，服水自可追神仙。"道出了饮水的重要性。如果体内没有充分的水分，一切营养物质就不能被溶解吸收和利用，废物也不能被排出，生命就会停止。营养学测定，当喝水量大于1.3千克，则排尿量就可增加，可以保证体内水的平衡。一般而言，每人每天至少应喝水1.3千克。

如果经常饮水不足，肾脏经常忙于浓缩排出代谢废物，就要加倍工作，加重肾脏负担，浓缩的尿液中，容易使某些废物结晶，形成结石。所以，缺水有损于健康。每天饮用足够的水是非常重要的。须知，很多疾病就是因缺水而引发的。讲究饮水之道，对于防治疾病至关重要。那么，是否喝水越多越好呢？答案是否定的。过量饮水，会增加肝脏负担和肾脏负担，将影响肾功能，甚至出现浮肿。

当然，口渴了才想起饮水也不好，应养成在口渴前就饮水的习惯。这样，有利于体内水分经常保持平衡口渴或太渴，过量过快畅饮，会造成反射性出汗，使体内钠盐丢失。

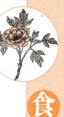

别搞错吃食物的顺序

可能你从来未曾留意过吃法的顺序问题。什么食物先吃、什么食物后吃，这其中可有不少学问。所谓"饭后水果能助消化"，这是我们经常吃错的顺序。

吃水果宜在饭前

众所皆知，水果的主要成份是果糖，无须通过口及胃来消化，而直接进入小肠就被吸收。米饭等淀粉类食物以及含蛋白质成分的食物，则需要在胃里停留一两个小时以上，甚至更长的时间，待和消化液胃酸产生化学作用完全分解后，才能被小肠吸收。

如果进餐时先吃饭菜，再吃水果，消化慢的淀粉与蛋白质会阻塞着消化快的水果进入小肠，所有的食物一起搅和在胃里，水果在体内36.7℃的高温下，容易产生发酵反应，甚至腐化，出现胀气、便秘等症状，给消化道带来不良影响。

据研究显示，在饭前30分钟左右吃一些水果或者饮一些果汁，水果所含的果糖能使体内所需的热量得到满足。对食物的需求减少，特别是对脂肪的需求量大大降低，有抑制食欲的左右，这样可以有效防止体内脂肪的积存，从而减轻体重。

喝汤宜在进食前

汤该在什么时候喝呢？俗话说"饭前喝汤，胜似药方"，喝汤宜放在饭前。吃饭前，先喝几口汤，等于给消化道加点"润滑剂"，使食物能顺利下咽，防止干硬食物刺激消化道黏膜，从而有益于胃肠对食物的消化和吸收。

若饭前不喝汤，吃饭时也不进汤水，则饭后会因胃液的大量分泌使体液丧失过多而产生口渴，这时才喝水，反而会冲淡胃液，影响食物的吸收和消化。所以，有营养学家认为，养成饭前和吃饭时进点汤水的习惯，可以减少食道炎、胃炎等的发生。但吃饭时将干饭或硬馍泡汤吃却不同了，汤泡饭由于饱含水分，松软易吞，人们往往懒于咀嚼，把食物快速吞咽下去，这就给胃的消化增加了负担，日子一久，就容易导致胃病的发作。

所以，在进食前先喝少量的汤，既能保证必需的营养，又能达到减肥的目的。

单一食材的饮食禁忌

食用健康的食物才是我们身体健康的基础。近年来，吃新鲜蔬果已经成为种新的健康饮食潮流。但是，你可能吃错了……

（1）菠菜中含有大量草酸，不宜多吃。草酸在人体内会和钙、锌生成草酸钙和草酸锌，不易排出体外，影响钙和锌在肠道的吸收。

（2）韭菜隔夜变成毒。韭菜最好现做现吃，不能久放。如果存放过久，其中大量的硝酸盐会转变成亚硝酸盐，引起毒性反应。

（3）西红柿中含有大量的胶质、果质、棉胶酚等成分，这些物质很容易与胃酸发生化学反应，凝结成不溶性的块状物质，这些块状物质有可能把胃的出口堵住，使胃内的压力升高。

（4）未成熟的西红柿中，含有大量有毒的番茄碱，过多食用后会出现头晕、恶心、呕吐、流涎、乏力等中毒症状。

（5）土豆在春季和夏初常出现发芽或部分表皮发黑绿等现象，食用后会发生中毒现象。其毒性成分龙葵素对胃肠道有较强的刺激性和腐蚀性，对中枢神经系统有麻痹作用，尤其对呼吸及运动中枢作用显著；此外，对红细胞有溶解作用，可引起溶血。

发芽土豆中毒的潜伏期短者为30分钟，长者达3小时，临床表现首先出现消化道症状，咽喉部及口腔有烧灼感和痒感，上腹部有烧灼样疼痛，继而出现恶心、呕吐、腹泻，偶有血便。

（6）未煮熟的四季豆中含有皂素，皂素对消化道黏膜有强的刺激性；另外，未煮熟的四季豆可能含有凝聚素，具有凝血作用。摄入未煮熟的四季豆，引起中毒的潜伏期为数10分钟，一般不超过5小时。

（7）生姜适宜放在温暖、湿润的地方，存储温度以12～15℃为宜。如果存储温度过高，腐烂也很严重。变质生姜含毒性很强的物质"黄樟素"，一旦被人体吸收，即使量很少，也可能引起肝细胞中毒变性。人们常说"烂姜不烂味"，这种观点是错误的。

胆固醇别一棒子打死

提起胆固醇,人们总认为它是引起动脉硬化,造成心绞痛和心肌梗死的罪魁祸首。因此,对含胆固醇稍多的食品便不敢食用。其实,这种认识和做法是有失偏颇的,对胆固醇应该一分为二、辩证地看待。

生化学家认为,胆固醇是人体必需的"基本脂"之一。构成人体生命大厦的细胞,就离不开胆固醇,尤其是脑、肝、肾中含胆固醇更多。人类要传宗接代,离开胆固醇也无法进行,因为性激素是以胆固醇为原料合成的。对生命十分重要的细胞膜,也是以胆固醇等为原料组成的,由于胆固醇的存在,细胞膜才得以保持正常的生理功能;此外药物效果的产生、信息的传递及免疫反应的形成等都离不开胆固醇。胆汁中的胆汁酸,能够参与对脂肪的消化和吸收,其主要成分也是胆固醇。胆固醇还是肾上腺皮质激素、维生素D_3合成不可缺少的物质。

但是,人们对胆固醇存在忧虑,也是有一定道理的。科学家们经过分析,弄清了胆固醇有两种。其中α胆固醇是人体健康的卫士,对人有益无害;β胆固醇则是个"害人虫",它同蛋白质结合,沉积在血管壁上,会造成血管粥样硬化,危害人体健康,对人毫无益处。

在正常人的血清中,胆固醇的含量为2.9~6.0毫摩/升。有人以为,只要胆固醇含量超过这个值,便是心血管出了毛病。这种认识是不科学的。只有测量出α胆固醇与β胆固醇的比值,才能真正得出是否为动脉血管硬化的结论。而这个比例值是随着人的年龄的增大而逐步提高的。

还应该看到,人体内胆固醇的来源有两个:一是从食物中摄取,二是人的肝脏自制。只要机体各方面生理功能正常,肝脏就能正常调节体内胆固醇的代谢。若一时摄入动物脂肪或内脏食品较多,肝脏合成胆固醇的量就会减少,使体内胆固醇的量保持平衡。如果担心胆固醇高,就连肉类、蛋类也不敢吃,是不必要的。当然,对于高血压病和肥胖症患者来说,应防止经常食用高胆固醇的食品。

留心"非食品配料"

凡在食品标签的配料表上列出的都是食品配料吗？是的，因为配料都被要求必须声明，无一例外。那么，"凡未在食品标签的配料表上列出的都是非食品配料"，这个说法对吗？

要判断某种在食品加工中应用的物质是配料还是非配料，不取决于它本身，而要看它在最终产品里是否仍然发挥作用。猛一听感觉很荒谬，但是却有着令人回味无穷的逻辑：配料都按要求列在配料表上了，不是配料的那些"配料"，当然不需要出现在配料表上；反之，如果所有的配料都必须声明，那么，那些不应该声明的"配料"就是"非配料"了。

属于"非配料"的许多物质，应当有助于食品加工工艺流程的顺利进行。比如说，人们在面包作坊里烤制面包时使用乳化剂，它可以使面团经受得住高速搅拌。一旦搅拌好的面团往烤炉里一送，乳化剂的任务就已经完成了，它便属于非配料。所以，乳化剂便不需在配料表中声明。即使是如今多从基因技术中获得的酶，由于它们大多在对食品原料加热之后也不再发挥功能了，所以它们也是非配料，不必标识出来。

防腐剂是非配料中最值得关注的一种。这种抑制细菌滋生的物质入水便化，所以瓶装的果味汽水及其他饮料经常依靠它来保持新鲜。又由于它已经分解，原形不复存在，因而无须声明。另外，用于制作酸奶的果实配料中往往添加防腐剂，使果实易于保存，然而在酸奶这个制成品中，它就不算是配料了，因为它只负责果实配料的新鲜，而且其含量也不足以防止酸奶败坏。于是，标签上明确地声明"不含防腐剂"是理所当然的。

类似的例子还有很多，在每一道加工环节中都会有辅助添加物是配料表中未曾标明的。当一种产品的某种配料，比如酸奶中的果实配料，本身就是由许多配料组成时，只要这种多重配料在最终产品里少于25%，就无须在标签中说明。所以顾客没必要去寻找诸如稳定剂、色素、香精等令人讨厌的化学制剂的名字，干脆闭上眼睛什么都别想，只当加工的酸奶中都是田园乡间的新鲜水果好了。这导致了一个荒谬的现象：一种产品的组成成分越多，在其配料表上出现的配料名称越少。

但是，"非配料"并非就只有这些，还有技术方面的辅助物质，也就是那些生产过程所必需，而最终产品中却不复存在的物质，它们同样也不必出现在标签上。比如食物油需要借助轻汽油萃取，咖啡需要借助溶剂除掉咖啡因等，当这些辅助物质完成了它们的分内之事后，就迅速地"离去"了。但是它们的撤退并不总是那么干净利索，于是人们会听到大大小小的各种负面信息，在果酱中发现有大量去沫剂等。

为了使标签既一目了然又令顾客们满意，做食品标识这一行的人绞尽脑汁，试图让那些声名狼藉的添加剂从标签配料表上合理消失。然而不放添加剂也不太合乎常理，于是他们便改变了名称：比如，可以将面包里的防腐剂"乙酰乙酸"改为"酸味素"，这样就不会遭到异样的眼光了，还可以把速成汤中的含钠味精改成某种脱脂乳制品的名字。改动的原因很简单：牛奶是公认的健康食品，味道鲜美，所以"脱脂奶制品"听起来也可以保证汤的味道鲜美。而"含钠味精"虽然能使速成汤味道浓郁，但是名字听起来丑陋，会影响胃口，生产商们怎能让它招摇过市呢？

因此，我们在购买食品时，要留心思考，此种食品中是存在一些非食品配料，如果有，则不宜选择。

食物搭配错误易伤身

在我们日常生活中，即使最简单的早点也不只有一种食物，可见食物的搭配不可忽视。食物是很奇妙的，自身就有着寒、热属性，食物的营养也是丰富的，蛋白质、维生素等等，不同的食物搭配起来达到的效果也是不同的。科学的搭配会使营养更全面、味道更鲜美，更有利于健康。反之，长期错误的食物配对会对身体带来很大的健康隐患。

下面便简要介绍一些常见的错误搭配：

（1）蛋白质进入胃肠，经胃蛋白酶和胰腺分泌的胰蛋白酶分解为氨基酸，而后由小肠吸收。豆奶中有一种胰蛋白酶抑制物质，能破坏胰蛋白酶的活性，影响蛋白质的消化和吸收。鸡蛋中含有一种黏液性蛋白，能与胰蛋白酶结合，使胰蛋白酶失去作用，从而阻碍蛋白质的分解。

(2) 大枣最突出的特点是维生素含量高,能补脾和胃、益气生津、滋心润肺、养血安神、悦颜色、通九窍、助十二经、和百药。大葱具刺激性气味的挥发油和辣素,能去除腥膻等油腻厚味菜肴中的异味,产生特殊香气,可以刺激消化液的分泌,增进食欲。二者结合,会导致脾胃不和。

(3) 很多人喜欢用红萝卜、白萝卜共同煮汤,殊不知,白萝卜中维生素C含量非常高,但如果和胡萝卜一起混吃,其中的维生素C就会白白损失掉。因为胡萝卜中含有一种抗坏血酸解酵素,它会把白萝卜中的维生素C破坏,同时还会引起败血症的出现。

(4) 豆腐味甘、咸,性寒,有小毒,能清热散血,下大肠浊气。蜂蜜甘凉滑利,且含多种酶类;豆腐中又含有多种矿物质、植物蛋白及有机酸。二者混食易产生不利于人体的生化反应。所以吃了豆腐后,不能食用蜂蜜,更不宜同时食用。

(5) 橘子和柠檬虽有健脾消食的作用,但胃溃疡和胃酸过多者不宜同时食用。橘子与柠檬果酸要高于一般水果,大量食用会促进胃酸的分泌,使溃疡加重。尤其是柠檬,酸性较强,与橘子同食对人体无疑是雪上加霜,使胃黏膜受损,严重时还会引溃疡性胃穿孔。因此二者不宜搭配食用。

(6) 很多女性都喜欢吃胡萝卜,因为胡萝卜中富含的胡萝卜素能够防止皮肤粗糙,增强免疫功能,促进骨骼的生长。而醋是减肥圣品,可以减肥排毒,治疗失眠。但是醋与胡萝卜搭配食用,醋的酸性会破会胡萝卜中的胡萝卜素。所以,为了利于摄入体内的营养被身体更好地吸收,我们在吃胡萝卜的时候要尽量避免食用醋。

(7) 马铃薯含蛋白质、糖、脂肪、胡萝卜素、维生素B_1、维生素B_2、维生素C、无机盐(以钾盐为多)、少量龙葵碱。香蕉含果糖、葡萄糖、蛋白质、脂肪、胡萝卜素、维生素B_1、维生素B_2、维生素C、维生素E、烟酸、果胶、钙、磷、铁、5-羟色胺、去甲肾上腺素、二羟基苯乙胺等成分。马铃薯和香蕉同食时,两者会发生化学反应,产生毒素,导致面部生斑。

(8) 河虾与番茄如同柠檬与虾一样,对人体都是不益的。因为番茄富含维生素C,同虾中的钾、砷等物质会产生化学反应,转变为有毒的三钾砷,这种物质能麻痹毛细血管，并使心、肝、肾、肠充血，上皮细胞坏死，毛细血管扩张。因此，二者不宜搭配食用。

但是吃很少一点并不会有很强烈的中毒迹象，就看个人的选择了。

 不要走进进补的误区

现如今，人们的生活水平提高了，对健康也极为关注。很多人常常自行为身体进补，可效果却不理想。殊不知，进补也存在不少误区。

忌"虚"一定要补

一些体质虚弱的人常常不断进补，但不仅身体没有恢复健康，反而越来越虚。补"虚"时中医治疗法则之一，具有很强的针对性，但并不是"虚"都用"补"来治疗，各人体质不同也应区别对待，不能一味进补，更不能随意进补。对于体质虚弱者要弄清楚属于哪一种虚证，在医生的指导下科学合理地进补。

男女老少体质也有很大的不同，人参补气，西洋参滋阴，鹿茸壮阳等，各种补品有着截然不同的功效。如果进补者阴阳不辨、气血不分，补其有余，不仅无益，反而有害。因此，要遵循中医中的调和理论，平其有余，补其不足。

中老年人服用一些传统补品，不失为一种养生之道，但也不能一味进补，最好在医生的指导和建议下进行。

女性、儿童忌乱补

有些人认为儿童正处于长身体的时候，需要大量的营养物质，这样才能保障儿童茁壮成长，为未来打下坚实的基础。正所谓，"再苦不能苦孩子"。正是因为家长们不注意儿童的科学饮食而出现了许多小胖子，一些家长很关心孩子的健康，时不时地做些滋补品来改善一下孩子的伙食。儿童虽然处于生长发育的阶段，但只要三餐营养、全面、卫生、有规律就足够了，根本不需要额外的进补。否则，很容易使儿童过早地患上一些"富贵病"。

由于女性的特殊生活情况，如经期、孕期、哺乳期的需要，适当滋补时很有效的。如果身体健壮、阳气旺的女性服用人参、鹿茸等滋补品，可能会出现发热、出血等不良后果，尤其是孕妇，更要注意膳食结构的合理搭配，全面合理的营养摄取就能满足胎儿的发育需要，如果滥用名贵滋补品，对自身和胎儿反而不利，有的甚至会造成流产或畸形。

青少年备考时忌乱补

很多家长认为青少年的学习很费脑子，考试更是伤神，所以他们在日常的饮食中尽量为孩子提供丰富的营养，在考试期间，更是额外的为孩子准备了各种补品，如补眼睛、补脑力、补精神、补体力等。

还有一些父母为孩子喝西洋参，认为可以提神，帮助孩子集中精力考试。需要指出的是，西洋参的确是很不错的滋补品，但进补不当，很容易引起头晕等不良反应。而且，西洋参适宜在早上喝，这样青少年的精神会更加饱满。一些家长在孩子考试头一天晚上，为其进补西洋参，以为这样可以养精蓄锐，殊不知孩子在晚上反而会精神亢奋、久难入眠，无益反有害。因此，备考期间不宜为青少年乱补。

第五章
食物的营养与保健

谷类、豆类功效全解

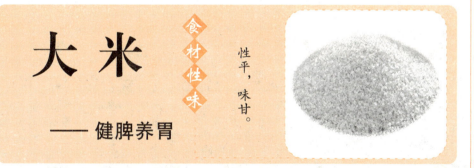

大米 —— 健脾养胃

食材性味：性平，味甘。

保健功效

大米具有补中益气、健脾养胃、益精强志、和五脏、通血脉、聪耳明目、止烦、止渴、止泻的功效，多食能"强身健体养颜"。病后肠胃功能较弱时可用米粥补养，对热性病患者更为适宜；米汤冷却后，可在创口形成一层保护膜，使炎症尽快消失；米饭锅巴有消食积、止泄泻、治脾胃虚寒的作用；稀米粥对治疗小儿腹泻效果较好，尤其是在止泻和缓解脱水方面有较好的作用。

营养成分

（每100克）

蛋白质	7.7 克	脂肪	0.6 克
碳水化合物	76.8 克	膳食纤维	0.3 克
钙	11 毫克	磷	121 毫克
铁	1.1 毫克	维生素 B_1	0.33 毫克
维生素 B_2	0.08 毫克	烟酸	1.5 毫克
维生素 B_6	0.2 毫克	叶酸	3.8 微克
维生素 B_{12}	20 微克	泛酸	0.6 毫克
维生素 C	8 毫克	生物素	220 微克
维生素 E	1.01 毫克	锌	1.45 毫克

食用指南

大米是老弱妇孺皆宜的饮食，病后脾胃虚弱或有烦热口渴者更为适宜；母乳不足时，妈妈也可用米汤来辅助喂养婴儿，每餐60克；大米做成粥更易于消化吸收。

食用禁忌

大米和胡萝卜同食，能有效改善胃肠功能，对胃肠功能薄弱者有好处；用大米煮粥时，不要放碱。因为米是人体维生素 B_1 的重要来源，碱能破坏米中的维生素 B_1，会导致维生素 B_1 缺乏，出现"脚气病"。

选购保存

抓一把大米仔细观察其外观，并注意有无生虫及杂质。优质大米青白色，有光泽，呈半透明状，气味清香；次质大米呈白色或淡黄色，透明度差，微有异味；劣质大米呈灰褐色、绿色、黄色、黑色等，有霉变气味或腐败气味。大米保存的关键是防霉变生虫。将大米装入透气性小的无毒塑料口袋内，扎紧袋口，放在阴凉干燥处，可以防霉变。在米里放几粒花椒，可以防虫。

营养食谱

花生大米粥

原料 花生50克,大米100克,冰糖适量。

做法 将花生用清水浸泡5小时,换水洗净;大米淘洗干净。锅中放入大米,加入适量清水,先用大火烧沸,加入花生,转用小火煮至粥成,用冰糖调味,即可食用。

芝麻大米粥

原料 黑芝麻30克,大米100克。

做法 将黑芝麻地热锅内炒熟,然后研磨成末;大米淘洗干净。将大米放入锅中,加入适量清水,大火煮沸后,转小火熬煮至粥熟,撒上黑芝麻末即可。

小米

食材性味：性温,味甘。

——滋阴补血

保健功效

小米能滋润养肾气、和胃安眠、清虚热,小米含有大量的糖类,对缓解精神压力、紧张有很大的功效。小米还具有滋润阴养血的功效,可以使产妇虚寒的体质得到调养,帮助其恢复体力。小米还可以有效地防止血管硬盘化。常食小米的人一般不易患失眠症。

第五章 食物的营养与保健

食疗本草养生精华

营养成分

(每100克)

蛋白质	9.2 克	脂肪	3.1 克
碳水化合物	73.3 克	膳食纤维	1.6 克
维生素 A	17 毫克	胡萝卜素	0.19 毫克
烟酸	1.5 毫克	维生素 E	3.63 毫克
铜	0.54 毫克	生物素	143 微克
钙	9 毫克	磷	240 毫克
钠	9 毫克	镁	107 毫克
铁	5.6 毫克	钾	239 毫克
锌	2.08 毫克	硒	4.74 微克
叶酸	29 微克	泛酸	1.7 毫克

食用指南

小米粥不宜太稀薄；小米与粳米同煮可提高其营养价值，发挥其互补作用。

食用禁忌

女性产后不宜完全以小米做主食，就搭配其他谷类一起食用，以免因主食品种单一而导致缺乏某些必需的营养素。

选购保存

选购小米时，以米粒大小均匀，呈乳白色、黄色或金黄色，有光泽，很少有碎米，无虫，无杂质者为佳。通常将小米放在阴凉、干燥、通风较好的地方。储藏前水分过大时，不能曝晒，可阴干。

营养食谱

小米龙眼粥

原料 小米 60 克，龙眼肉 30 克，红糖适量。

做法 将小米、龙眼肉一起放入锅中，加水熬煮成粥；粥熟后，加入红糖调味即可食用。

小米绿豆粥

原料 小米50克，绿豆30克。

做法 将小淘洗干净，浸泡30分钟；绿豆洗净，浸泡2～4小时，然后放蒸锅中蒸熟。锅置火上，放入适量水，加入小米，大火煮沸后，小火熬烂，然后加入蒸熟的绿豆煮沸即可。

小米山药粥

原料 小米50克，山药30克。

做法 小米、山药共研细末熬粥，用于小儿泄泻、消化不良。

薏米
——健脾利湿

食材性味 性凉，味甘。

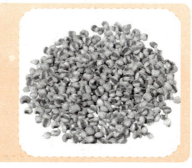

保健功效

薏米性质微寒，主治湿热、脾虚腹泻、肌肉酸痛、关节疼痛等。具有强筋骨、健脾胃、祛水肿、祛风湿、清除肺热等作用，还可增强人体激素的调节，增加机体免疫功能，抑制艾氏腹水癌细胞增殖，增强肾上腺皮质功能，提升白细胞和血小板，是一种理想的抗癌保健食品。此外，薏米油能兴奋呼吸，使肺血管显著扩张，并可减少肌肉及末梢神经的挛缩和麻痹。更可贵的是薏米有抗老防衰作用，常食可延年益寿。

营养成分

（每100克）

蛋白质	12.8克	脂肪	3.3克
钙	42毫克	磷	217毫克
铁	3.6毫克	维生素B_1	0.33毫克
维生素B_2	0.5毫克	维生素C	8毫克

食用指南

薏米宜与粳米煮粥食用，经常食用有益于、解除风湿、手足麻木等症，并有利于皮肤健美；薏米在熬煮之前，可先洗净，浸泡数小时，煮时先用旺火烧开，再改用文火熬，熟烂后可加白糖食用；薏米粥也可加红枣、糯米一起煮。

食用禁忌

便秘、尿多者及怀孕早期的妇女应忌食，消化功能较弱的孩子和老弱病者也应忌食。

选购保存

选购薏米时，以粒大完整、结实、杂质及粉屑少，且带有清新气息者为佳。将薏米装于有盖密封容具内，置于阴凉、通风、干燥处保存。

营养食谱

薏米干姜白糖

原料 薏米60克，白糖25克，干姜10克。

做法 将薏米洗净，干姜切碎末，入锅加水1000毫升，煎煮50分钟，成粥状时加入白糖即成。

薏米白果黄芩

原料 薏米50克，黄芩20克，白果仁5克。

做法 将上述原料入锅，加水1000

毫升，煎煮50分钟，去药渣取药液。

薏米冬瓜山药粥

原料 薏米50克，山药150克，冬瓜250克。

做法 将薏米洗净，冬瓜洗净切小块，山药去皮切小碎块，入锅，加水1000毫升，煎煮40分钟，薏米熟透即可。

玉米——健脑益智

食材性味 性平，味甘。

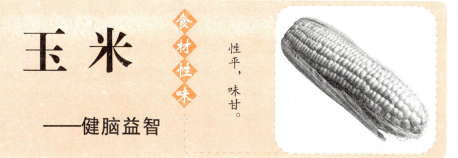

保健功效

玉米含有丰富的糖类和脂肪，其脂肪的含量比水稻、小麦高，但蛋白质的含量较低；玉米中的纤维素含量很高，具有刺激胃肠蠕动、加速粪便排泄的特性，可防治便秘、肠炎、肠癌等；玉米中含有的维生素E则有促进细胞分裂、延缓衰老、降低血清胆固醇、防止皮肤病变的功能，还能减轻动脉硬化和脑功能衰退；研究人员指出，玉米含有的黄体素、玉米黄质，可以对抗眼睛老化，此外，多吃玉米还能抑制抗癌药物对人体的副作用，刺激大脑细胞，增强人的脑力和记忆力；国外医学资料介绍，以玉米为主食的地区，癌症发病率普遍较低，可能是其中富含镁、硒等元素；能抑制肿瘤的生长；玉米中还含有较多的谷氨酸，谷氨酸有健脑作用，它能帮助和促进脑细胞进行呼吸，在生理活动过程中，能清除体内废物，帮助脑组织里氨的排除，故常食玉米可健脑。

营养成分

（每100克）

蛋白质	4克	脂肪	2.3克
膳食纤维	10.5克	叶酸	12微克
胡萝卜素	0.34毫克	烟酸	1.6毫克
钾	238毫克	钠	1.1毫克
铁	1.5毫克	铜	0.25毫克
镁	95毫克	钙	1.0毫克
泛酸	1.9毫克	锌	0.9毫克
硒	1.63微克	磷	187微克

食用指南

玉米熟吃更佳，烹调尽管使玉米损失了部分维生素C，却使之获得了营养价值更高的抗氧化剂活。

食用禁忌

玉米受潮霉坏变质会产生黄曲霉素，有致癌作用，应当禁忌食用；干燥综合征、糖尿病、更年期综合征者属阴虚火旺之人，忌食爆玉米花，食之易助火伤阴。

选购保存

选购玉米时，应注意挑选颗粒饱满、排列紧密、软硬适中的鲜嫩玉米。将玉米置于阴凉处保存。

营养食谱

蜂窝玉米

原料 玉米150克，鸡蛋1个，面粉25克，生粉5克，精盐少许，白糖50克，精炼油60克。

做法 玉米先用清水漂洗，鸡蛋磕入大碗内，打匀后加入面粉、生粉和精盐揉成团，接着再加入清水（约350克）调成较稀的面浆，最后在面浆里加入玉米粒；取一直径为35厘米的炒锅置火上，放入精炼油烧至六成热，左手端盛放面浆的碗，右手将面浆中的玉米粒捞出，先慢慢将其撒入油锅中成一个圆圈（浸炸），然后边炸边用手淋入少量面浆，直至锅中堆积的酥层形成一个"蜂窝"；锅中油温控制在六成热，用右手蘸上碗中的面浆，然后张开五指将面浆洒在锅中"蜂窝"上，如此反复多次，直至将面浆洒完；待锅中"蜂窝"炸至成形酥脆时，捞出沥净油，稍后再将"蜂窝"移入圆盘内，撒上白糖即成。

玉米土豆球

原料 土豆（黄皮）400克，糯米粉150克，苹果脯80克，山楂脯、杏脯各50克，梅脯、葡萄干各30克，玉米粒（鲜）200克，白砂糖100克，植物油适量。

做法 将土豆去皮切片蒸耙压烂；放在案板上加入糯米粉、白砂糖、什锦果脯、葡萄干揉成土豆面团；将面团搓成长条切成数个小段，再将每小段揉成圆球形，放入玉米粒盆内，使球身沾满玉米粒，放入刷了植物油的笼内蒸熟即成。

第五章 食物的营养与保健

黑米 ——滋阴补肾

食材性味 性温，味甘。

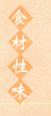

保健功效

黑米中含微量元素较高，有改善缺铁性贫血的功能；其中黄酮类化合物有防止血管破裂、止血的功能。

营养成分

（每100克）

蛋白质	8.9 克	脂肪	2.2 克
碳水化合物	70.8 克	膳食纤维	2.8 克
维生素 A	19 微克	维生素 B_1	0.41 毫克
维生素 B_2	0.33 毫克	维生素 B_6	0.54 毫克
维生素 B_{12}	2104 微克	维生素 C	32 毫克
维生素 E	0.6 毫克	叶酸	15 微克
泛酸	0.2 毫克	烟酸	2.3 毫克
生物素	270 微克	胡萝卜素	3.87 毫克
钙	12 毫克	铁	1.6 毫克
磷	179 毫克	钾	7.1 毫克
铜	0.15 毫克	镁	147 毫克
锌	3.8 毫克	硒	3.2 微克

食用指南

黑米的外皮较硬，需要提前浸泡，煮成粥才能被人体更好地吸收。泡米水要和米一起煮，避免营养流失。

食用禁忌

黑米的米质较硬，消化不良的人一定要将黑米煮烂后再食用，否则容易引起急性肠胃炎。

选购保存

选购黑米时，以粒大饱满、黏性强、富有光泽，很少有碎米和爆腰，不含杂质和虫蛀，味甜无异味者为佳。黑米要保存在通风、阴凉处。如果选购袋装密封黑米，可直接放通风处即可。散装黑米需要放入保鲜袋或不锈钢容器内，密封后置于阴冷通风处保存。

营养食谱

黑米双豆糕

原料 黑米、赤小豆、绿豆、糯米、桂花、白糖各适量。

做法 黑米浸泡一夜,赤小豆,绿豆也浸泡,黑米混合糯米放入电饭煲里煮,红绿豆放锅里煮(不要煮烂,无硬心即可),待电饭煲跳起保温时,加入红绿豆拌匀,加少量水,继续按下煮饭键。再次跳起后,保温一会。加入桂花、白糖少许,搅拌均匀后,放入摊了保鲜膜的饭盒。压实,放冰箱冷却后脱模切块。

黑米银耳大枣粥

原料 黑米50克,银耳(干)2朵、大枣6颗,冰糖适量。

做法 干银耳用清水泡发,择洗干净,撕成小朵;黑米淘洗干净;大枣洗净。锅置火上,倒入适量清水烧开,下入黑米、银耳、小火煮至黑米熟烂,加冰糖、大枣煮至冰糖溶化即可。

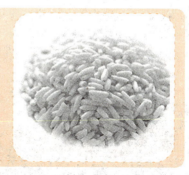

糯米

食材性味 性温,味甘。

——补益中气

保健功效

糯米含有丰富的蛋白质和脂肪、糖类,能为人体提供充足的能量,对于身体虚弱的人群有很好的滋养、补益作用。糯米质地软糯,有健脾养胃的功效,对食欲不佳,腹胀、腹泻有一定缓解作用。此外,糯米还有收涩作用,对尿频、盗汗有较好的食疗效果。中医认为,糯米能温暖脾胃、补益中气,对脾胃虚寒、食欲不佳、腹胀腹泻有一定缓解作用。

营养成分

（每100克）

蛋白质	7.3克	维生素 B_2	0.04毫克
膳食纤维	0.8克	碳水化合物	77.5克
脂肪	1.4克	维生素 B_1	0.11毫克
维生素 E	1.29毫克	烟酸	2.3毫克
锌	1.54毫克	磷	155毫克
镁	49毫克	铜	0.25毫克
钙	26毫克	锰	1.54毫克
硒	2.71微克	钠	1.5毫克
铁	6.7毫克	钾	231毫克

食用指南

蒸糯米饭时,可将糯米用冷水浸透再蒸制,可以节省烹调时间。用糯米做油炸食物时,糯米饭不能蒸得过软,否则入油中后易分散失形,致使操作失败。

食用禁忌

湿热痰火偏盛者、咳嗽痰黄、黄疸、腹胀者忌食。

选购保存

以颜色白皙、米粒较大、颗粒均匀、有米香、无杂质的为好。

营养食谱

糯米蒸排骨

原料 猪肋排500克，糯米100克，精盐1/2小匙，生抽1大匙，蚝油2大匙，豆腐乳1块，花生酱2小匙，鸡精1/4小匙，姜片3片，葱片5片，五香粉1/16小匙，芝麻香油1大匙，植物油1大匙，玉米淀粉1大匙，红椒碎适量。

做法 排骨洗净，糯米用冷水提前浸泡1晚；取一大碗，在碗内放入精盐、生抽、蚝油、豆腐乳、花生酱、鸡精、五香粉、芝麻香油、葱片、姜片调匀。放入排骨并用手抓匀，加入一大匙玉米淀粉拌匀；将提前浸泡好的糯米沥干水份，加入少许精盐调味。在排骨表面均匀的粘上一层糯米，用双手把糯米轻轻的拍在排骨上；盘子上刷上一层薄薄的植物油，将粘好的排骨排放在盘子上。蒸锅上放入水，水开后放入排骨，加盖大火蒸90分钟。出锅后，在表面洒上少许香葱碎和红椒碎装饰即可。

花生糯米糊

原料 糯米50克，紫米20克，花生30克。

做法 将上述材料全部洗干净，倒入豆浆机中打成糊即可。

糯米糕

原料 糯米500克，鸡蛋2个，五花肉75克，精盐、猪油各适量。

做法 糯米洗净，冷水浸至泡发；鸡蛋打成蛋液；五花肉切成1厘米见方的丁。先把糯米在蒸锅里蒸熟，摊在一大盆里晾凉；把蛋液、五花肉丁、精盐同糯米拌匀，拌匀后静置片刻，将拌好的糯米装进饭盒里（在盒子四周与底抹上薄薄一层猪油）。放一层糯米，压紧一层。盖上保鲜膜，再次放到蒸锅里旺火蒸熟。熟后趁热倒扣饭盒子，糯米子糕便掉出模具，等糯米子糕放凉后切成片即可。

燕麦
——降糖降脂

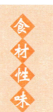

性温，味甘。

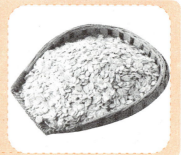

保健功效

燕麦含有丰富的膳食纤维，具有通便、降糖、降脂、降低胆固醇、减肥之功效。燕麦含有的钙、磷、铁、锌等矿物质有预防骨质疏松、促进伤口愈合的功效，经常食用还可以改善血液循环，预防心脑血管疾病。

营养成分

（每100克）

碳水化合物	61.6 克	膳食纤维	5.3 克
脂肪	6.9 克	蛋白质	15 克
泛酸	1.3 毫克	叶酸	25 微克
钙	186 毫克	铁	7 毫克
镁	177 毫克	钾	214 毫克

食用指南

燕麦通常都是磨片煮粥食用。

食用禁忌

皮肤过敏者。一次不宜太多，否则会造成胃痉挛或胀气。

选购保存

购买燕麦应挑选醇香无杂色的。置于阴凉干燥处保存。

营养食谱

燕麦大米粥

原料 燕麦、大米各50克,白糖适量。

做法 将燕麦、大米淘净,同放锅内,加满水适量煮粥,待煮至粥熟后,白糖调味服食。

黄豆

食材性味 性平,味甘。

——解毒养颜

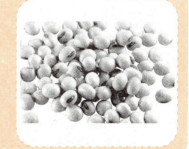

保健功效

黄豆素有"豆中之王"、"绿色的牛乳"之称,含有多种人体必需的氨基酸,可以提高人体的免疫力。黄豆中的卵磷脂可除掉附在血管壁上的胆固醇,防止血管硬化,预防心血管疾病,保护心脏。黄豆中的卵磷脂还能为大脑补充充足的营养,缓解疲惫和紧张的情绪,舒缓压力,是上班族的理想食品。常食用黄豆能从根本上防止肝脏内积存过多脂肪,从而有效地预防肥胖,是想保持身材苗条的女性的理想选择。此外,黄豆中还含大豆异黄酮,能保护女性的卵巢,减轻女性更年期综合征症状,延缓衰老。

营养成分

（每100克）

碳水化合物	19.5 克	膳食纤维	11.9 克
脂肪	29 克	烟酸	2.1 毫克
胡萝卜素	0.17 毫克	铜	1.35 毫克
蛋白质	35.6 克	维生素 E	18.9 毫克
叶酸	20 微克	维生素 B_1	0.41 毫克
泛酸	1.64 毫克	维生素 B_2	0.11 毫克
维生素 A	28 微克	维生素 B_6	0.59 毫克
维生素 C	15 毫克	镁	199 毫克
钙	169 毫克	铁	8.3 毫克
锌	3.04 毫克	磷	400 毫克
钾	1797 毫克	钠	0.5 毫克

食用指南

鲜豆浆能补充丰富的营养成分，舒缓压力，保护女性的卵巢，具有美容轻体的功效；黄豆粥能补充丰富的维生素，调理肠胃，舒缓情绪，提高身体的抗压能力。

食用禁忌

豆浆性寒，胃寒的人不宜过多食用。肠胃功能不佳的人不宜一次性食用过多的黄豆，避免发生肠胃胀气。

选购保存

购买时宜选择颗粒饱满的黄豆，置于阴凉通风处保存。

营养食谱

凉拌双黄减压豆

原料 黄豆 150 克，绿豆芽 100 克，胡萝卜 80 克，青葱、酱油、鸡精、麻油、芝麻各适量。

做法 将黄豆洗净放入水中浸泡

5小时左右,直到黄豆完全浸泡开为止。将绿豆芽洗净,放入水中浸泡,用清漂洗2~3次即可。将胡萝卜洗净,去皮,切成丝。将青葱洗净,切成丝。将浸泡开的黄豆、绿豆芽和胡萝卜丝放入盘中,撒上葱丝和鸡精,放入锅内蒸熟。将蒸熟好的双黄减压豆放凉,加入适量的酱油、麻油和芝麻均匀搅拌即可。

猪手煲黄豆

原料 猪手200克,黄豆100克,玉竹、枸杞子、山药、人参、高汤各适量。

做法 将黄豆泡软;猪手洗净去毛,改成三角块;玉竹切片。将泡软的黄豆与改好的猪手加玉竹、枸杞子、山药、人参一起煲制。熬至汤浓即可。

拌香黄豆

原料 黄豆250克,葱花、精盐、五香粉、酱油、黄酒各适量。

做法 将虫咬破烂的黄豆拣去洗净,倒入锅里,加水浸住豆面,倒入五香粉。上旺火煮15分钟左右,移至小火焖煮,这时需加入精盐、酱油、黄酒等作料。紧盖锅盖焖至豆皮发胀,汤成浓汁时起锅,晾冷装盘。

小麦 ——润肺益肾

食材性味 性凉,味甘。

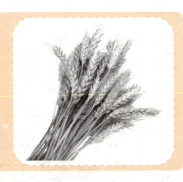

保健功效

小麦的药用功能主要有四种:养心除烦、润肺益肾、和血止血、健脾利小便。以小麦为原料的面包和点心尤其是全麦面包是抗忧郁食物,对缓解精神压力、紧张、乏力等有一定的功效。

营养成分

（每100克）

脂肪	1.3克	碳水化合物	75.2克
蛋白质	9.4克	膳食纤维	2.8克
维生素E	0.3毫克	烟酸	0.47毫克
维生素B_1	0.4微克	维生素B_2	0.1毫克
钙	25毫克	铁	0.6毫克
钠	0.2毫克	锌	0.2毫克
硒	0.32微克	镁	32毫克
钾	127毫克	锰	3.1毫克

食用指南

小麦面食的食用方法可为谓五花八门,花样之多,不胜枚举。小麦既可以直接煮粥,磨成面粉后还可蒸馒头、包饺子、摊煎饼、烙饼、烙馅饼、押面、拉面、刀削面,还可做汤等。

食用禁忌

小麦含有少量的氮化物,可以起到类似镇静剂的作用,慢性肝病患者不宜食用,易引起患者嗜睡现象。

选购保存

选购时以色泽深褐、麦粒饱满、完整者为佳。装入密封桶或罐中,置于阴凉、干燥、通风处可保存1年左右。

营养食谱

小麦粉煎鱼

原料 鱼肉400克，鸡蛋2个，精盐、料酒、小麦粉各适量。

做法 将鱼斜切片，用精盐、料酒腌20分钟；鸡蛋打散备用。平底锅中放油烧热后，把鱼肉片先蘸层小麦粉，再蘸蛋液放入锅中，用小火两面煎黄后盛出即可。

小麦米粥

原料 小麦120克，粳米40克，白糖、桂花糖各适量。

做法 小麦粒与粳米分别浸泡发胀，淘洗净后煮粥，粥成加入白糖、桂花糖调味成。

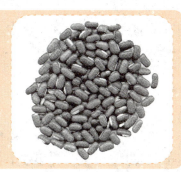

赤小豆
——消肿止泄

食材性味 性平，味甘、酸。

保健功效

赤小豆含有皂角苷，不仅能刺激肠道，还有利尿功效，适合水肿、心脏病、肾病患者食用，此外，醉酒后也可以用赤小豆汤来解酒毒；含有较多的膳食纤维，能润肠通便，帮助排出体内毒素，是减肥佳品，还能降胝胆固醇，预防动脉硬化以及心血管疾病；赤小豆富含铁，是缺铁性贫血患者补血的首选；赤小豆还有催乳的作用，含叶酸，怀孕女性、产妇、哺乳期女性补充叶

第五章 食物的营养与保健

酸，不妨多吃。此外，赤小豆还含有人体必需的蛋白质和糖类，经常食用有助于能量的补充、体力的恢复，更有助于缓解疲劳。

营养成分

（每100克）

蛋白质	21.47克	脂肪	1.3克
碳水化物	55.7克	膳食纤维	7.7克
叶酸	128微克	胡萝卜素	0.79毫克
烟酸	2毫克	钙	89毫克
磷	342毫克	铁	6.5毫克

食用指南

赤小豆的豆类纤维在消化过程中易发生肠道产气现象，煮赤小豆时加少许盐有助于排气，特别是肠胃较弱的人，更要记住这种吃法；通常人们烹调赤小豆的方法多是用它来煮汤，这时不能光吃赤小豆不喝汤，因为赤小豆皮中的皂素会在煮汤时溶于汤中，只有吃豆喝汤才不至于营养的流失。赤小豆提前泡一段时间，可缩短其烹调时间。

食用禁忌

女性经期或产后用赤小豆补血时需注意，吃赤小豆不宜过量，否则身体会出向燥热感；还有赤小豆中含铁，不能与红茶、咖啡，以及含过多维生素E和锌等破坏铁吸收的食物同食；水肿、排尿不顺、经期、产后、哺乳期，以及脚气患者都可放心食用赤小豆唯有尿频、身体燥热者忌食；被蛇咬伤的人，受伤一百天内也不能吃赤小豆。

选购保存

选购赤小豆时，发现其皮褶皱、有发芽者不宜购买；以豆皮光滑、颗粒饱满者为佳。贮藏以密闭，放于阴凉、干燥处为佳。为防虫蛀，可在盛赤小豆的容器中放入几瓣大蒜。

营养食谱

赤小豆粥

原料 大米50克,赤小豆30克。

做法 赤小豆洗净,浸泡1小时;大米淘洗干净,浸泡30分钟。锅置火上,加入适量的清水煮沸,将赤小豆放入锅内,煮至烂熟时,再加入大米,大火煮沸后转用小火继续熬煮,至黏稠即可。

赤小豆沙

原料 赤小豆300克,白糖适量。

做法 赤小豆洗净,用清水浸泡6~12小时。锅置火上,倒入适量清水,大火煮沸后放入赤小豆,水再次沸腾后改成小火熬煮,煮至赤小豆烂熟,锅中留有少量汤汁,放入适量白糖,煮到白糖溶化即可。

豌豆
——治泻止血

食材性味 性平,味甘。

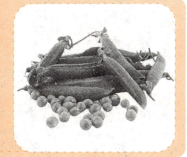

保健功效

豌豆所含蛋白质比面粉多1倍,特别是富含蛋氨酸及胱氨酸,有利于青少年生长发育,所含高钾低钠,对心血管疾病有益;富含维生素A原,可在体内转化为维生素A,有润泽皮肤、美容的作用。

第五章 食物的营养与保健

营养成分

（每100克）

蛋白质	8.5 克	脂肪	0.4 克
碳水化合物	17.7 克	膳食纤维	2.9 克
胡萝卜素	0.05 微克	维生素 A	8 微克
维生素 B$_6$	0.09 毫克	维生素 E	1.21 毫克
叶酸	53 微克	烟酸	2.4 毫克
铜	0.22 毫克	泛酸	0.7 毫克
钾	160 毫克	钙	20 毫克
铁	1.7 毫克	镁	43 毫克
磷	130 毫克	锌	1.01 毫克
钠	1.1 毫克	硒	1.74 微克

食用指南

豌豆不宜烹调过久，否则会使营养素流失，降低营养价值；另外，如果豌豆没有煮熟就食用，会引起腹泻等症状。

食用禁忌

慢性胰腺炎患者、脾胃虚弱者、糖尿病患者忌食。

选购保存

挑选豌豆时，以子粒饱满、肉和外层呈鲜绿色、色泽佳、无虫蛀者为佳。豌豆要随吃随剥，以免过早剥出使豌豆仁变老。将水烧开，放少许精盐，倒入剥好的豌豆约烫1分钟后迅速捞起，用自来水冲冷。沥干水分，用保鲜膜包装好再放入冷冻室保存。

营养食谱

豇豆冬瓜羹

原料 豇豆100克，冬瓜500克，精盐适量。

做法 先将豇豆洗净泡胀，冬瓜去瓤洗净切小块；二物同放入锅中，加水1000毫升,煮至豆烂瓜熟,加入精盐调匀即成。

茄汁豌豆炒饭

原料 米饭200克,豌豆150克,猪瘦肉100克,青葱1棵,姜1/2块,植物油、精盐、番茄酱、料酒、味精各适量。

做法 青葱洗净切成段;姜洗净拍碎;豌豆剥去壳备用。锅内放少量番茄酱,加适量凉开水调成汁备用。锅内放适量清水,煮沸后放入猪瘦肉、葱段、姜、料酒和少许精盐,盖上盖,将猪瘦肉煮熟后捞出切成丁。锅内加植物油烧热,放入豌豆、精盐炒熟盛出;锅内再倒入适量植物油烧热,倒入米饭、肉丁,加精盐炒热,再放入豌豆、番茄汁,炒匀后,加味精调味盛入盘中摆成形即可。

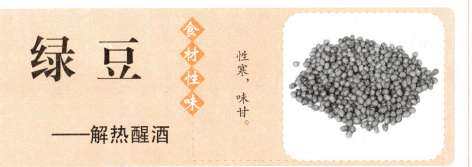

绿豆

食材性味 性寒,味甘。

——解热醒酒

保健功效

绿豆能清热解毒、活血化瘀,可治暑天发热或自觉内热及伤于暑气的各种疾病。夏季饮上1杯绿豆汤,可清凉解暑、和中解毒。绿豆性寒味甘,能消暑热,利水湿,可治疗各种水肿,并有抗过敏功效,可辅助治疗荨麻疹等疾病。以绿豆干皮做枕心,还有清心明目、降压之功效。

营养成分

(每100克)

蛋白质	20.6 克	脂肪	1 克
碳水化合物	59 克	膳食纤维	5.2 克
维生素 E	10.95 毫克	维生素 A	75 微克
维生素 B_1	0.25 毫克	维生素 B_2	0.11 毫克
钙	162 毫克	磷	337 毫克
钾	1900 毫克	钠	1.9 毫克
镁	125 毫克	铁	22.8 毫克
锌	2.18 毫克	硒	4.28 微克

食用指南

在煮绿豆粥的时候千万不要加入碱，碱会严重地破坏多种维生素 B 族，使其营养功效大大降低；不要用铁锅煮绿豆，铁锅会使绿豆汤变成黑色，不但影响食欲和味道，还会对人体有害。

食用禁忌

脾胃虚寒、拉肚子的人尽量少食绿豆，因为绿豆性凉，过食容易加重病情。

选购保存

质量好的绿豆表面呈绿黄色或暗绿色，种脐呈白色纵向线形，种皮薄而韧，颗粒均匀，饱满。绿豆易生虫，保存时可放在扎紧口袋的塑料袋中或放入冰箱中冷藏。

营养食谱

猪肝绿豆粥

原料 新鲜猪肝 100 克，绿豆 60 克，大米 100 克，精盐适量。

做法 将绿豆、大米洗净，同放锅中大火煮沸后改用小火慢熬。煮至六成熟时，将切成片或条状的猪肝放入锅中同煮,熟后再加精盐调味即成。

绿豆酿莲藕

原料 莲藕3节,猪脊骨500克,绿豆100克,新鲜莲子150克,精盐适量。

做法 锅下水放入猪脊骨焯水,然后洗净表面浮沫备用。莲藕洗净,削去表皮,取一边切开,塞入洗净的去皮绿豆,边塞边用筷子压实。塞满后盖回切块,并用牙签固定好。汤锅放入猪脊骨和塞满绿豆的莲藕,注入适量清水,用中火煲1个小时15分钟。然后倒入鲜莲子,再煲15分钟,调入适量的盐,盖上锅盖离火浸半个小时。捞出莲藕切片即可食用。

南瓜绿豆汤

原料 绿豆30克,南瓜50克,精盐适量。

做法 绿豆洗净,趁水未干时加入少许盐,拌匀,腌3分钟后用清水冲干净。南瓜去皮去瓤,用清水洗净,切成2厘米见方的块。锅内放清水烧沸,先下绿豆煮沸10分钟,将南瓜块下锅,盖上锅盖,用小火煮沸约30分钟,至绿豆开花即可。

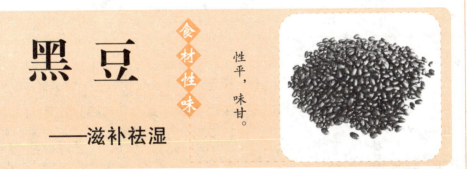

黑豆
——滋补祛湿

食材性味 性平,味甘。

保健功效

具有补肾益精、润肤乌发、美容养颜、抗衰老的功效。还具有解毒利尿、解表清热、滋养止汗,治疗风湿性关节痛、蛇咬伤和目翳的作用。

营养成分

(每100克)

脂肪	15.9 克	蛋白质	36 克
碳水化合物	33.6 克	膳食纤维	10.2 克
维生素 A	5 毫克	胡萝卜素	30 毫克
维生素 E	17.36 毫克	烟酸	2 毫克
维生素 B₂	0.33 毫克	维生素 B₁	0.2 微克
硒	6.79 微克	钙	224 毫克
磷	500 毫克	铜	1.56 毫克
钾	1377 毫克	视黄醇当量	9.9 微克
钠	3 毫克	铁	7 毫克
镁	24.3 毫克	锌	4.18 毫克

食用指南

用黑豆制作的食品种类繁多，如主食、糕点、小吃等。黑豆还可加工成大豆卷、豆腐、豆豉、黑豆衣等。

食用禁忌

小儿不宜多食。正常人一次也不宜多食，容易产生胀气。

选购保存

黑豆呈卵圆形或近于球形，种皮黑色。应选子粒均匀、饱满、坚硬、极少杂质的为好。子粒大小不匀，软湿的为次品。黑豆要防晒、防潮、低温、避光保存。

营养食谱

黑豆薏苡仁汤

原料 黑大豆100克，薏苡仁30克。

做法 将黑大豆和薏苡仁淘洗干净，放入锅中，加清水适量，用旺火煮沸，再用小火煨60分钟左右，以豆熟烂为度。

黑豆浮小麦汤

原料 黑大豆、浮小麦各50克。

做法 将黑大豆、浮小麦一并淘洗干净,放入锅内,加适量清水,先用旺火煮沸,再用小火熬至豆熟烂为度,饮汤食豆,每日1次。

蚕豆 —— 健脾利湿

食材性味：性平,味甘。

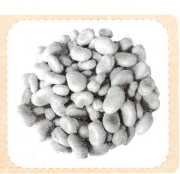

保健功效

蚕豆中含有丰富的胆碱,并含有调节大脑和神经组织的重要成分,如钙、锌、磷脂等,可以健脑、增强记忆力;蚕豆蛋白质丰富且不含胆固醇,可以预防心血管疾病;另外,其含有的膳食纤维可促进肠蠕动,能预防肠癌。

营养成分

（每100克）

碳水化合物	59.8 克	蛋白质	21.6 克
膳食纤维	1.7 克	胡萝卜素	2.7 微克
维生素 C	2 毫克	维生素 E	1.6 毫克
维生素 B_2	0.13 毫克	维生素 B_1	0.09 毫克
视黄醇当量	13.2 微克	烟酸	1.9 毫克
钾	1117 毫克	钠	86 毫克
铜	0.99 毫克	锌	3.42 毫克
锰	1.09 毫克	铁	8.2 毫克
硒	1.3 微克	磷	418 毫克
镁	57 毫克	钙	31 毫克

食用指南

蚕豆从嫩苗到老熟的种子都可作为蔬食；干、鲜蚕豆可烹调后直接食用，也可与肉类、其他蔬菜搭配后烹调食用。

食用禁忌

蚕豆含有巢菜碱苷，少数人对此过敏，引起蚕豆黄病，故过敏者忌食；不宜食用鲜嫩蚕豆，以煮食为主；蚕豆性滞，过食易使人腹胀。

选购保存

选购豌豆时，以形状扁平，有一点点向内凹陷，筋为绿色，皮薄肉嫩，无异味者为佳。将蚕豆放在低温、干燥避光的器皿中，一般在5℃以下，水分含量在11%以下，再将蚕豆密封保存。

营养食谱

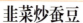

韭菜炒蚕豆

原料 蚕豆1把，韭菜1把，色拉油、精盐、鸡精、胡椒粉各适量。

做法 蚕豆剥去外壳，洗净沥干水分。韭菜洗净切去老根，再切成3厘米左右的段。锅烧热油，倒入蚕豆翻炒，放入适量的精盐、一点清水将蚕豆煮熟，倒入韭菜翻炒至断生，放入适量胡椒粉和鸡精调味，即可。

蚕豆饭

原料 蚕豆250克，糯米500克。

做法 将蚕豆浸泡胀，去皮，放入沸水锅中煮至八成熟时捞出；另将粳米淘净后，用煮过蚕豆的汤浸泡一夜，次日把糯米和蚕豆搅拌均匀，上蒸笼蒸大约1小时，即可食用。

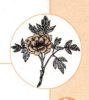

蔬菜类功效全解

大白菜
——清热生津

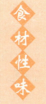
食材性味

性微寒，味甘。

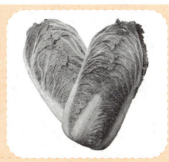

保健功效

大白菜含有丰富的维生素、矿物质、微量元素和植物纤维。其中维生素A、钙、磷、铁、钾、硅等营养物质的含量比较高。一杯熟的白菜汁可以提供的钙几乎与一杯牛奶一样多。

白菜含有丰富的粗纤维，不但能起到润肠、促进排毒的作用，又刺激肠胃蠕动，促进大便排泄，帮助消化，对预防肠癌有良好作用；秋冬季节空气特别干燥，寒风对人的皮肤伤害极大，白菜中含有丰富的维生素C、维生素E，多吃白菜，可以起到很好的护肤和养颜效果；美国纽约激素研究所的科学家发现，中国和日本妇女乳腺癌发病率之所以比西方妇女低得多，是由于她们常吃白菜的缘故。白菜中有一些微量元素，它们能帮助分解同乳腺癌相联系的雌激素。

营养成分

(每100克)

蛋白质	1.5克	脂肪	0.1克
碳水化合物	2.4克	膳食纤维	0.8克
维生素A	20微克	胡萝卜素	0.6微克
维生素C	31毫克	维生素E	0.76毫克
烟酸	0.6毫克	视黄醇当量	94.6微克
维生素B_1	0.04毫克	维生素B_2	0.05毫克
钙	50毫克	铁	0.7毫克
锌	0.38毫克	镁	11毫克
锰	0.15毫克	磷	31毫克
钠	57.5毫克	硒	0.49微克

食用指南

大白菜质地脆嫩，营养丰富，荤素皆宜，味道清鲜适口；大白菜食法颇多，从烹调方法上看，无论是炒、熘、烧、熬、烩、扒、涮、凉拌、腌制，都可做成美味佳肴，特别是同鲜蘑、冬菇、火腿、虾米、肉、栗子等同烧，可以做出很多特色风味的菜肴。

食用禁忌

慢性痢疾者、胃寒腹痛者忌食。

选购保存

挑选包心的大白菜，以直到顶部包心紧、分量重、底部突出、根切口大者为佳。将大白菜置于阴凉处保存。

营养食谱

五花肉烧白菜

原料 大白菜300克，猎五花肉200克，葱末、姜丝、蒜末、料酒、酱油、精盐、香油、水淀粉、白糖、味精、植物油各适量。

做法 白菜洗净，切条；猪五花肉洗净，切片。锅内倒植物油烧热，放入肉片煸炒至断生，加入白菜及葱末、姜丝、蒜末、酱油、料酒、精盐、白糖煸炒8分钟。放入味精调味，用水淀粉勾芡，淋上香油即可。

海米白菜汤

原料 嫩白菜心200克，水发海米50克，鲜香菇20克，鲜汤、姜丝、香油、精盐、味精各适量。

做法 把嫩白菜心洗净，切成3厘米长，1厘米宽的条；香菇洗净，切成片。添加清水烧沸，加入香菇片、白菜心略烫，然后过凉，控水在炒锅里加入鲜汤、精盐、水发海米烧至汤沸后，撇掉浮沫，放入白菜心、香菇片、味精、姜丝，再淋上香油，盛入汤碗中即可。

圆白菜——性平养胃

食材性味 性平，味甘。

保健功效

圆白菜富含叶酸，这蓝类蔬菜的一个优点。所以，孕妇、贫血患者应当多吃些圆白菜。

圆白菜也是女性的重要美容品，圆白菜含有大理的维生素E和胡萝卜素，常食有利于机体的激素分泌，促进青春期乳房发育，避免中老年后出现乳房萎缩。

圆白菜的防衰老、抗氧化的效果与芦笋、菜花同样处在较高的水平，它能提高人体免疫力，预防感冒，维持癌症患者的生活指标。在抗癌蔬菜中，圆白菜排在第五位。

新鲜的圆白菜中含有植物杀菌素，有抑菌消炎作用，咽喉疼痛、外伤肿痛、蚊叮虫咬、胃痛牙痛之类都可请圆白菜帮忙。

圆白菜中含有某种"溃疡愈合因子"，对溃疡有着很好的治疗作用，能加速创面愈合，是胃溃疡患者的首选择食品。多吃圆白菜可增进食欲、促进消化、预防便秘。

圆白菜也是糖尿病和肥胖者的理想食物。

营养成分

（每100克）

蛋白质	1.5 克	脂肪	0.2 克
碳水化合物	3.6 克	膳食纤维	0.5 克
维生素 A	12 微克	维生素 B_1	0.03 毫克
维生素 B_2	0.03 毫克	维生素 C	40 毫克
胡萝卜素	0.5 微克	视黄醇当量	93.2 微克
烟酸	0.4 毫克	钙	49 毫克
铁	0.6 毫克	磷	26 毫克
钾	124 毫克	钠	27.2 毫克
铜	0.04 毫克	锰	0.18 毫克
镁	12 毫克	锌	0.25 微克
硒	0.96 微克		

食用指南

圆白菜中的维生素 C 及促进溃疡愈合的成分都不耐高温，为了保证营养成分的利用率，最好生吃。

食用禁忌

皮肤瘙痒性疾病、眼部充血患者、肺胃发炎者忌食。

选购保存

选购卷心菜时，以坚硬紧实、菜叶呈浅绿色，叶片嫩，无虫眼者为佳。为防止圆白菜干燥变质，可以用保鲜膜包好放入冰箱冷藏保存。

营养食谱

圆白菜瘦肉粥

原料 大米150克，圆白菜100克，瘦肉末50克，精盐、味精各适量。

做法 圆白菜洗净切丝；大米洗净，放入锅中，加入适量清水，大火烧沸后改小火慢煮。油锅烧热，依次放入瘦肉末、圆白菜、精盐略炒，加味精拌匀备用。待大米熬至烂熟时，加入炒好的瘦肉圆白菜拌匀，稍煮即可。

爆炒圆白菜

原料 圆白菜250克，干红辣椒、植物油、精盐、花椒、鸡精各适量。

做法 圆白菜洗净去除大筋，叶子切成块；干红辣椒洗净，切成段。锅内倒油烧热，放入花椒炒出香味后捞出不要，倒入干红辣椒、精盐、圆白菜翻炒，待圆白菜稍软用鸡精调味即可。

第五章 食物的营养与保健

油菜
——活血消肿

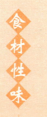

性温，味甘。

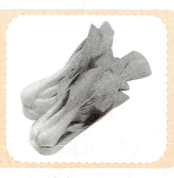

保健功效

油菜有活血化瘀，解毒消肿，通便。主治产后血瘀腹痛、血痢腹痛、肿毒、痔瘘、习惯性便秘、老年人缺钙、游风丹毒、热毒疮、手足疖肿、乳痈等。

营养成分

（每100克）

脂肪	0.5 克	蛋白质	1.8 克
碳水化合物	2.7 克	膳食纤维	1.1 克
维生素 A	103 微克	胡萝卜素	620 微克
维生素 C	36 毫克	维生素 E	0.88 毫克
烟酸	0.7 毫克	视黄醇当量	92.9 微克
铜	0.06 毫克	锰	0.23 毫克
铁	1.2 毫克	钙	108 毫克
锌	0.33 毫克	镁	22 毫克
钾	210 毫克	磷	39 毫克
钠	55.8 毫克	硒	0.79 微克

食用指南

油菜适于炒、扒、烧、腌，也可用作荤素菜的配料等；油菜中的维生素易流失，不宜切碎后久置，应先洗净切好后立即烹调，并用旺火爆炒，这样既可保持新鲜，又可使其营养成分不致被破坏。

食用禁忌

油菜为发物，产后、痧痘和有慢性病者应少食，脾胃虚弱、腹泻便稀者、狐臭患者忌食。

选购保存

油菜购买时要挑选新鲜、油亮、无虫、无黄叶的嫩油菜，用两指轻轻一掐即断者为佳。油菜不宜长期保存，放在冰箱中可保存24小时左右。

营养食谱

豆腐菜心牛肉汤

原料 牛肉（肥瘦）480 克，油菜心 640 克，豆腐（北）100 克，姜 3 克，酱油 8 克，精盐 3 克，淀粉（玉米）5 克，花生油 20 克。

做法 牛肉切片加腌料捞匀。菜心洗净切段，豆腐洗净切片。锅中倒入适量水，烧开，放入姜片，将牛肉焯至六成熟取出。将花生油倒入锅中，放入菜心，至菜心转翠绿色，取出沥干汤汁。在锅中放入豆腐片，待水再烧开，加入牛肉、菜心及调味料即可。

面筋草菇笋菜豆腐汤

原料 豆腐（北）400克，水面筋20克，草菇120克，竹笋60克，油菜60克，精盐4克，味精2克，姜5克，淀粉5克，花生油10克，香油5克。

做法 将水发草菇去杂洗净切成小丁。嫩豆腐、面筋、熟地笋切成小丁；油菜洗净，切碎待用。炒锅下油烧至八成熟，加入鲜汤，随即加入盐、豆腐、草菇、笋丁、面筋、姜水、味精，烧开后，加入油菜，再沸时用淀粉勾芡，出锅前淋上麻油，装入汤碗即可。

芹菜
——清热利水

食材性味：性凉，味甘、苦。

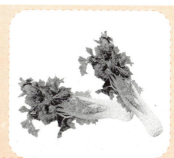

保健功效

芹菜是高纤维的食物，位列抗癌食物之首。芹菜经人体肠道的时候产生一种木质素或肠内脂的物质，可抑制肠内细菌产生的致癌物质。从而起到预防多种癌症和肠胃疾病的保健功效。芹菜能加快粪便在肠内的运转时间，减少致癌物与结肠黏膜的接触，达到预防结肠癌的目的。芹菜的含铁量较高，

第五章 食物的营养与保健

是妇女和缺铁性贫血患者补血的食品,常食能使肌肤白里透红。芹菜的叶、茎含有挥发性物质,能散发独特的香味,增强人的食欲。

食用芹菜,还可以中和尿酸及体内的酸性物质,对预防中老年人痛风的效果明显。此外,芹菜中含降压成分,在临床试验上表明具有明显的平肝降压作用,对于防治原发性、妊娠性及更年期高血压均有效果。

营养成分

（每100克）

蛋白质	0.6克	脂肪	0.1克
碳水化合物	2.7克	膳食纤维	0.9克
维生素A	8微克	胡萝卜素	0.05毫克
维生素C	6毫克	维生素E	0.2毫克
维生素B_1	0.03毫克	维生素B_2	0.08毫克
烟酸	0.3毫克	叶酸	29微克
钙	152毫克	磷	18毫克
钾	163毫克	钠	516.9毫克
镁	18毫克	铁	8.5毫克
锌	0.1毫克	硒	0.57微克

食用指南

芹菜煮黑木耳,具有降血压、血脂,清除胆固醇的保健功效。芹菜与虾、海米、醋、黄瓜、南瓜、蛤蜊、鸡肉、兔肉、蟹肉、黄豆等食性相克,不宜同食。

食用禁忌

脾胃虚弱、腹泻者和低血压者不宜食用。

选购保存

购买时宜选择叶茎翠绿、外观完整的芹菜。颜色偏黄的芹菜不新鲜,口感较差。芹菜摘洗干净用保鲜膜包好放在冰箱冷藏,可存放1~2周,但最好新鲜食用,以减少营养素的流失。

营养食谱

芹菜香菇丝

原料 芹菜200克，水发香菇100克，清汤、水淀粉、精盐、麻油各适量。

做法 把芹菜切成4厘米长的段，再将香菇切成丝，用旺火把油烧至冒烟，先把芹菜放进去，煸炒几下，再放香菇丝，加少许精盐，炒匀。加20克清汤，盖上盖，改用小火焖一会儿。出锅前，用水淀粉勾芡，加少许麻油，炒匀。

芹菜炒豆干

原料 芹菜300克，豆干300克，葱白、生姜、精盐、味精各适量。

做法 芹菜洗净切成根头，切段干切细丝，葱切段，生姜切片；炒锅置旺火上，倒入花生油，烧至七八成热，下姜、葱煸过，加精盐、味精少许调水泼入，倒入豆干丝，再炒5分钟，加入芹菜一齐翻炒，炒熟起锅即成。

茄子

食材性味 性凉，味甘。

——降压止血

保健功效

茄子含有维生素E，常吃有防止出血和抗衰老的功能；含有维生素P，可以软化血管，增强血管壁的弹性，特别适合高血压病、冠心病、动脉硬

第五章 食物的营养与保健

化和白血病等患者食用,此外,维生素P防治坏血病及促进伤口愈合的功效也不错。茄子中含有纤维素,纤维素中的皂素能起到降低胆固醇的作用。茄子中含有的龙葵碱,是一种防治癌症不可缺少的物质,故能有效地防癌抗癌。

中医认为,茄子性味甘寒,具有活血化瘀、清热消肿宽脾的功效,适用于肠风下血、热毒疮痈、皮肤溃疡等病症。茄子中紫皮者,对高血压病、咯血、皮肤紫斑病患者有很大益处。

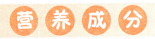

(每100克)

蛋白质	0.8 克	脂肪	0.3 克
碳水化合物	4 克	膳食纤维	1.3 毫克
维生素 C	8 毫克	维生素 E	1.13 毫克
维生素 A	63 毫克	胡萝卜素	0.04 毫克
烟酸	0.5 毫克	视黄醇当量	93.4 微克
维生素 B_1	0.02 毫克	维生素 B_2	0.04 毫克
钙	32 毫克	铁	0.4 毫克
镁	13 毫克	锌	0.23 毫克
钾	152 毫克	磷	19 毫克
钠	11.3 毫克	硒	0.48 微克

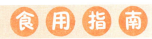

烹饪茄子最好不要用油炸,否则会造成茄子中所含的维生素P大量分解;还有吃茄子最好不要去皮,因为维生素P和其他营养物质的很大一部分存在于茄子的紫色表皮与茄肉相接之处。

食用禁忌

患者手术前不能吃茄子,否则会影响麻醉药的分解,拖延患者苏醒时间。结核病、异位性皮炎、体弱胃寒者不宜多食。

选购保存

在茄子萼片与果实相链接的地方,有一圈浅色环带。如果这条带既宽又明显,就说明茄子果实快速生长,没有老化。如果环带不明显,说明茄子采收时已停止生长,此时的茄子已经变老,影响食用的口感。若想把茄子保存一段时间,不能将茄子洗净,否则会使茄子表皮所覆盖的保护茄子的蜡质层受损,使茄子极易受到微生物的侵害而腐烂变质。可以选择把买来的茄子用保鲜膜封好,然后放在阴凉通风处保存,并做好防潮措施。

营养食谱

地三鲜

原料 土豆150克,茄子200克,青椒50克,植物油、酱油、白糖、精盐、葱花、蒜末、水淀粉、高汤各适量。

做法 茄子、土豆均去皮洗净,切成滚刀块;青椒洗净去子,用手掰成小块。锅中放入植物油烧至七成热时,放入土豆块,炸至金黄色,捞出备用。锅留底油烧热,再将茄子倒入,炸至金黄色,加入青椒块一起过油,捞起备用。以少量为油爆香葱花、蒜末,加高汤、酱油、白糖、盐、茄子块、土豆块和青椒块,略烧,用水淀粉勾芡,大火收汁即可。

清蒸茄子

原料 嫩茄子500克,香菇50克,黄酒10克,味精、精盐、麻油、葱、姜、色拉油、清汤各适量。

做法 先将茄子洗净,去除根蒂,切成块;再将香菇去蒂,除杂质,水发后多洗几遍;葱洗净,切段,姜洗净切片。取大碗一个,将香菇逐个码在碗底,茄块铺放在码好的香菇上,然后撒上精盐、味精,加入烧热的油、黄酒和清汤适量,再摆上葱段和姜片,盖上盖,放入蒸锅隔水以大火蒸半小时,取出去掉葱段、姜片,淋上麻油即食。

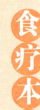

空心菜

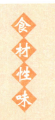

性寒，味甘。

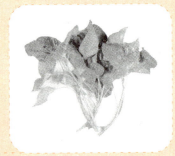

——凉血排毒

保健功效

空心菜是碱性食物，并含有钾、氯等调节体液（或水盐）平衡的元素，食后可降低肠道的酸并，预防肠道内的菌群失调，对防癌有益。

空心菜富含膳食纤维、木质素、果胶等，果胶能使体内毒素加速排泄；木质素能提高巨噬细胞吞食细菌的活力，杀菌消炎，可以用于治疗疮疡等。

营养成分

（每100克）

蛋白质	2.2 克	脂肪	0.3 克
碳水化合物	2.2 克	膳食纤维	1.4 克
维生素 A	253 微克	维生素 B_1	0.03 毫克
维生素 B_2	0.08 毫克	维生素 B_6	0.11 毫克
维生素 C	25 毫克	维生素 E	1.09 毫克
维生素 K	250 微克	胡萝卜素	1.52 毫克
叶酸	120 微克	泛酸	0.4 毫克
烟酸	0.8 毫克	钙	99 毫克
铁	2.3 毫克	磷	38 毫克
钾	260 毫克	钠	94.3 毫克
铜	0.1 毫克	镁	29 毫克
锌	0.39 毫克	硒	1.2 微克

食用指南

空心菜最好用大火快炒,避免煮的时间过久而造成营养成分的流失。

食用禁忌

脾胃虚寒者不宜食用。空心菜含钾较高,有很好的降血压作用,低血压患者要少吃。空心菜食用过多也会造成肤色发黄,停止食用即可复原。

选购保存

选购空心菜时,以叶大、色绿、柔嫩、不长须根者为佳。空心菜不耐久放,如想保存较长的时间,可选购带根的空心菜,放入冰箱中冷藏可维持5~6天。

营养食谱

川味空心菜

原料 空心菜300克,猪肉碎末50克,花椒5克,干辣椒5克,精盐、糖、蒜末各适量。

做法 锅内入油(多放些),下花椒炒至变色,干辣椒以及蒜末煸香;下猪肉末翻炒至熟;下空心菜,炒熟,并下精盐、糖调味即可。

空心菜粥

原料 空心菜200克,大米100克,精盐适量。

做法 将空心菜择洗干净,切细;大米洗净,放入锅中。加适量清水煮至粥将成时,加入空心菜、精盐,再续煮至粥成。

凉拌空心菜

原料 空心菜200克,蒜末、精盐、香油各适量。

做法 空心菜洗净,切长段,汆烫,捞出沥干。蒜末、精盐与少量水调匀后,再浇入热香油,与空心菜拌匀即可。

生菜
——清热养阴

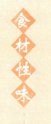

性凉，味甘、苦。

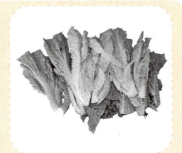

保健功效

生菜因其茎叶中含有莴苣素，故味微苦，有清热提神、镇痛催眠、降低胆固醇、辅助治疗神经衰弱等功效。生菜中含有甘露醇等有效成分，有利尿和促进血液循环、清肝利胆及养胃的功效。生菜膳食纤维比大白菜多，有消除多余脂肪的作用，故又叫"减肥生菜"。

营养成分

（每100克）

蛋白质	1.3 克	脂肪	0.3 克
碳水化合物	1.4 克	膳食纤维	0.7 克
维生素 A	133 微克	维生素 B_1	0.03 毫克
维生素 B_2	0.06 毫克	维生素 B_6	0.05 毫克
维生素 C	4 毫克	维生素 E	1.02 毫克
维生素 K	29 微克	胡萝卜素	0.8 毫克
叶酸	73 微克	泛酸	0.2 毫克
钙	36 毫克	铁	1.3 毫克
磷	24 毫克	钾	147 毫克
铜	0.08 毫克	镁	29 毫克
锌	0.21 毫克	硒	1.15 微克

食用指南

生菜的吃法很多，在欧美及日本等国家主要是生食。在我国生菜主要是涮菜，或掰成片，洗净沥干水分，蘸甜面酱或炸酱食用。

食用禁忌

生菜性质寒冷，尿频、胃寒者忌吃。

选购保存

选购生菜时，以菜叶大，整株短，菜色青绿，茎部带白者为佳。生菜对乙烯极为敏感，储藏时应远离苹果、梨和香蕉，以免诱发赤褐斑点。

营养食谱

蚝油生菜汤

原料 生菜（团叶）150克，紫菜（干）15克，蚝油10克，精盐3克，料酒15克，大葱10克，植物油10克，香油5克，味精3克。

做法 将生菜洗净切段，紫菜撕成小片；坐锅起火，锅内加油下入葱段略炒；锅中加鲜汤、料酒、蚝油烧至开锅；关小火从锅中拣去葱段备用，下入紫菜烧开；下入生菜烧开至熟，加精盐、味精，淋入香油出勺装碗即成。

三丝生菜

原料 生菜（团叶）400克，木耳（水发）15克，辣椒（红、尖、干）2克，白砂糖15克，姜15克，精盐4克，醋8克，香油10克。

做法 将生菜洗净，切成3厘米长的段，放盆内加精盐拌匀稍腌；干红辣椒去蒂，子泡软；水发木耳、干辣椒洗净切丝；生姜去皮切成细丝；把生菜挤去水分，加醋、白糖、味精拌匀放盘内；入干辣椒丝、木耳丝、生姜丝，另将香油烧热，倒在三丝上，拌匀即可。

奶汁烩生菜

原料 生菜50克，西兰花150克，牛奶300毫升，精盐、高汤、水淀粉各适量。

做法 生菜洗净切段，西兰花洗净切小块，汆烫至熟。牛奶煮热，加入高汤、水淀粉、精盐，稍煮成芡汁。生菜放在盘外围，西兰花放在盘中间。将煮好的芡汁淋在盛菜的盘中即可。

韭菜

食材性味：性温，味辛。

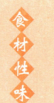

——补肾助阳

保健功效

韭菜含有挥发性精油及硫化物等特殊成分，散发出一种独特的辛香气味，有助于疏调肝气、增进食欲、增强消化功能。韭菜含有大量维生素和粗纤维，能增进胃肠蠕动，治疗便秘，预防肠癌。韭菜含有一定量的锌元素，能温补肝肾，传统中医学习惯用韭菜来治疗男性性功能低下。

营养成分

（每100克）

蛋白质	2.7 克	脂肪	0.4 克
碳水化合物	0.3 克	膳食纤维	1.6 克
胡萝卜素	0.8 微克	维生素 A	13 微克
维生素 C	15 毫克	维生素 E	0.6 毫克
维生素 B_1	0.06 毫克	维生素 B_2	0.13 毫克
烟酸	0.8 毫克	维生素 B_6	0.216 毫克
钙	48 毫克	锌	0.31 毫克
铜	0.08 毫克	镁	25 毫克
泛酸	0.06 毫克	维生素 K	180 微克
钠	2.7 毫克	硒	1.38 微克

食用指南

韭菜和猪肉搭配，不仅可以消除韭菜的特殊气味，而且能够使韭菜中的胡萝卜素与动物蛋白协同吸收，提高胡萝卜素的吸收率，促进营养吸收。

食用禁忌

消化不良或肠胃功能较差的人吃韭菜会烧心难受，不可多食。

选购保存

韭菜虽然一年四季皆有，冬季到春季出产的的韭菜，叶肉薄且柔软，夏季出产的韭菜则叶肉厚且坚实。选购的时候选择韭菜上带有光泽的用手抓时叶片不会下垂，结实而新鲜水嫩的。新鲜的韭菜洗净后切成段，沥干水分，装入塑料袋后，再放入冰箱，其鲜味可保存两个月。

营养食谱

鱿鱼炒韭菜

原料 鲜鱿鱼300克，韭菜200克，精盐、料酒、味精、酱油、葱末、姜丝、蒜末、水淀粉、香油、植物油各适量。

做法 鱿鱼收拾干净，洗净，切丝，在沸水中焯一下，捞出沥干；韭菜洗净，切段待用。炒锅置火上，倒植物油烧热，放入葱末、姜丝、蒜末煸香，倒入鱿鱼丝翻炒，加入精盐、料酒、味精、酱油，用水淀粉勾芡，最后淋入适量香油即可。

韭菜炒虾仁

原料 韭菜200克，虾仁50克，植物油、葱、姜、精盐各适量。

做法 将韭菜洗净，切成3厘米长的段；虾仁洗净；姜切丝；葱切段。将炒锅置火上烧热，加入植物油，烧至六成熟时，放入姜丝、葱段爆香后立即下入虾仁、韭菜段、精盐，炒至断生即可。

韭菜豆腐干汤

原料 韭菜50克，豆腐干100克，海米20克，精盐、酱油各适量。

做法 韭菜洗净，切段；海米泡软洗净；豆腐干切条。锅内热油，放入豆腐干、海米略炒，再加入韭菜炒至五成熟。加入高汤，小火烧开，放精盐、酱油调味即可。

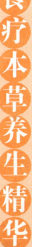

苋菜
——清肠止痢

食材性味：性凉，味微甘。

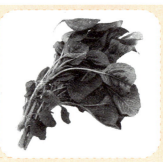

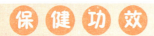

保健功效

苋菜富含多种人体需要的维生素和矿物质，且都是易被人体吸收的重要物质。故有的地区把苋菜称为"长寿菜"。苋菜同时有增强体质、提高机体的免疫力、促进儿童生长发育、促进骨折愈合、减肥排毒、防止便秘的功效，也是贫血患者、临产孕妇的绝佳美食。

营养成分

（每100克）

蛋白质	2.8 克	脂肪	0.3 克
碳水化合物	2.8 克	膳食纤维	2.2 克
维生素 A	352 微克	胡萝卜素	1.7 微克
维生素 C	47 毫克	维生素 E	0.36 毫克
烟酸	0.8 毫克	视黄醇当量	90.2 微克
维生素 B_1	0.03 毫克	维生素 B_2	0.12 毫克
锌	0.8 毫克	镁	119 毫克
钙	187 毫克	铁	5.4 毫克
钾	207 毫克	磷	59 毫克
钠	32.4 毫克	硒	0.52 微克

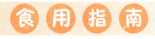

食用指南

食用时注意苋菜的嫩苗和嫩茎叶均可食用。苋菜（紫）搭配菜子油、姜、大葱和淀粉（玉米）煮成的落葵清汤，柔嫩软滑、咸鲜清香，可解热祛湿，为夏季汤中佳品。

食用禁忌

胃肠有寒气、易腹泻的人不宜多食苋菜，脾胃虚寒者忌食苋菜。

选购保存

选购苋菜时，以菜叶薄且平，用手紧握苋菜时手感软者为佳。苋菜保存之前，需要先摘除腐败和多余的杂叶，洗净后控干水分，密封放入冰箱冷藏。

营养食谱

苋菜烧猪肠

原料 苋菜250克，猪大肠200克，米酒5毫升，精盐2克，味精1克，胡椒粉0.5克，酱油15毫升，葱茉、姜末各20克。

做法 将苋菜去杂质洗净切段。猪大肠洗多次，去黏液，入沸水锅焯一会儿，捞出再用清水多次冲洗至干净，切段。锅烧热，放入猪大肠煸炒，加入酱油、葱、姜烧至猪大肠熟，放入料酒、精盐、烧至入味，投入苋菜，烧至入味，点入味精、胡椒粉出锅即成。

苋菜豆腐汤

原料 苋菜400克，豆腐250克，虾米、蒜、油、精盐、味精各适量。

做法 苋菜洗净切段，放入沸水中焯一下，捞出沥出；水发虾米末；豆腐切成小块，蒜捣成泥；炒锅放火上，倒入油、油热后下蒜泥，爆出香味后下虾米和豆腐块，加少许精盐焖1分钟，再加水和适量精盐，将汤烧开，下苋菜一滚即离水装碗，调入味精即可。

菠菜

食材性味：性寒，味甘。

——益气养血

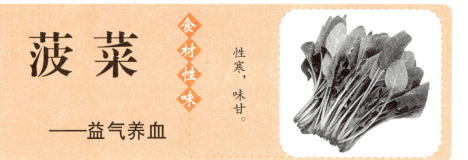

保健功效

菠菜是绿叶蔬菜中的佼佼者，原产地为波斯，故又叫"波斯菜"，为一年生植物，全年都可取得。民间有俗语说"菠菜豆腐虽贱，山珍海味不换"，菠菜被清代乾隆皇帝誉为"红嘴绿鹦哥"。

菠菜含胡萝卜素，可保护视力；菠菜富含叶酸，可防止胎儿畸形；菠菜可调节血糖，降低血压。

营养成分

（每100克）

蛋白质	2.6克	脂肪	0.3克
碳水化合物	4.5克	膳食纤维	1.7克
维生素A	487微克	胡萝卜素	1.03毫克
维生素C	32毫克	维生素E	1.74毫克
烟酸	0.6毫克	视黄醇当量	91.2微克
维生素B_1	0.04毫克	维生素B_2	0.11毫克
铁	2.9毫克	钙	66毫克
铜	0.1毫克	锌	0.85毫克
钾	311毫克	磷	47毫克
钠	85.2毫克	硒	0.97毫克

食用指南

菠菜应与一些碱性食物配伍,如海带等,可以促进草酸钙的排出,防止结石形成;菠菜与猪肝配伍,用于夜盲症患者。

食用禁忌

缺钙和患尿路结石的人、脾胃虚寒者忌食。

选购保存

选购菠菜时,以叶柄短,根小色红,叶色深绿者为佳。如果买回菠菜一次吃不完,可以用阴湿的报纸把菠菜包起来,再用塑胶袋包装好,放入冰箱,或将菠菜根部朝下摆放冷藏。有了湿润的贮存环境,菠菜就不容易枯萎变味了,此方法可使其新鲜保存2~3天。

营养食谱

麻酱菠菜

原料 菠菜500克,芝麻酱、精盐、酱油、白糖、香油、味精各适量。

做法 将菠菜的根、叶去掉,洗净,放入沸水中焯一下捞出,晾凉后挤去水分。将焯熟的菠菜切成段,放入盘中。芝麻酱中加少许水,慢慢调开,加精盐、酱油、白糖、味精,调成麻酱汁。将调好的麻酱汁浇在菠菜段上,淋入香油拌匀即可。

菠菜炒猪肝

原料 菠菜300克,猪肝75克,料酒、酱油、精盐、味精、白糖、醋、葱、姜、蒜、淀粉各适量。

做法 将菠菜择洗干净,切段,沸水中焯一下;猪肝洗净切片,用水淀粉抓匀上浆;猪肝放入油锅滑散,放入葱姜蒜末炒香,加料酒、精盐、白糖、酱油,放入菠菜快速翻炒,加味精、醋,用淀粉勾芡即可。

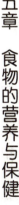

白萝卜

食材性味：性凉，味甘、辛。

——消滞化痰

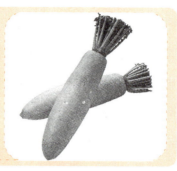

保健功效

白萝卜含有木质素，能提高巨噬细胞的活力，吞噬癌细胞。此外，白萝卜所含的多种酶，能分解致癌的亚硝酸胺，具有防癌作用。白萝卜特殊的辣味，还可健胃消食、增加食欲、帮助消化。

营养成分

（每100克）

蛋白质	0.5克	脂肪	0.2克
碳水化合物	3.1克	膳食纤维	0.8克
维生素C	12毫克	维生素E	0.92毫克
维生素K	1微克	胡萝卜素	0.02微克
烟酸	53毫克	维生素B_1	0.02毫克
铜	0.03毫克	维生素B_6	0.07毫克
钙	77毫克	铁	0.3毫克
锌	0.18毫克	镁	17毫克
钾	196毫克	磷	26毫克
钠	91.2毫克	硒	0.61微克

食用指南

猪肉营养丰富，与白萝卜搭配，有健胃、消食、化痰、顺气、利尿、解酒、抗癌等功用；白萝卜与豆腐搭配食用，有助于人体吸收豆腐的营养。

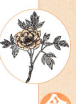

食用禁忌

白萝卜性凉，因脾胃虚寒而积食不化者，不宜食用。

选购保存

白萝卜宜选上粗下细的，茎身须根越少越好。皮色光洁、不伤不冻、不裂不烂、无黑心的是好萝卜。白萝卜不适合冷藏，放进冰箱里反而容易腐坏或发芽，应置于阴凉干燥处保存。

营养食谱

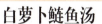

白萝卜鲢鱼汤

原料 鲢鱼400克，白萝卜150克，料酒、精盐、白糖各适量。

做法 将白萝卜洗净，切条；将鲢鱼去鳞、鳃、内脏后，洗净。油锅烧热，下入鲢鱼稍煎，加入料酒、白糖、萝卜，再加入适量清水，烧煮至鱼肉熟烂入味，加精盐调味，出锅即成。

白萝卜冰糖汁

原料 白萝卜400克，冰糖适量。

做法 白萝卜洗净，切薄片，放入碗内，加入冰糖，放置12小时，滤取溶出的糖水，即可饮用。

白萝卜烧豆干

原料 白萝卜1根，豆腐干4片，红尖椒2个，八角3个，生抽、植物油、白糖各适量。

做法 白萝卜去皮，切滚刀块；豆腐干沿对角线的三角块；红尖椒切圈。起油锅，油略多，下红尖椒和萝卜块翻炒，下八角，一次性加足水，煮至萝卜基本透明。下豆腐干，加生抽和白糖调味，大火收汤汁，待汤汁基本收干，即可出锅装盘。

胡萝卜

食材性味：性平，味甘。

——补血明目

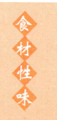

保健功效

胡萝卜含有大量多种维生素、无机盐和钙质等成分，能增强抗氧化能力，加快大脑新陈代谢，提高记忆力，还能美容养颜，延缓衰老。胡萝卜素在体内酶的作用下，可转化为对视力有益的维生素A，预防眼干涩及夜盲症，还能保护内脏器官，对吸烟者及胆囊炎、胆石症患者都非常有利。胡萝卜素还能调节钙、磷代谢，帮助宝宝对钙质的充分吸收，促进骨骼的健康。

胡萝卜所含的槲皮素、山柰酚还有降血脂、降血压、强心的作用，是高血压病、糖尿病及冠心病患者的食疗佳品。

营养成分

（每100克）

蛋白质	0.9 克	脂肪	0.3 克
碳水化合物	7.9 克	膳食纤维	1.2 克
维生素 A	802 微克	胡萝卜素	4.81 微克
维生素 B_6	0.11 毫克	维生素 C	12 毫克
烟酸	0.4 毫克	维生素 K	3 微克
维生素 B_1	0.04 毫克	维生素 B_2	0.04 毫克
铁	0.4 毫克	钙	65 毫克
锌	0.14 毫克	镁	7 毫克
钾	232 毫克	磷	20 毫克
钠	105.1 毫克	硒	2.8 微克

食用指南

熟吃胡萝卜比生吃更有营养。因为胡萝卜中的类胡萝卜素为脂溶性物质，只有与食用油或肉类（猪肉、牛肉、羊肉）等脂类结合后才能发挥其营养价值。而生吃的话，类胡萝卜素无法与脂类结合，营养物质不宜被消化吸收。

食用禁忌

经常饮酒的人要小心胡萝卜，胡萝卜中丰富的胡萝卜素和酒精一同进入人体，会在肝脏中产生毒素而引发肝病。另外，计划怀孕的女性，尽量不要多吃胡萝卜。如果摄入过量就会造成血中胡萝卜素偏高，从而干扰类固醇合成，造成不排卵的怀孕困难情况的出现。

选购保存

优质胡萝卜表皮、肉质（韧皮部）和芯柱都是橘红色，外表光滑呈圆直状，没有长须根。而表皮有突起的粒状、根茎部发绿白的，都不要购买。胡萝卜放在冰箱的蔬菜盒里保存即可，但时间不能太久。

营养食谱

胡萝卜炒肉

原料 胡萝卜2根，猪瘦肉100克，植物油、精盐、葱段、葱花、水淀粉、鸡精各适量。

做法 胡萝卜洗净切成丝，猪瘦肉洗净切丝。锅内倒油烧热，放入葱花炒香，再放入胡萝卜丝翻炒至熟。最后加盐调味，用水淀粉勾芡，放入鸡精调味，放入葱段即可。

胡萝卜生鱼汤

原料 生鱼500克，猪瘦肉100克，胡萝卜500克，大枣（去核）10个，陈皮1小片，植物油、精盐、鸡精各适量。

做法 胡萝卜去皮、洗净，切厚片；陈皮（浸软、去白）洗净。猪瘦肉洗净，切块；生鱼去鳞、鳃、肠脏，洗净，抹去水，下油锅稍煎黄。把全部材料放入开水锅内，大火煮沸后，小火煲2小时，调少许精盐、鸡精即可。

山药

——健脾养阴

食材性味：性平，味甘。

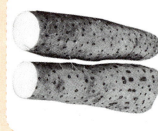

保健功效

山药含有淀粉糖化酶、淀粉酶等多种消化酶。淀粉糖化酶能够分解淀粉，胃胀时食用有促进消化的作用。山药中含有一种被称为黏蛋白的物质，可以防止黏膜损伤，并且在胃蛋白酶的作用下保护胃壁，预防胃溃疡和胃火。山药含有足够的纤维，食用后会产生饱胀感，从而控制进食欲望，起到减肥的效果。

营养成分

（每100克）

蛋白质	1.5克	脂肪	0.2克
碳水化合物	14.4克	膳食纤维	0.8克
维生素A	3微克	胡萝卜素	0.02毫克
维生素C	6毫克	维生素E	0.2毫克
烟酸	0.4毫克	叶酸	8微克
维生素B_1	0.05毫克	维生素B_2	0.02毫克
钙	14毫克	铁	0.3毫克
镁	20毫克	锌	0.27毫克
钾	452毫克	磷	42毫克
钠	18.6毫克	硒	0.55微克

食用指南

山药的补阴作用很强,与鸭肉伴食,可消除油腻,同时可以很好地补肺;山药皮中所含的皂角素或黏液里含的植物碱,少数人接触会引起山药过敏而发痒,处理山药时应避免直接接触。

食用禁忌

山药有收敛作用,所以感冒患者、大便燥结者及肠胃积滞者忌用。

选购保存

选购山药时,以粗细均匀、表皮斑点较硬、切口带黏液者为佳。新鲜的山药比较脆,易断裂破皮并发生褐变,4℃的储藏条件可显着抑制营养流失,因此山药买回家后一般储藏于冰箱即可,注意防潮,尽量不要储存过久,以免营养流失。

营养食谱

山药珍珠丸子

原料 糯米150克,瘦猪肉50克,山药50克,淀粉、精盐、味精各适量。

做法 把糯米用冷水浸泡一天,捞出后沥干水分;猪肉剁成蓉;山药洗净去皮,蒸熟后捣烂;猪肉蓉和山药泥加入淀粉、精盐、味精、拌匀。将猪肉山药泥捏成大小适中的丸子,外边滚上一层糯米,装在盘里,放在笼中蒸熟即可。

山药排骨汤

原料 山药150克,排骨250克,西红柿、姜片、枸杞子、精盐各适量。

做法 山药去皮,洗净切块,泡在水里;排骨洗净氽烫,捞起备用;西红柿洗净切块。锅内放入适量水,加入排骨,大火烧开,10分钟后,加入山药块、西红柿、姜片、枸杞子一起煮至排骨熟透,加入精盐调味即可。

竹笋 ——养肝明目

食材性味：性寒，味甘。

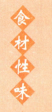

保健功效

传统医学认为，竹笋性寒，有清洁肠道、化痰益气、滋阴凉血、利尿消食、养肝明目之功效，适用于热痰咳嗽、胸膈不利、心胃实热等症状。

竹笋可以吸附大量的油脂，所以肥胖的人常吃竹笋，每餐进食的油脂就会被它所吸附，降低了胃肠黏膜对脂肪的吸收和积蓄，从而达到减肥的目的。

竹笋富含的植物纤维，能促进肠道蠕动、帮助消化、防止便秘，故有一定的预防消化道肿瘤的功效。竹笋对高血压、冠心病、动脉硬化、糖尿病等疾病有一定疗效。

营养成分

（每100克）

蛋白质	4.1 克	脂肪	0.1 克
碳水化合物	4.4 克	膳食纤维	2.8 克
维生素 A	5 微克	胡萝卜素	0.08 毫克
维生素 C	5 毫克	维生素 E	0.7 毫克
烟酸	0.4 毫克	叶酸	63 微克
维生素 B_1	0.08 毫克	维生素 B_2	0.08 毫克
钙	22 毫克	铁	2.4 毫克
锌	0.43 毫克	镁	8 毫克
钾	587 毫克	磷	36 毫克
钠	6 毫克	硒	0.66 毫克

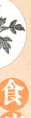

食用指南

竹笋的食用方法很多,炒、烧、煮、煨、炖等均可,可荤、可素,做法不同,风味也各异。食用前应先用开水焯过,尽量将竹笋中的草酸去除。

食用禁忌

竹笋不可多食,食用过多易诱发哮喘、过敏性鼻炎、皮炎等。小儿应少量吃点儿春笋;竹笋中含草酸,性寒,故尿路、胆结石患者以及脾虚、肠滑者慎用。

选购保存

选购竹笋时,以笋壳色泽鲜黄或淡黄,竹笋完整、饱满、光洁者为佳。将竹笋放入塑料袋中,扎紧袋口,可存放1个月不变味。

营养食谱

竹笋粳米粥

原料 鲜竹笋、粳米各50克。

做法 粳米煮至半熟时,加入鲜竹笋片熬成稠粥即成。

肉片烧春笋

原料 春笋300克,猪瘦肉200克,葱白段5克,猪油20克,酱油25克,料酒15克,味精适量,胡椒粉0.5克,水淀粉10克。

做法 用刀面将瘦猪肉拍松,切成小方块,春笋切成比肉大1倍、厚1倍的片。锅放旺火上,倒入猪油,油热后投入葱白、笋片,炒10分钟后下肉片,炒数下后加入酱油、料酒、胡椒粉勾芡。入味后调入味精、水淀粉,搅匀后即可出锅。

冬瓜 —— 减肥消肿

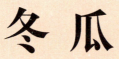

食材性味：性微凉，味甘。

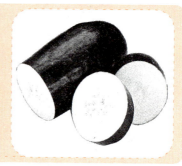

保健功效

冬瓜是瓜果蔬菜中唯一不含脂肪的品种，并富有丙醇二酸成分。能抑制糖类物质转化为脂肪成分，因此对减肥具有独特效果。冬瓜和冬瓜子都可以美肤祛斑，且冬瓜子的美容效果优于冬瓜肉，久食冬瓜子可保持皮肤洁白如玉、润泽光滑。

冬瓜含维生素C较多，且钾盐含量高、钠盐含量较低，高血压、肾脏病、浮肿病等患者食之，可达到消肿而不伤正气的作用。

营养成分

（每100克）

蛋白质	0.4克	脂肪	0.2克
碳水化合物	2.6克	膳食纤维	0.7克
维生素C	18毫克	维生素E	0.08毫克
铜	0.07毫克	胡萝卜素	80微克
烟酸	0.3毫克	视黄醇当量	13微克
维生素B_1	0.01毫克	维生素B_2	0.01毫克
钙	19毫克	铁	0.2毫克
镁	8毫克	锌	0.07毫克
钾	78毫克	磷	12毫克
钠	1.8毫克	硒	0.22微克

食用指南

炖汤，煨食，做药膳，捣汁饮或用生冬瓜外敷；冬瓜性凉，不宜生食；冬瓜是一种解热利尿比较理想的日常食物，连皮一起煮汤，效果更明显。

食用禁忌

冬瓜性偏凉，平素脾肾阳虚寒者、久病滑泄者及服滋补药品时勿食。

选购保存

选购冬瓜时，以皮薄细嫩，外形完整，表皮有一层粉末者为佳。冬瓜喜温、耐热，可放在通风处保存。

营养食谱

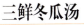

三鲜冬瓜汤

原料 海带（鲜）100克，冬瓜500克，海虹30克，料酒5克，精盐3克，味精1克，大葱5克，姜5克，猪油（炼制）15克。

做法 海虹用温水泡软，洗净，去杂质放锅内；加少许水、料酒、葱结、姜片，用中火煮至酥烂；海带切成菱形块；冬瓜去皮、子，切成块；锅内放熟猪油，烧至5成热时，放入冬瓜、海带略炒一下；加入开水，用中火煮30分钟；再放入海虹及原汤，烧沸后用味精、精盐调味即可。

桃仁拌冬瓜

原料 冬瓜100克，桃仁10克，大蒜（白皮）15克，香油2克，精盐2克，醋适量。

做法 将冬瓜去皮，洗净，切丝；桃仁洗净；桃仁、冬瓜丝一起用开水煮几分钟，捞出，沥干水备用；将大蒜洗净，捣成蒜泥；蒜泥与香油、醋、精盐适量调匀冬瓜丝、桃仁即可。

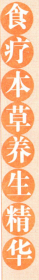

芋头
——健脾和胃

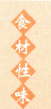

性平，味甘、辛。

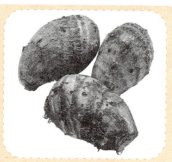

保健功效

芋头有软坚散结、解毒消瘀、健脾和胃、生肌止痛的功效。主治淋巴结核、无名肿毒、胃炎、癌症、肾炎、便秘、烫火伤、牛皮癣、蜂螯虫咬伤、子宫脱垂、小儿肛脱等症。

营养成分

（每100克）

叶酸	30微克	膳食纤维	1克
蛋白质	2.2克	脂肪	0.2克
碳水化合物	17.1克	维生素B_6	0.15毫克
维生素C	6毫克	维生素E	0.45毫克
维生素A	27微克	胡萝卜素	0.16毫克
烟酸	0.7毫克	视黄醇当量	78.6微克
维生素B_1	0.06毫克	维生素B_2	0.05毫克
钙	36毫克	铁	1毫克
镁	23毫克	锌	0.49毫克
钾	378毫克	磷	55毫克
钠	33.1毫克	硒	1.45微克

食用指南

芋头如作主食，可像薯类一样蒸煮熟后，去皮蘸糖调和食用；如作蔬菜，先将芋头洗净、切片后与猪肉、鸡肉等红烧食用；也可将芋头洗净切丝或切片，做成各式汤、羹食用；芋头还可与糯米一同入锅煮成薄粥食用。

食用禁忌

荨麻疹、湿疹、哮喘、过敏性鼻炎、糖尿病患者应少食芋头，食滞胃痛、肠胃湿热者忌食。

选购保存

选购芋头时，以体形匀称，拿起来重量轻，肉质细白，切口汁液呈现粉质者为佳。在购买之后尽可能快点将芋头食用完，因为芋头容易变软。芋头不耐低温，故鲜芋头一定不能放入冰箱，在气温低于7℃时，应存放与室内较温暖、干燥处，防止因冻伤造成腐烂。

营养食谱

菱粉芋头羹

原料 菱角50克，芋头250克，白糖20克。

做法 先将菱角洗净，劈开，取出菱肉，晒干或烘干，研成细粉，备用。将芋头放清水中浸泡片刻，放入麻布袋中，捶找搓揉，除掉外皮及杂质，洗净，剖开后，切成小片状或切成丁状，放入砂锅，加水适量，大火煮沸，改用小火煨煮10分钟，待其黏稠成羹状即成。

芋头粳米方

原料 芋头300克，粳米300克，精盐1克，味精0.5克。

做法 将芋头去皮与粳米同入锅，加水500毫升，置武火上，沸后改文火煮至米开花时，大约40分钟，一定盖锅盖，开盖后加入精盐、味精，5分钟后起锅装盘备用。

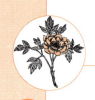

芥蓝

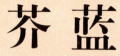

食材性味：性凉，味甘、辛。

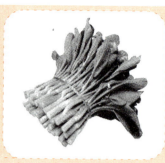

——清热祛火

保健功效

芥蓝含有大量膳食纤维，能促进肠道蠕动，防治便秘，非常适合肥胖和便秘的人食用。芥蓝中含有有机碱，能刺激人的味觉神经，增进食欲芥蓝中的奎宁，能抑制过度兴奋的体温中枢，起到消暑解热、降火的保健功效此外，常食芥蓝，还能降低胆固醇，软化血管，预防心脏病。

营养成分

（每100克）

蛋白质	2.8 克	脂肪	0.4 克
碳水化合物	1 克	膳食纤维	1.6 克
维生素 A	575 微克	维生素 B_1	0.02 毫克
维生素 B_2	0.09 毫克	维生素 C	76 毫克
维生素 E	0.96 毫克	维生素 K	26 微克
胡萝卜素	3 毫克	烟酸	1 毫克
钙	128 毫克	铁	3 毫克
磷	50 毫克	钾	104 毫克
钠	50.5 毫克	铜	0.11 毫克
镁	18 毫克	锌	1.3 毫克
硒	0.88 微克		

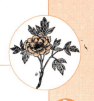

食用指南

水煮芥蓝最清热降火，具有降低胆固醇的保健功效。水煮芥蓝能清热解毒，促进肠道蠕动，刺激食欲。芥蓝菜有苦涩味，烹饪的时候加入少量糖和酒，可以改善口感。芥蓝菜有苦涩味，烹饪的时候加入少量糖和酒，可以改善口感。

食用禁忌

肾功能不全者忌食。

选购保存

选择芥蓝时，以秆身适中，叶片浓绿、叶片整齐、圆滑鲜嫩者为佳。采摘后的芥蓝一定不要过水，这是保持菜薹柔软爽口的关键，置于冰箱内保存。

营养食谱

蚝油炒芥蓝

原料 芥蓝300克，蚝油1小匙，鲜鸡粉1小匙，白糖、酱油膏、太白粉、高汤各适量。

做法 将芥蓝菜洗净后切段，氽烫后捞起冲冷水，以保持鲜绿色，放凉备用。将所有调味料放入锅中煮开，等浓稠时关火盛起，即为蚝油芡。将芥蓝菜炒熟，淋上蚝油芡即可。

芥蓝炒鱿鱼

原料 芥蓝200克，鲜鱿鱼60克，植物油、生粉、鸡精、绍酒、胡椒粉、精盐、大蒜、生姜各适量。

做法 将大蒜拍碎，剁成蒜蓉；将生姜洗净，切成姜丝；将鲜鱿鱼洗净，加入生粉、鸡精、精盐腌制30分钟；摘除芥蓝的根部，洗净，在水中浸泡约30分钟；将鲜鱿鱼放入锅内，爆炒2分钟，盛起。锅内放入少量的油，加入蒜蓉和姜丝，放入芥蓝，撒入绍酒翻炒约2分钟，将炒好的鱿鱼放入锅内和芥蓝烩在一起，加入少量的胡椒粉翻炒几下即可。

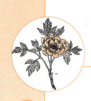

青椒
——除湿散寒

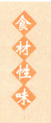

食材性味

性平,味甘。

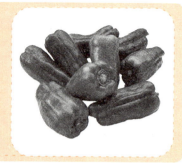

保健功效

青椒含有丰富的矿物质和多种维生素,其中维生素A和维生素C的含量很高,两者的含量是随着青椒的成熟度增大而增加的。青椒属于高维生素的蔬菜品种,其中维生素C的含量甚至比番茄还要高。

营养成分

(每100克)

蛋白质	0.7克	脂肪	0.2克
碳水化合物	3克	膳食纤维	1.3克
维生素A	103微克	维生素B_1	0.04毫克
维生素B_2	0.03毫克	维生素B_6	0.19毫克
维生素C	10毫克	维生素E	0.8毫克
维生素K	20微克	胡萝卜素	0.62毫克
叶酸	0.26微克	泛酸	0.3毫克
烟酸	0.6毫克	钙	21毫克
铁	0.5毫克	磷	20毫克
钾	300毫克	钠	6毫克
铜	0.09毫克	镁	12毫克
锌	0.1毫克	硒	0.38微克

食用指南

青椒适宜生食,可以保留更多的维生素等营养成分。

食用禁忌

辣味重的青椒易引发痔疮、疥癣,应少食;溃疡、食道炎、咳喘、咽喉肿痛、痔疮患者应少食。

选购保存

选购青椒时以大小均匀,果皮坚实,肉厚质细而脆嫩新鲜,无虫咬、黑点和腐烂现象者为佳。在塑料袋的上、中、下部扎几个透气小孔,装入青椒,然后扎紧袋口,放在8~10℃的空屋内,可贮存1~2个月。

营养食谱

凉拌青椒丝

原料 青辣椒250克,酱油、醋、精盐、味精、香油各适量。

做法 将青辣椒洗净去掉蒂和子,用开水烫一下,沥去水分,切成丝装盘,放入所有调料,再淋上香油,拌匀即可。

青椒炒豆腐

原料 豆腐250克,青椒200克,花生油50克,豆瓣辣酱10克,甜面酱5克,酱油、白糖、味精、葱花、蒜片、姜丝各适量。

做法 将豆腐洗净后切成小方片;将青椒、胡萝卜切片后在沸水中焯烫一下,捞出控干备用。锅架火上,放油烧热后下葱花,蒜片和姜丝,炒出香味后投入豆腐,反复煸炒至豆腐水分快干时,加入豆腐辣酱、甜面酱、酱油、糖和青椒、胡萝卜片,继续煸炒入味,见卤汁不多时,放上味精拌匀即可。

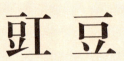

——化湿补脾

食材性味　性平，味甘。

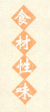

保健功效

豇豆所含维生素B族能维持正常的消化腺分泌和胃肠道蠕动，抑制胆碱酶活性，可帮助消化，增进食欲。豇豆除了健脾、和胃作用外，最重要的是能够补肾，多吃豇豆还能治疗呕吐、打嗝等不适的症状；也有缓解食积、气胀的作用。

豇豆中的维生素C能促进抗体的合成，可以提高抗病毒能力；豇豆中的磷脂还能促进胰岛素分泌，参加糖代谢，有益于糖尿病患者。

营养成分

（每100克）

蛋白质	2.9克	碳水化合物	3.6克
膳食纤维	2.3克	胡萝卜素	3微克
维生素A	42微克	维生素E	4.39毫克
烟酸	1.4毫克	维生素C	9毫克
泛酸	1.3毫克	维生素K	14微克
钙	27毫克	钾	200毫克
镁	31毫克	钠	2.2毫克
锌	0.54毫克	脂肪	0.3克
磷	63毫克	硒	0.74微克
铁	0.5毫克	铜	0.14毫克

食用指南

豇豆与香菇配伍煮汤，用于脾虚泄泻者。

食用禁忌

气滞便结者不宜食用。

选购保存

选购豇豆时，以外表光滑整齐，长度为45厘米左右，中等粗细者为佳。将豇豆放在塑胶袋内放置在冰箱冷藏，能保存5～7天。如果想保存得更久一点，最好把它们洗干净以后用盐水氽烫并沥干水分，再放进冰箱中冷冻。

营养食谱

凉拌豇豆

原料 豇豆300克，香油、精盐、味精、蒜末各适量。

做法 豇豆洗净，切成段，放入沸水中泡至豇豆无生味，捞出豇豆盛盘；加入精盐、味精、蒜，淋入香油搅拌均匀即可。

泡豇豆炒肉末

原料 泡豇豆200克，猪肉末50克，去子小青椒3个，植物油、干辣椒段、花椒、精盐、红油、白酱油、香油各适量。

做法 泡豇豆、小青椒洗净，横切成"鱼眼形"。猪肉末加少许精盐拌匀入味，放入六成热的油中炒去水分，加入白酱油炒匀，放入碗中备用。锅内倒油烧至六成热，放入干辣椒段、花椒爆香后，倒入泡豇豆翻炒，再加入炒好的猪肉末，起锅装盘。在盘中淋上红油、香油即可。

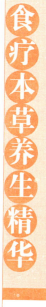

土豆
——通利大便

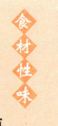

性平、微凉，味甘。

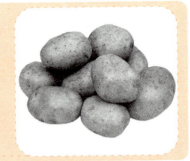

保健功效

土豆含有大量膳食纤维，有助于肠道毒素的排除，从而预防便秘、肠道疾病及胆固醇的升高。土豆中还含有一种特殊的物质——黏液蛋白，它能在人体筑地一面保护墙，对保护人体的消化道、呼吸道、关节腔以及心脑血管有奇效。

土豆是低热能、高蛋白、含有多种维生素和微量元素的食物。土豆中的淀粉丰富，所以身体肥胖想减肥的女性可以大胆地食用土豆。

土豆也是含钾丰富的食物，钾是预防脑卒中（中风）的必要物质，故每周吃5~6个土豆可使脑卒中发病率下降40%。

营养成分

（每100克）

蛋白质	1.7克	脂肪	0.4克
碳水化合物	19.6克	膳食纤维	0.3克
维生素A	5微克	胡萝卜素	0.08毫克
维生素C	16毫克	维生素E	0.2毫克
烟酸	1毫克	维生素K	17微克
维生素B_1	0.08毫克	维生素B_2	0.04毫克
锌	0.18毫克	镁	23毫克
钙	47毫克	铁	0.5毫克
钾	302毫克	磷	64毫克
钠	0.7毫克	硒	0.88微克

食用指南

土豆和牛肉搭配食用，可促进食欲，而且牛肉属于酸性食物，土豆属于碱性食物，酸碱食物搭配食用，可使人体保持酸碱平衡，有益身体健康；吃土豆一定要去皮。土豆中含有生物碱是有毒物质多集中在皮里，如果人体摄入大量生物碱，会有中毒、恶心、腹泻等反应。

食用禁忌

肾炎者不能过量食用土豆，肥胖的人不宜选择油炸土豆。

选购保存

选购土豆时，以外表光滑圆润，颜色均匀，表皮没有绿色，不畸形，不长芽者为佳。可以将土豆与苹果放在一起，苹果产生的乙烯会抑制土豆芽眼处的细胞产生生长素，生长素积累不到足够的浓度，土豆便不会发芽了。

营养食谱

醋熘土豆丝

原料 土豆1个，植物油、干辣椒、醋、精盐、生抽、味精各适量。

做法 先将土豆切成丝，放入水中浸泡片刻。锅中加入适量油，渍烧八成热时，放入干辣椒翻炒几下，再放入土豆丝翻炒，加醋、精盐、生抽和味精，炒几下即可。

鸡汁土豆泥

原料 土豆泥、黄油、精盐、鸡精、豆粉、黑胡椒、水各适量。

做法 先将锅烧热，然后再将黄油融化。将鸡精、豆粉、精盐、黑胡椒、水调成味汁。油热后倒入味汁，略炒，至稠时浇在土豆泥胚子上即可。

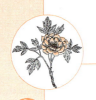

茼蒿

——健胃化痰

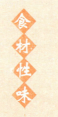食材性味 性平，味辛。

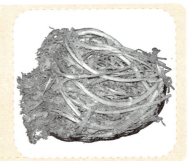

保健功效

茼蒿可补血活血、调经止痛、润肠通便。其所含特殊香味的挥发油，有助于宽中理气、消食开胃、增加食欲，对头晕眼花、心慌失眠者有很好的疗效。茼蒿可以养心安神，润肺补肝，稳定情绪，防止记忆力减退。

此外，茼蒿能调节体内水液代谢，通利小便，消除水肿；茼蒿含有一种挥发性的精油，以及胆碱等物质，具有降血压、补脑的作用。

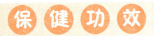

（每100克）

蛋白质	1.9克	脂肪	0.3克
碳水化合物	2.7克	膳食纤维	1.2克
胡萝卜素	7.99毫克	维生素A	225微克
维生素B_1	0.04毫克	维生素B_2	0.09毫克
维生素C	15毫克	维生素E	0.6毫克
烟酸	0.8毫克	视黄醇当量	93微克
磷	36毫克	钙	73毫克
钾	220毫克	钠	161.3毫克
镁	20毫克	铁	2.5毫克

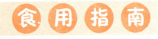

茼蒿含丰富的维生素、胡萝卜素有及多种氨基酸，与鸡蛋一同炒食，可以提高维生素A的吸收利用率。

食用禁忌

脾胃虚寒、便溏、腹泻者不宜食用。

选购保存

选购茼蒿时,以茎不硬,叉多,叶厚实,比较鲜嫩,香味大者为佳。将茼蒿冷藏前要先把其表面的水分控干,然后用纸把茼蒿包裹起来,将根部朝下直立摆放在冰箱中,既可以保湿,又可以避免过于潮湿而腐烂。

营养食谱

茼蒿蛋白饮

原料 鲜茼蒿250克,鸡蛋3个,香油、精盐各适量。

做法 将鲜茼蒿洗净,鸡蛋打破取蛋液;茼蒿加适量水煎煮,快熟时,加入鸡蛋清煮片刻,调入香油、精盐即可。

拌茼蒿

原料 茼蒿250克,麻油、精盐、醋各适量。

做法 先将茼蒿洗净,入滚开水中焯过,再以麻油、精盐、醋拌匀即成。

茼蒿汁

原料 茼蒿250克,火腿肉、笋、香菇各50克,豆粉、熟猪油各适量。

做法 取新鲜茼蒿洗净剁碎,捣取汁,将汁水拌生豆粉勾稀芡,火腿、竹笋、香菇洗净,切成小丁。清水煮沸后,下火腿丁、笋丁、香菇丁,改小火烧10分钟,加盐,倒入茼蒿汁勾芡的豆粉,使成浅腻状,再浇上熟猪油即成。

茼蒿猪肝汤

原料 猪肝120克,茼蒿300克,鸡蛋1个,精盐适量。

做法 茼蒿洗净,沥干。猪肝洗净,切薄片。鸡蛋搅匀。煲锅内加水,煲至水滚,放入茼蒿、猪肝,待猪肝熟,倒入鸡蛋液和精盐调味即可。

红薯

食材性味：性平,味甘。

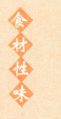

——补中暖胃

保健功效

红薯有抗癌作用,在抗癌蔬菜中排名第一。红薯有助于预防心血管疾病和动脉粥样硬化的作用。常吃红薯还有预防糖尿病的作用。红薯是很好的低脂肪、低热能食物,同时又能有效地阻止糖类变脂肪,有利于减肥、健美。

红薯含有大量膳食纤维,在肠道内无法被消化吸收,能刺激肠道,增强蠕动,通便排毒,尤其对老年性便秘有较好的疗效。经常食用可提高人体对主食中营养的利用率,使人身体健康、延年益寿。

营养成分

（每100克）

蛋白质	1.1 克	脂肪	0.2 克
碳水化合物	23.1 克	膳食纤维	1.6 克
维生素 C	26 毫克	维生素 E	0.28 毫克
维生素 A	125 微克	胡萝卜素	0.6 微克
烟酸	0.6 毫克	视黄醇当量	73.4 微克
维生素 B_1	0.04 毫克	维生素 B_2	0.04 毫克
钙	23 毫克	铁	0.5 毫克
镁	12 毫克	锌	0.15 毫克
钾	130 毫克	磷	39 毫克
钠	28.5 毫克	硒	0.48 微克

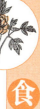

食用指南

红薯与米面配合,并搭配咸菜或菜汤,可避免吃红薯引发的烧心、吐酸水或肚胀排气等症状。

食用禁忌

胃溃疡及胃酸过多者、糖尿病患者忌食。

选购保存

好的红薯形状呈纺锤形,坚硬,表皮干净、光滑、没有小坑、无黑斑、无长芽,闻起来没有霉味。

营养食谱

紫薯黑芝麻饼

原料 紫薯300克,糯米粉200克,白糖50克,植物油、黑芝麻馅、芝麻、瓜子仁各适量。

做法 将紫薯洗净,去皮,切块,放入蒸屉中,大火蒸15分钟,蒸熟的紫薯用叉子压成泥,放入盆里。将糯米粉、白糖、植物油倒入紫薯泥中,加入适量清水,共同揉成面团。再将面团分成小面团,搓成球;芝麻馅也做成小球。搓成球的面团在手掌上按扁,包入芝麻馅,搓圆,撒上芝麻或者瓜子仁,用擀面杖轻轻将圆饼擀扁,翻到另一面用擀面杖擀扁成饼状。用纸巾抹油少许在热锅上,放入紫薯饼,小火慢慢将饼煎成两面金黄色即可。

紫薯金瓜圆

原料 南瓜100克,紫薯200克,生姜汁、燕麦、糯米粉各适量。

做法 南瓜去皮,蒸熟,压成泥;紫薯去皮,切丁;燕麦用清水浸泡。紫薯放入汤锅,加入足量水,大火煮开后,转小火煮20分钟。南瓜泥中加入泡软的燕麦和糯米粉,搅拌均匀后,捏成小丸子。另起锅烧水,水开后放入小丸子,煮至小丸子漂浮起来,捞出小丸子,放入煮好的紫薯中,加入少许姜汁,搅拌均匀即可。

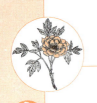

南瓜 —— 降糖防癌

食材性味：性温，味甘。

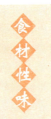

保健功效

南瓜含有丰富的钴，在各类蔬菜中含钴量居首位。钴能活跃人体的新陈代谢，促进造血功能，并参与人体内维生素 B_{12} 的合成，是人体胰岛细胞所必需的微量元素，对防治糖尿病、降低血糖有特殊的疗效。

南瓜中含有丰富锌，参与人体内核酸、蛋白质合成，是肾上腺皮质激素的固有成分，为人体生长发育的重要物质；南瓜中所含的甘露醇有通大便的作用，可减少粪便中毒素对人体的危害，防止结肠癌的发生。

营养成分

（每100克）

蛋白质	0.7 克	脂肪	0.1 克
碳水化合物	4.5 克	膳食纤维	0.8 克
维生素 A	148 微克	胡萝卜素	0.89 毫克
维生素 C	8 毫克	维生素 E	0.36 毫克
烟酸	0.4 毫克	维生素 K	26 微克
维生素 B_1	0.03 毫克	维生素 B_2	0.04 毫克
钙	16 毫克	镁	8 毫克
铁	0.4 毫克	锌	0.14 毫克
钾	287 毫克	磷	24 毫克
钠	0.8 毫克	硒	0.46 毫克

食用指南

南瓜可蒸、煮食或煎汤服,也可外用捣敷;南瓜熟食补益、利水,生用驱蛔、解毒;糖尿病患者可把南瓜制成南瓜粉,以便长期少量食用。南瓜适量,洗净切片,用盐腌6小时后,以食醋凉拌佐餐,可减淡面部色素沉着,防治青春痘。

食用禁忌

脾胃湿热、胸脘胀闭者不可食用。

选购保存

选购南瓜时,同样大小体积的南瓜,要挑选重量较为重实。购买已经切开的南瓜,则选择果肉厚,新鲜水嫩不干燥的。一般南瓜放在阴凉处,可保存1个月左右。

营养食谱

南瓜团子

原料 粳米粉1000克,糯米粉1500克,南瓜1000克,赤小豆沙1250克,香油10克。

做法 将南瓜刨皮洗净,切片蒸熟,冷却待用。取镶粉(粳米、糯米粉)1000克左右制成熟芡,然后将芡、南瓜一同和入镶粉擦透,搓条摘坯50只,每只包入豆沙馅心25克,收口捏紧,口向下放置。生坯排八方格,上笼蒸熟,出笼时涂上麻油即成。

红枣炖南瓜

原料 南瓜300克,枣(干)25克,红糖20克。

做法 将南瓜洗净切小块,放入砂锅中;红枣洗净去核,也放入砂锅;加适量清水,并放入红糖;炖至南瓜熟透即可。

莲藕

——滋阴补血

食材性味：性凉，味甘。

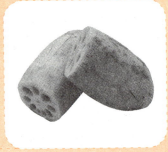

保健功效

生藕能清热生津，凉血止血；熟藕性由凉变温，补心生血，健脾开胃，滋养强壮。煮汤饮用能利小便，清热润肺，具有"活血而不破血，止血而不滞血"的药疗特点。

在根茎类食物中，莲藕含铁量较高，故对缺铁性贫血的病人颇为适宜。

莲藕的含糖量不算很高，又含有大量的维生素C和膳食纤维，对于肝病、便秘、糖尿病等一切有虚弱之症的人都十分有益。

营养成分

（每100克）

蛋白质	1.9克	脂肪	0.1克
碳水化合物	15.2克	膳食纤维	1.2克
维生素A	3微克	胡萝卜素	0.02毫克
维生素C	25毫克	维生素K	200微克
烟酸	0.4毫克	铜	0.06毫克
维生素B_1	0.09毫克	维生素B_2	0.03毫克
钙	1毫克	铁	2.5毫克
镁	20毫克	锌	0.35毫克
钾	220毫克	磷	36毫克
钠	161.3毫克	硒	0.6微克

食用指南

生藕性质偏凉，平素脾胃虚寒之人忌食生藕；女性月经来潮期间和素有寒性痛经者也忌食生藕；熟藕及藕粉不适宜糖尿病患者食用；肥胖者应少食；产妇不宜过早食用，一般产后 1~2 周后再吃藕可以逐瘀。

食用禁忌

关于藕的食法，应是炒、烹、炸、拌，样样齐全，酸、甜、苦、辣咸俱有；此外，藕还被视为一种滋补珍品，可以制成藕原汁、藕蜜汁、藕生姜汁、藕葡萄汁、藕梨子汁等清凉消暑的饮料。

选购保存

挑选莲藕时，以外皮呈黄褐色，肉厚而白，藕节短，藕身粗者为佳。没切过的莲藕可放置 1 个星期。切过的莲藕需要在切口处覆盖保鲜膜，放入冰箱可冷藏 1 个星期。

营养食谱

凉拌藕

原料 鲜藕、黄米饭各 400 克，葱油 10 毫升，姜丝、橘皮丝、小茴香末各 10 克，荷叶 1 张，精盐适量。

做法 将藕洗净切寸块，入沸水中略氽即捞出，加精盐腌后，沥干卤水，加葱油、姜丝、橘皮丝拌匀待用，小茴香研细末；将黄米饭、藕块等物搅拌均匀后加入小茴香末，捣烂，用鲜荷叶包裹，重物压一夜即可食。

莲藕粥

原料 粳米 500 克，鲜藕 250 克，精盐、香油各适量。

做法 藕洗净切碎，与粳米同入炒锅中熬粥，至粥将熟时，加入适量精盐、香油，搅拌均匀，粥熟即可食用。

洋葱
——降压抗癌

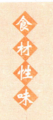

性温，味辛。

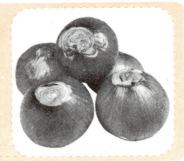

保健功效

洋葱是目前所知食物中唯一含前列腺素的食品，具有扩张血管、降低血液黏度，从而降低血压、减少外周血管和增加冠状动脉的血流量，预防血栓形成的作用，对心脑血管疾病的患者具有良好的疗效。

洋葱中含有对抗人体内儿茶酚胺等升压物质，能促进钠盐的排泄，从而降低血压，非常适合高血压病患者食用。还能降低血糖，供给脑细胞热能，是糖尿病、神志委顿患者的食疗佳品。

此外，常食洋葱还能消除体内的自由基。具有防癌抗衰老的功效。

营养成分

（每100克）

蛋白质	1.1 克	脂肪	0.2 克
碳水化合物	8.1 克	膳食纤维	0.6 克
维生素 A	3 微克	维生素 B_1	0.03 毫克
维生素 B_2	0.03 毫克	维生素 B_6	0.16 毫克
维生素 C	8 毫克	维生素 E	0.14 毫克
生物素	210 微克	胡萝卜素	20 毫克
叶酸	16 微克	泛酸	0.19 毫克
烟酸	0.5 毫克	钙	24 毫克
铁	0.6 毫克	磷	39 毫克
钾	138 毫克	钠	4.4 毫克
铜	0.05 毫克	镁	15 毫克
锌	0.23 毫克	硒	0.92 微克

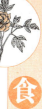

食用指南

生吃洋葱最营养，不但可以降低血压、抗癌防癌，还可以预防流行性病毒感冒。

食用禁忌

洋葱一次不宜食用过多，否则容易引起视物模糊和发热。皮肤瘙痒疾病患者、眼疾患者、胃病患者不宜食用洋葱，否则会加剧病情。眼疾患者或者眼部充血的人不宜切洋葱。

选购保存

选择个头适中、体型椭圆的洋葱。将洋葱放入网袋中，然后悬挂在阴凉通风处或放在有透气孔的专用陶瓷罐中保存。

营养食谱

洋葱胡萝卜土豆汤

原料 土豆（黄皮）320克，胡萝卜320克，番茄320克，菜花160克，洋葱（白皮）80克，青椒80克，姜4克，胡椒粉2克，精盐4克。

做法 土豆和胡萝卜均去皮，洗净切粒。洋葱去衣，洗净，切丝。番茄洗净，切块，去核。菜花洗净，切丝。姜去皮，洗净，拍松。青椒洗净，开边去粒，切粗条。烧热锅，下油爆香姜，再下洋葱炒香，然后放入菜花炒软，铲起。水适量煲开，放入土豆、胡萝卜、番茄、菜花、洋葱，慢火煲开，加胡椒粉及精盐调味即可。

洋葱虾米豆腐番茄汤

原料 豆腐（北）100克，番茄150克，鸡蛋70克，虾米20克，洋葱（白皮）30克，胡椒粉3克，番茄酱8克，花生油20克。

做法 豆腐切块。洋葱去皮切块。番茄去蒂切块。虾米浸水30分钟后沥干。用3汤匙油煮热，依序炒虾米、洋葱和番茄，再加番茄酱和上汤拌炒，撇去泡沫。最后把豆腐倒入，再煮约5分钟即可。

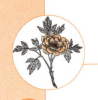

芦笋

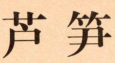

——清热利便

食材性味：性寒，味甘、苦。

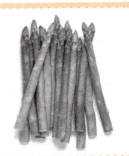

保健功效

芦笋并非芦苇的嫩芽，而是因为其形状似春笋而得名，其实它是百合科植物石刁柏的嫩芽，是世界公认的"高档保健蔬菜"和"第一抗癌果蔬"。芦笋鲜美芳香，柔软可口，被誉为"世界十大名菜"之一。芦笋中的叶酸和核酸可抗癌，促进胃肠道蠕动，增强抵抗力，调节体内酸碱平衡。其叶酸能帮助胎儿正常发育。

营养成分

（每100克）

蛋白质	1.4克	脂肪	0.1克
碳水化合物	4.9克	膳食纤维	1.9克
维生素A	17毫克	维生素B_1	0.04微克
维生素B_2	0.05毫克	维生素C	45毫克
胡萝卜素	100毫克	烟酸	0.7毫克
钙	10毫克	磷	42毫克
钾	213毫克	钠	3.1毫克
铜	0.07毫克	锰	0.17毫克
镁	10毫克	铁	1.4毫克
锌	0.41毫克	硒	0.21微克

食用指南

芦笋宜与鸡蛋同食，两者富含铁，可改善贫血症状。将芦笋熬汤，每天早晚各食用芦笋汤1次，每次4汤勺，对早期癌症患者的康复有很大的帮助。

食用禁忌

糖尿病患者、痛风患者不宜多食。

选购保存

选购芦笋时，以表皮鲜亮不萎缩，全株形状正直，笋尖花苞（鳞片）紧密，不开芒，细嫩粗大者为佳。新鲜芦笋的鲜度很快就降低，使组织变硬且失去大量营养素，故应该鲜买鲜吃，不宜久藏。如果不能马上食用，以报纸卷包芦笋，置于冰箱冷藏室，可以保存2~3天。

营养食谱

芦笋炒肉片

原料 芦笋200克，猪里脊肉200克，香菇4朵，大蒜3瓣，酱油、水淀粉、精盐、味精、植物油各适量。

做法 猪里脊肉洗净，切成薄片，放入碗中，加入酱油、水淀粉抓拌均匀，腌渍10分钟；芦笋洗净，切斜段；香菇洗净切片。锅烧至五成热，倒入植物油，将腌好的肉片放入锅内滑炒一下，盛出。热锅留适量油烧热，爆香蒜瓣，将肉片放入翻炒，加入芦笋、香菇及少许清水一起翻炒至熟，加精盐、味精调味即可。

芦笋蛤蜊饭

原料 粳米200克，芦笋6支，蛤蜊250克，海苔丝、姜丝、辣椒、红酒、米醋、白糖、精盐、香油各适量。

做法 将芦笋洗净，切小段；蛤蜊泡水约3个小时，吐沙备用；粳米洗净，加入适量水浸泡，再加入红酒、米醋、白糖、精盐、香油、姜丝、辣椒拌匀，放入锅中煮熟，然后放入芦笋段，加入少许水，再煮一会儿；将蛤蜊煮熟，肉取出，与海苔丝加入芦笋饭中拌匀即可。

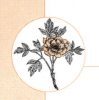

丝瓜 —— 美容抗菌

食材性味：性平、微寒，味甘。

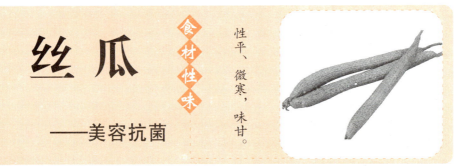

保健功效

丝瓜中含防止皮肤老化的维生素B族，增白皮肤的维生素C等成分，能保护皮肤、消除斑块，使皮肤洁白、细嫩，是不可多得的美容佳品。女士多吃丝瓜还对调理月经不调有帮助。丝瓜提取物对乙型脑炎病毒有明显预防作用，在丝瓜组织培养液中还提取到一种具抗过敏性的物质泻根醇酸，其有很强抗过敏作用。

营养成分

（每100克）

蛋白质	1克	脂肪	0.2克
碳水化合物	4.2克	膳食纤维	0.5克
维生素A	15微克	胡萝卜素	90微克
维生素C	5毫克	维生素E	0.29毫克
烟酸	0.4毫克	视黄醇当量	15微克
维生素B_1	0.04毫克	维生素B_2	0.02毫克
镁	7毫克	铜	0.03毫克
钙	14毫克	磷	27毫克
铁	0.6毫克	锌	0.09毫克
钾	96毫克	硒	0.86微克

食用指南

丝瓜清凉爽口，可清暑凉血、解热毒，鸡蛋能补充气血，两者搭配能消除体内燥热，还有补血的功效；丝瓜不宜和泥鳅一起食用，因为泥鳅中含维生素 B_1 分解酶，和丝瓜搭配食用，会破坏丝瓜中的维生素 B_1，不利于营养吸收。

食用禁忌

脾胃虚寒、大便溏薄者忌食。

选购保存

选购丝瓜时，以粗细均匀、表皮结实、条纹明显者为佳。老丝瓜棱边较硬，粗糙没有弹性。用塑料袋装丝瓜，在袋上留几个小孔，平放在通风口地上，室内有点湿更好，尽量不要层叠，可放半个月左右；丝瓜也能晒干保存，趁嫩的时候切片即可晾晒。

营养食谱

丝瓜肉片汤

原料 瘦猪肉150克，丝瓜75克，植物油、葱花、姜丝、淀粉（豌豆淀粉）、精盐、味精、香油、胡椒粉各适量。

做法 瘦猪肉洗净，切成薄片，用淀粉、精盐及少许清水拌匀；丝瓜去皮洗净，切成滚刀片。汤锅置大火上，放入植物油烧热，加入丝瓜块煸炒至八成熟，加入开水，待汤沸后，将肉片汆入汤内，撒上葱花、姜丝、精盐、味精煮开，盛入汤碗，撒上胡椒粉，淋上香油即可。

木耳烩丝瓜

原料 丝瓜250克，水发木耳25克，葱花、精盐、鸡精、水淀粉、植物油各适量。

做法 丝瓜去皮和蒂，洗净，切成滚刀块；水发木耳择洗干净，撕成小朵。炒锅置火上，倒入适量植物油，待油烧至七成热，加葱花炒出香味。倒入丝瓜块和木耳翻炒至熟，用精盐和鸡精调味，水淀粉勾芡即可。

茭白
——通便降脂

食材性味：性凉，味甘。

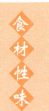

保健功效

茭白含有蛋白质、脂肪和糖类，并含有丰富的维生素和多种矿物质，如钙、铁、磷、钾、钠、铜、锌、硒。但因其草酸过多，导致钙质不易吸收。茭白中含的豆甾醇能清除体内活性氧，抑制络氨酸酶活性，从而可阻止黑色素生成，它还能软化皮肤表面的角质层，使皮肤润滑细腻。茭白所含粗纤维能促进肠道蠕动，预防便秘及肠道疾病。茭白的脂肪含量甚低，因此有改善肥胖症、高脂血症的作用。

营养成分

（每100克）

蛋白质	1.2克	脂肪	0.1克
碳水化合物	1.5克	膳食纤维	2.6克
维生素A	5微克	维生素B_1	0.04毫克
维生素B_2	0.05毫克	维生素B_6	0.08毫克
维生素C	2毫克	维生素E	0.99毫克
维生素K	26微克	胡萝卜素	0.33毫克
叶酸	43微克	泛酸	0.25毫克
烟酸	0.6毫克	钙	28毫克
铁	0.5毫克	磷	38毫克
钾	209毫克	钠	7.2毫克
铜	0.06毫克	镁	8毫克
锌	0.18毫克	硒	0.45微克

食用指南

茭白可凉拌，可与肉类、蛋类同炒，还可做成水饺、包子、馄饨的馅，或制成腌品。

食用禁忌

茭白含较多草酸盐，患肾脏病和尿路结石者不宜多食。

选购保存

选购茭白时，以肉质茎膨大、肉质肥嫩、外形匀称、具有清香味者为佳。用纸包住茭白，再用保鲜膜包裹，放入冰箱保存即可。

营养食谱

炝茭白

原料 净茭白250克，香油10克，味精1克，精盐3克，花椒油适量。

做法 将茭白洗净，切成滚刀片，用开水烫一下捞出控净水分，晾凉。将茭白放入碗内，加入香油、味精、花椒油、精盐，拌匀装盘即可。

茭白猪肉粥

原料 粳米100克，茭白100克，香菇（干）25克，猪肉（瘦）50克，盐5克，味精5克，猪油（炼制）25克。

做法 将茭白洗净，切细丝；香菇水发，切末；猪瘦肉切细末备用。将猪油下锅，猪肉末炒散，加入茭白、香菇、精盐、味精炒入味，盛入碗中备用。将粳米淘洗干净，加水1000毫升，先用旺火烧开，再转文火熬煮成稀粥，加入炒好的猪肉、香菇、茭白，搅匀，稍煮片刻即可。

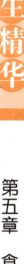

番茄
——防癌降压

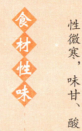

性微寒，味甘、酸。

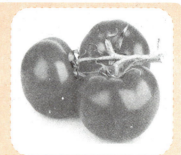

保健功效

番茄含维生素C、类胡萝卜素和叶酸，可以增强血管功能，预防血管老化，对维持皮肤健康非常有益。

番茄含有的碱性矿物质及钾，能促进血中钠盐的排出，减轻肾脏负担，所以，无论是高血压病患者还是肾病患者都可以经常食用。

"番茄红素"是从番茄中提取出来的，具有防癌的功效，还有助于治疗男性前列腺疾病，提高精子活力，故男性更宜多食番茄。番茄含维生素A、维生素C，可预防白内障，还对夜盲症、雀斑、抗衰老、护肤等有很好的功效。

营养成分

（每100克）

蛋白质	0.9 克	脂肪	0.2 克
碳水化合物	3.54 克	膳食纤维	0.5 克
维生素 A	92 微克	维生素 B_1	0.03 毫克
维生素 B_2	0.05 毫克	维生素 B_6	0.08 毫克
维生素 C	8 毫克	维生素 E	0.57 毫克
维生素 K	4 微克	胡萝卜素	0.37 微克
叶酸	22 微克	泛酸	0.17 毫克
烟酸	0.6 毫克	钙	10 毫克
铁	0.8 毫克	磷	24 毫克
钾	191 毫克	钠	5 毫克
铜	0.06 毫克	镁	9 毫克
锌	0.13 毫克	硒	0.15 微克

食用指南

番茄中的维生素遇热后特别容易被破坏，所以烹煮时最好大火快炒，缩短炒的时间，这样不至于维生素大量的流失。另外，番茄不宜与胡萝卜、猪肝一同烹饪，以免造成番茄中维生素C的流失。

食用禁忌

急性肠炎、痛经者经期、胃寒、菌痢及溃疡活动期患者不宜食用。

选购保存

选择番茄时，有些人喜欢选择生一点儿的，认为易于长时期保存。其实，色青未成熟的番茄中含有"龙葵素"，人吃多了容易出现恶心、呕吐、全身乏力等不适。熟透的番茄中维生素含量是未熟透者的3~4倍，因此，食用番茄最好选择熟透、个大、圆润、丰满、外观漂亮的。将番茄置于冰箱内冷藏保存即可。

营养食谱

番茄炖牛肉

原料 番茄2个，牛肉200克，胡萝卜1/4根，土豆1个，米酒1大匙，高汤300毫升，香油、酱油、食用油各适量。

做法 将番茄、牛肉洗净切成块；胡萝卜、土豆削皮，洗净切成小块。锅中加适量油，油烧至八成热时放入番茄、牛肉、土豆、胡萝卜块，炒出香味，加入以上调味料，盖上锅盖煮半小时即可食用。

奶油番茄培根蘑菇汤

原料 番茄2个，培根、鲜菇、面粉、牛奶、精盐、黄油各适量。

做法 将培根用油煎一下，切碎；番茄用开水烫一下，去皮后用粉碎机打成泥；鲜菇切片。炒锅上火，加黄油、少许面粉煸炒一下，加鲜菇、牛奶和番茄，再加水调成适当的稠稠度，加精盐调味。

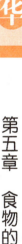

黄瓜 —— 降糖减肥

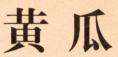

食材性味：性凉，味甘。

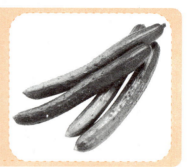

保健功效

黄瓜中所含的葡萄糖苷、果糖等不参与通常的糖代谢，故糖尿病患者以黄瓜代替淀粉类食物充饥，血糖非但不会升高，甚至会降低。且黄瓜中所含的丙醇二酸，还可以抑制糖类物质转变为脂肪。

用黄瓜汁涂搽皮肤，有惊人的润肤祛皱美容效果，因此补称为"厨房里的美容剂"。

营养成分

（每100克）

蛋白质	0.8克	脂肪	0.2克
碳水化合物	2.9克	膳食纤维	0.5克
维生素A	15微克	胡萝卜素	90微克
维生素B_1	0.02毫克	维生素B_2	0.03毫克
维生素C	9毫克	维生素E	0.46毫克
烟酸	0.2毫克	视黄醇当量	15微克
锰	0.06毫克	铜	0.05毫克
钙	24毫克	铁	0.5毫克
镁	15毫克	锌	0.18毫克
钾	102毫克	磷	24毫克
钠	4.9毫克	硒	0.38微克

食用指南

黄瓜有减肥的作用,木耳有滋补强壮、补血的作用,二者同食还可以平衡营养;黄瓜皮中含有丰富的β-胡萝卜素,黄瓜子中含有大量的维生素E,所以在烹饪黄瓜时不要削皮去子。

食用禁忌

黄瓜性凉,胃寒者慎食。

选购保存

黄瓜以直长鲜嫩、顶花带刺、无伤烂的为佳。冻伤的黄瓜,松软皱缩。腐烂的黄瓜,瓜皮潮湿,并有褐色斑点或凹陷。将黄瓜放在冰箱内冷藏保存即可。需注意的是黄瓜与西红柿不能放在一起保存,因为黄瓜忌乙烯,而西红柿中含有乙烯,它会使黄瓜变质腐烂。

营养食谱

黄瓜蛋汤

原料 黄瓜150克,鸡蛋2个,鸡汤适量。

做法 将黄瓜洗净去皮,切成菱形小片;鸡蛋打散成蛋液。油锅烧热,放入黄瓜煸炒,加入鸡汤浇开,慢慢将蛋液倒入,再次煮沸即可。

糖醋黄瓜片

原料 黄瓜350克,白糖、白醋各适量。

做法 先将黄瓜洗净,切成薄片。黄瓜片中加白糖、白醋腌30分钟即可。

清香黄瓜粥

原料 黄瓜300克,大米100克,精盐、生姜、葱各适量。

做法 黄瓜洗净去皮,切成片状;生姜洗净,切成大块;葱洗净,切成末备用。大米洗净后与生姜片一同放入锅内,用大火煮沸后改为小火,待大米煮烂后放入黄瓜片,煮至汤稠时加入精盐调味盛出,撒上葱末即可。

菜花

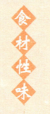

性平,味甘。

—— 清血护肝

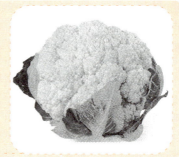

保健功效

菜花含有大量的维生素P,能够阻止胆固醇氧化,防止血小板凝结成块,降低患心脏病与中风的概率。菜花能提高肝脏对乙醇的分解代谢,增强肝脏的解毒功能,可以防止酒精性肝硬化的发生。

营养成分

(每100克)

蛋白质	2.1克	脂肪	0.2克
碳水化合物	4.6克	膳食纤维	1.2克
维生素A	5微克	维生素B_1	0.03毫克
维生素B_2	0.08毫克	维生素C	61毫克
维生素E	0.43毫克	胡萝卜素	30微克
烟酸	0.6毫克	钙	23毫克
铁	1.1毫克	锌	0.38毫克
铜	0.05毫克	镁	18毫克
锰	0.17毫克	钾	200毫克
磷	47毫克	钠	31.6毫克
硒	0.73微克		

食用指南

菜花维生素C含量极高,而鸡肉中的维生素C含量则很低,两者搭配,营养可以互补,是提高免疫力的理想搭配;吃菜花的时候要多嚼几次,这样更有利于营养的吸收。

食用禁忌

菜花富含钾,尿少或无尿患者应减少钾的摄入,因此不宜食用菜花。

选购保存

挑选菜花时,以球茎大、花球表面凹凸少、呈白色或奶白色,花蕾干净、坚实,花茎脆嫩者为佳。将菜花装入塑料袋内,置于冰箱保存。

营养食谱

鸡肉炒菜花

原料 鸡肉300克,菜花150克,胡萝卜50克,植物油、酱油、干辣椒、葱花、大料、精盐、味精、水淀粉各适量。

做法 菜花洗净掰成小朵,焯水后备用;鸡肉洗净切小宽条;胡萝卜洗净切成菱形块状;干辣椒切成段。在炒锅中倒入适量油,放鸡肉条炒熟;放葱花、大料、酱油、干辣椒一起炒,倒入菜花、胡萝卜块,倒入水淀粉,加盐,不断翻炒至熟,出锅前加入味精即可。

莴笋菜花汤

原料 莴笋200克,菜花150克,鸡胸肉200克,精盐、水淀粉、姜末、味精、鸡精各适量。

做法 将莴笋洗净切片,叶子切成小段;菜花、先净掰成小朵;鸡胸肉洗净切成小薄片,用水淀粉、盐和味精拌匀。锅内倒入适量水,烧开后先放姜末、肉片,半分钟后放入备好的莴笋片和菜花,再煮3分钟,加入适量精盐和鸡精调味即可。

牛肉菜花汤

原料 牛肉50克,菜花150克,土豆120克,胡萝卜100克,芹菜30克,洋葱80克,精盐、味精各适量。

做法 将上述材料洗净,切好。将胡萝卜放在锅内用油焖熟,加入芹菜调味,盛出备用;把适量牛肉汤倒入砂锅内,放入土豆、牛肉片煮沸。把菜花在清水中煮沸后,倒入牛肉汤中,煮15分钟,加洋葱、胡萝卜,煮至菜花熟透即可。

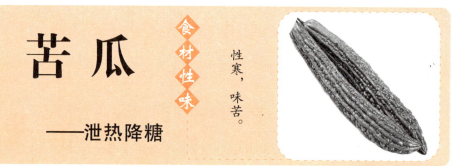

苦瓜

——泄热降糖

食材性味：性寒，味苦。

保健功效

苦瓜有降邪热、解疲乏、清心明目、益气壮阳之功效。鲜苦瓜泡茶饮，对中暑发热有一定疗效。吃点苦瓜能败火，中医认为苦可以泻热，可以固护阴液，有刺激分泌胰岛素的作用。苦味的食品及药物其性多寒凉，用寒治热，以达平衡。常吃苦瓜的人不易上火和不得糖尿病。

苦瓜含有生理活性蛋白质和苦杏仁苷，能提高人体免疫功能，可防癌。苦瓜中的苦味一部分来自于它所含的有机碱，这种有机碱不但能刺激人的味觉神经，使人增进食欲，还可加快胃肠运动，有助于消化。苦瓜还具有一种独特的苦味成分——金鸡纳霜，能抑制过度兴奋的体温中枢，起到消暑解热的作用。

营养成分

（每100克）

蛋白质	1克	脂肪	0.1克
碳水化合物	4.9克	膳食纤维	1.4克
维生素A	17微克	胡萝卜素	100微克
维生素C	56毫克	维生素E	0.85毫克

续表

烟酸	0.4毫克	视黄醇当量	17微克
维生素 B_1	0.03毫克	维生素 B_2	0.03毫克
钙	14毫克	铁	0.7毫克
锌	0.36毫克	镁	18毫克
钾	256毫克	磷	35毫克
钠	2.5毫克	硒	0.36微克

食用指南

苦瓜可炒食、煮汤，清苦爽口，先苦后甜，口味长久。如果怕苦味，可以把苦瓜和辣椒炒在一起，这样可以减轻苦味；或者把苦瓜切成片儿，然后在上面撒上一些盐渍一会儿，再用水把盐滤掉，这样苦瓜就不苦了；也可以把苦瓜切成块儿，然后煮熟，放进冷水中浸泡。

食用禁忌

苦瓜含有奎丁，会刺激子宫收缩，导致流产，孕妇忌食；同时，苦瓜性寒，肺胃虚寒者不宜食用。

选购保存

挑选苦瓜时，要观察苦瓜上果瘤，其颗粒越大越饱满，表示瓜肉越厚、颗粒越小、越薄。好的苦瓜一般洁白漂亮，如果苦瓜发黄，就已经过熟，会失去应有的口感。苦瓜不耐保存，即使在冰箱中存放也不宜超过2天。

营养食谱

苦瓜汤

原料 鲜苦瓜1个，精盐适量。

做法 鲜苦瓜去瓤切碎，加精盐调味煮汤食。用于烦热口渴。

苦瓜茶

原料 鲜苦瓜1个，茶叶、精盐各适量。

做法 鲜苦瓜去瓤，纳入茶叶，悬挂阴干，每次6~10克，煮汤或开水冲泡代茶饮。用于中暑发热。

肉末苦瓜条

原料 苦瓜300克，猪肉末50克，红辣椒15克，香椿芽15克，精盐、料酒、香油、鸡精、豆瓣酱、花生油、葱末、姜末、白糖、酱油各适量。

做法 将苦瓜去瓤去蒂，洗净，切成一字条，拌入精盐稍腌一会儿，红辣椒洗净切长条；香椿芽切末。锅置火上注入油，油烧至四成热时倒入肉末、料酒、豆瓣酱、葱末、姜末炒匀。向锅中继续放入苦瓜条、香椿末、红辣椒条、白糖、酱油、鸡精，淋上香油，翻炒均匀，出锅装盘即可。

水果类功效全解

哈密瓜
——清热消暑

食材性味 性寒，味甘。

保健功效

哈密瓜含有强抗氧化剂——胡萝卜素，可以预防结肠癌、肺癌、宫颈癌、乳腺癌等症，还能防止白内障的产生。哈密瓜中的钾元素含量相当高，每100克瓜肉中含有250毫克左右的钾，它能够使体液保持平衡、调节血压，具有预防高血压的作用。哈密瓜内富含的多种微量元素对人体造血机能有显著的促进作用,可以作为贫血症的食疗之品。

哈密瓜中含有大量的水分和糖类,可以起到清凉消暑、除烦热、生津止渴的作用,是夏季解暑的佳品。

营养成分

(每100克)

蛋白质	0.5 克	脂肪	0.1 克
碳水化合物	7.7 克	膳食纤维	0.2 克
维生素 A	153 毫克	维生素 B_2	0.01 毫克
维生素 C	12 毫克	胡萝卜素	0.5 微克
钙	4 毫克	镁	19 毫克
锰	0.01 毫克	锌	0.13 毫克
铜	0.01 毫克	钾	190 毫克
磷	19 毫克	钠	26.7 毫克
硒	1.1 微克		

食用指南

哈密瓜与芹菜混合搅打成汁饮用,能健胃整肠,排出体内多余毒素,起到美容养颜的作用;在酷暑难耐之时吃些放入冰箱中冷藏过的哈密瓜,可快速祛暑止渴。

食用禁忌

脚气病、黄疸、腹胀、便溏、寒性咳喘患者以及产后、病后的人不宜食用,糖尿病患者慎食,慢性肾衰患者忌食。

选购保存

以香气较浓,瓜身坚实而表皮略软,分量感足者为佳。浅绿色瓜瓤口感较脆,金黄色发绵,白色则柔软多汁。将哈密瓜置于阴凉处保存。

营养食谱

哈密瓜百合瘦身汤

原料 哈密瓜 1/2 个，猪瘦肉 500 克，陈皮 5 克，百合 50 克，精盐适量。

做法 哈密瓜洗净，去皮、子，切块；猪瘦肉洗净，切块，沥水；陈皮用清水浸软；百合洗净。锅内放入适量清水，加入以上 4 种材料，大火煲半小时，改用小火煲 2 小时，加精盐调味即可。

哈密瓜柠檬汁

原料 哈密瓜 250 克，柠檬半个，蜂蜜适量。

做法 哈密瓜去皮、子，切块；柠檬洗净，去皮，切块。上述材料放入榨汁机，搅打成汁，倒入杯中，加入蜂蜜，调匀即可。

橘子
——降压抗癌

食材性味 性温，味甘、酸。

保健功效

橘子可降低胆固醇，抗动脉粥样硬化，预防老年人中风，所含维生素可调节血压；橘子还可以美容、消除疲劳、抗癌。

营养成分

(每100克)

蛋白质	0.7 克	脂肪	0.4 克
碳水化合物	8.9 克	膳食纤维	1.4 克
维生素 A	277 微克	胡萝卜素	1.66 毫克
维生素 B_1	0.05 毫克	维生素 B_2	0.04 毫克
维生素 C	33 毫克	维生素 E	0.45 毫克
烟酸	0.2 毫克	叶酸	36 微克
铜	0.07 毫克	泛酸	0.05 毫克
钙	35 毫克	铁	0.2 毫克
镁	16 毫克	锌	1 毫克
钾	177 毫克	磷	18 毫克
钠	1.4 毫克	硒	0.45 微克

食用指南

橘子与芦荟配伍，用于身体虚弱、抵抗力低下者。

食用禁忌

风寒咳嗽、痰饮、胃溃疡、泌尿系结石者不宜多食。

选购保存

选购橘子时，以表皮细腻、有弹性、色泽橘黄且鲜艳者为佳。表皮粗硬者皮较厚，水分不充足，不宜购买。可以把橘子放入小苏打水中浸一下，拿出来让其自然风干，小苏打水在橘子表面形成了保护膜，再将橘子装进保鲜袋中密封保存即可。这样处理过的橘子可以保存1~3个月。

营养食谱

山楂橘子羹

原料 山楂糕250克，橘子250克，白砂糖150克，淀粉适量。

做法 将山楂糕切成碎块；橘子剥皮、去子、切块；将淀粉加入适量的清水，调匀。把山楂糕放入锅中，加400克的清水，煮1刻钟，然后放入白糖，加入橘子块，继续煮。水开后，勾芡即可。

第五章 食物的营养与保健

柿子 —— 润肠通便

食材性味：性寒，味甘、涩。

保健功效

柿子的营养价值很高，其中维生素和糖分的含量高出一般水果的1~2倍，每天吃一个柿子，有良好的润肠通便效果。柿子中的膳食纤维也能保持肠道正常菌群生长，维持其正常的功能活动。柿子中还含有丰富的碘，可以预防缺碘，对由缺碘引起的甲状腺肿大，有很好的治疗效果。

此外，柿子中含有丰富的葡萄糖、蔗糖、果糖、蛋白质、瓜氨酸、胡萝卜素和碘、钙、磷、铁等物质，对心脏有神奇的保护作用，被称为"心脏守护神"。

营养成分

（每100克）

蛋白质	0.4 克	脂肪	0.1 克
碳水化合物	17.1 克	膳食纤维	1.4 克
维生素 A	20 微克	胡萝卜素	0.4 微克
维生素 C	30 毫克	维生素 E	0.12 毫克
烟酸	0.3 毫克	叶酸	18 微克
维生素 B_1	0.02 毫克	维生素 B_2	0.02 毫克
钙	9 毫克	铁	0.2 毫克
镁	19 毫克	锌	0.08 毫克
钾	151 毫克	磷	23 毫克
钠	0.8 毫克	硒	0.24 微克

食用指南

在食用柿子时,最好不要连柿子皮一同吃掉,因为柿子皮中含有大量的鞣酸,容易导致人体形成胃柿石,对身体健康不利。

食用禁忌

患缺铁性贫血的人应该少食柿子,由于柿子含单宁,易与铁质结合,会防碍人体对食物中铁质的吸收;糖尿病患者也不可多食,否则会使体内血糖升高,对身体健康不利;患有慢性胃炎、排空延缓、脾胃虚寒、体弱多病、产后、经期之人也不可食用。

选购保存

选购柿子时,以个头大,颜色鲜艳,无斑点、无伤烂、无裂痕者为佳。将柿子放在阴凉、通风处保存。

营养食谱

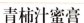

青柿汁蜜膏

原料 青柿子1000克,蜂蜜适量。

做法 将柿子洗净,去柄,切碎捣烂,然后再用干净的纱布绞取汁液。把汁液放入锅内,用文火熬,待其黏稠时,加入蜂蜜,一直熬到膏状即可。食用时,用沸水冲服,每次1汤匙,每日2次即可。

柿子汁

原料 柿子300克,牛奶200克。

做法 将柿子洗净去皮,用纱布绞汁备用。将柿子汁加入牛奶中,调匀即可。

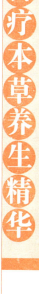

杨梅
——开胃止泻

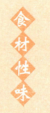

食材性味：性平，味甘。

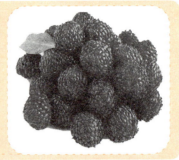

保健功效

杨梅味甘，性平，有开胃生津、消食解暑、祛湿利尿的功效，对于消化不良、食欲不振、中暑恶心、腹痛腹泻有辅助治疗作用。

杨梅对大肠杆菌、痢疾杆菌等细菌有抑制作用，能治痢疾腹痛，对腹泻不止者有良效。

营养成分

（每100克）

蛋白质	0.8克	脂肪	0.2克
碳水化合物	6.7克	膳食纤维	1克
维生素A	7微克	胡萝卜素	40毫克
维生素C	9毫克	维生素E	0.81毫克
烟酸	0.3毫克	视黄醇当量	92微克
维生素B_1	0.01毫克	维生素B_2	0.05毫克
钙	14毫克	铁	1毫克
镁	10毫克	锌	0.14毫克
钾	149毫克	磷	8毫克
钠	0.7毫克	硒	0.31微克

食用指南

食用杨梅后应及时漱口或刷牙，以免损坏牙齿；食用时蘸少许精盐，则味道更加鲜美可口；杨梅可以加工成梅干、果酱、果汁等，也可制杨梅酒。

食用禁忌

杨梅对胃黏膜有一定的刺激作用,故溃疡患者要慎食;胃酸过多者不要多食;内热火旺体质不宜多食,多食令人发热、生疮、生痰。

选购保存

选购杨梅时,以肉厚、质脆、酸度高者为佳。可以把杨梅分装到镂空的小篮子里,再把篮子放进冰箱保存。

营养食谱

杨梅肉丸

原料 猪肉350克,杨梅汁75克,鸡蛋1个,面包屑20克,食醋10克,精盐1.5克,白糖30克,水淀粉15克,精制植物油750克(实耗约50克)。

做法 将猪肉洗净剁成泥状,打入鸡蛋,加精盐和水100毫升,搅至上劲时放面包屑拌匀即成馅;炒锅上火,放油烧至五成热,将肉馅挤成杨梅大小的圆球,下锅炸至肉丸浮起,呈金黄色时倒入漏勺控油;炒锅上火,放入白糖、食醋、杨梅汁和清水100毫升,待烧开溶化时,用水淀粉勾稀芡;随即将肉丸倒入锅中滚匀,淋上热油,出锅即可。

糖拌杨梅

原料 杨梅500克,白砂糖200克。

做法 新鲜杨梅仔细洗净,去蒂;取适量凉自开水,放入砂糖充分溶解后,杨梅倒入装有糖水的容器中,浸泡1小时即可。

杨梅酒

原料 杨梅500克,江米酒1000克,精盐、冰糖各适量。

做法 杨梅洗净用盐水浸泡半小时,再用开水淋过后沥干水分。取一干净容器,按一层冰糖一层杨梅的顺序铺好所有的冰糖和杨梅,再缓缓注入米酒,存放于阴凉干燥处三个月即可享用。

香蕉

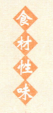
性寒，味甘。

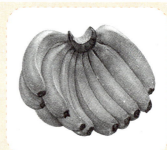

——润肠通便

保健功效

香蕉中含有较丰富的膳食纤维，能够促进胃肠蠕动，加快大便排泄，香蕉中富含微量元素钾，具有消除疲劳、减轻压力的功效。

香蕉中含有一种能够预防胃溃疡的化学物质，它能刺激胃黏膜细胞的生长和繁殖，产生更多的黏膜来保护胃。

营养成分

（每100克）

蛋白质	1.4 克	脂肪	0.2 克
碳水化合物	22 克	膳食纤维	1.2 毫克
维生素 A	10 微克	维生素 B_1	0.02 毫克
维生素 B_2	0.05 毫克	维生素 C	8 毫克
维生素 E	0.24 微克	胡萝卜素	0.25 毫克
烟酸	0.7 毫克	钙	7 毫克
铁	0.4 毫克	磷	28 毫克
钾	256 毫克	镁	43 毫克
锰	0.65 毫克	铜	0.14 毫克
钠	0.8 毫克	锌	0.18 微克
硒	0.87 微克		

食用指南

香蕉和土豆中都含有丰富的丁酸盐，能抑制大肠中的细菌繁殖，对癌细胞的生长起到显著的抑制作用，二者同食可有效地预防肠癌。

食用禁忌

香蕉性寒滑肠，脾胃虚寒、便溏腹泻者不宜多食、生食。

选购保存

香蕉在12~13℃的温度下就能保鲜，所以不宜放在冰箱内保存，温度太低会加速它的腐烂。

营养食谱

香蕉鸡卷

原料 鸡腿400克，香蕉100克，辣椒粉1克，牛奶15克，精盐3克，味精2克，白砂糖2克，辣酱油5克，孜然1克，淀粉（豌豆）5克，色拉酱10克，植物油100克。

做法 鸡腿拆骨，加调料（色拉酱等，油除外）腌渍20分钟。鸡皮朝下平铺，放香蕉，卷紧后，用绳扎紧。入五成热油锅炸熟，呈金黄色时捞出，冷却后切厚片，抹上色拉酱即成。

香蕉牛奶

原料 香蕉2根，牛奶500毫升，炼乳适量。

做法 将香蕉切成小块，和牛奶一起放入搅拌杯里，再加入适量的炼乳，用料理机充分搅拌，用筛网过筛一次即可。

香蕉银耳汤

原料 干银耳20克，香蕉2根，冰糖10克，枸杞子少许。

做法 干银耳浸泡2小时，洗净，撕成小朵。银耳放入碗中，以1∶4的比例加水，放入蒸锅内隔水加热30分钟后，取出备用。香蕉去皮切片；将蒸好的银耳、香蕉片、枸杞子一同放入锅中，加清水，用中火煮10分钟，出锅时加入冰糖即可。

枇杷
——治咳平气

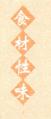

食材性味：性平，味甘、酸。

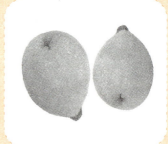

保健功效

枇杷中所含的有机酸，能刺激人体消化腺分泌，对增进食欲、促进消化、止渴解暑有很好的作用。枇杷中含有苦杏仁苷，能够润肺、止咳、祛痰，治疗各种咳嗽。枇杷果实及叶有抑制流感病毒作用，常吃可以预防感冒。枇杷叶可晾干制成茶叶，有泻热下气、和胃降逆之功效，为止呕之良品，可辅助治疗各种呕吐呃逆。

营养成分

(每100克)

蛋白质	0.8克	脂肪	0.2克
碳水化合物	9.3克	膳食纤维	0.8克
维生素A	117微克	胡萝卜素	0.4微克
维生素C	8毫克	维生素E	0.24毫克
烟酸	0.3毫克	视黄醇当量	89.3微克
维生素B_1	0.01毫克	维生素B_2	0.03毫克
钙	17毫克	铁	1.1毫克
镁	10毫克	锌	0.21毫克
钾	122毫克	磷	8毫克
钠	4毫克	硒	0.72微克

食用指南

枇杷以生食为主，还可以加工成果酒、罐头、果酱等；枇杷仁有毒，不可食用。

食用禁忌

多食枇杷易助湿生痰，继发痰热，所以不可食用过量；枇杷含糖量高，糖尿病患者忌食；脾虚泄泻者忌食。

选购保存：

在购买枇杷时，以个头大而匀称、呈倒卵形、果皮橙黄，并且茸毛完整、多汁、皮薄肉厚、无青果者为佳。一般将枇杷放在干燥、通风的地方即可。也可以把枇杷浸于冷水、糖水或盐水中，可以防止其变色。

营养食谱

枇杷银耳粥

原料 粳米100克，枇杷40克，银耳（干）30克，冰糖10克。

做法 将粳米淘洗干净，用冷水浸泡发好，捞起，沥干水分。枇杷冲洗干净，撕去外皮，切成两半，剔去果核。银耳用温水浸泡涨发，择洗干净，大者撕碎。取锅加入冷水、银耳、粳米，用旺火煮沸后，改用小火熬煮，至粥将成时，加入枇杷、冰糖，再煮两三沸即成。

枇杷叶茶

原料 枇杷叶6克，茶叶3克。

做法 将枇杷叶去毛，焙研末、与茶冲泡。

银耳百合炖枇杷

原料 银耳3朵，枇杷3个，干百合、冰糖各1小把。

做法 银耳、干百合用清水泡发，将银耳去掉根部，掰成小朵和百合一起放入锅中，加适量清水大火烧开后，改小火慢炖半个小时，至银耳软糯。将枇杷去皮去核，去里面的白膜，切成大小适中的块，与冰糖一同放入银耳中，继续用小火再炖15分钟即可。

猕猴桃 ——镇定心神

食材性味：性寒，味甘、酸。

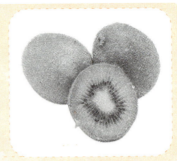

保健功效

猕猴桃中含有良好的膳食纤维，能够降低胆固醇，促进心脏健康，还能帮助消化，防止便秘，快速清除并预防体内堆积的有害代谢物。猕猴桃中含有血清促进素，具有稳定情绪、镇静心情的作用，猕猴桃中含有天然肌醇，有助于脑部活动，帮助忧郁之人走出情绪低谷。

猕猴桃中的维生素 C 是一种抗氧化剂，能够抑制硝化反应，防止癌症发生。

营养成分

（每100克）

蛋白质	1 克	脂肪	0.1 克
碳水化合物	13.5 克	膳食纤维	2.5 克
维生素 A	66 微克	胡萝卜素	35 毫克
维生素 C	62 毫克	维生素 E	2.43 毫克
维生素 B_1	0.01 毫克	维生素 B_2	0.02 毫克
烟酸	0.29 毫克	叶酸	36 微克
钙	32 毫克	铁	0.3 毫克
镁	12 毫克	锌	0.57 毫克
钾	144 毫克	磷	42 毫克
钠	3.3 毫克	铜	1.87 毫克

食用指南

猕猴桃同黄绿色蔬菜搭配食用,可以起到防治动脉硬化的神奇效果。

食用禁忌

脾虚便溏者、风寒感冒、疟疾、寒湿痢疾、慢性胃炎、痛经、闭经、小儿腹泻者不宜食用。

选购保存

以外形均匀,丰满个大,手感较沉,果肉软硬适中,果皮无伤痕或霉变者为佳。将猕猴桃放在1~5℃的冰箱内可贮藏3个月之久。

营养食谱

菠萝猕猴桃

原料 菠萝、苹果、猕猴桃、香蕉各50克,小番茄8个,樱桃若干,红葡萄酒、白糖各适量。

做法 将菠萝、苹果、猕猴桃、香蕉去皮,洗净,切丁;小番茄洗净,去蒂,一切为四。加白糖和红葡萄酒拌匀,放入冰箱中腌渍1小时。取出,将樱桃洗净,去蒂,放入即可。

猕猴桃苹果汁

原料 猕猴桃2个,苹果1个,蜂蜜适量。

做法 猕猴桃去皮,洗净,切块,苹果去皮,去核,切小块。将猕猴桃和苹果放入果汁机中搅拌均匀,调入适量蜂蜜拌匀即可。

猕猴桃枸杞粥

原料 猕猴桃1个,枸杞子20颗,粳米100克,冰糖适量。

做法 粳米洗净,浸泡一会儿;猕猴桃去皮切块;枸杞子冲洗净泡好备用,粳米入锅,加水煮,煮至米粒涨开,粥变稠时,下枸杞子、猕猴桃块,再煮2分钟左右,加冰糖调味即可。

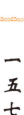

大枣
——健脾养血

食材性味：性温，味甘。

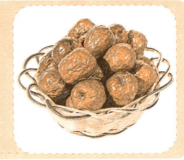

保健功效

中医认为，红枣味甘性温，具有补益脾胃、滋阴养血、宁心安神、缓和药性的功效。

红枣能提高人体免疫力、促进白细胞的生成、降低血清胆固醇、提高血清白蛋白、保护肝脏、抗过敏、防癌、降血压、预防胆结石。

红枣益气、质润养血，对防治骨质疏松和贫血有重要作用，对病后体虚者有滋补作用。

营养成分

（每100克）

蛋白质	1.1 克	脂肪	0.3 克
碳水化合物	30.5 克	膳食纤维	1.9 克
维生素A	40 微克	胡萝卜素	240 微克
维生素C	243 毫克	维生素E	0.78 毫克
烟酸	0.9 毫克	铜	0.06 毫克
维生素B_1	0.06 毫克	维生素B_2	0.09 毫克
钙	22 毫克	铁	1.2 毫克
镁	25 毫克	锌	1.52 毫克
钾	375 毫克	磷	23 毫克
钠	1.2 毫克	硒	0.8 微克

食用指南

可直接食用,亦可搭配其他食材煮粥、做汤或制成糕点。

食用禁忌

生鲜红枣忌一次进食过多,易导致腹泻。因外感风热而引起的感冒、发烧者及腹胀气滞者,均应忌吃红枣。有宿疾者、脾胃虚寒者、便秘、糖尿病患者应慎食红枣。

选购保存

好的大枣皮色紫红,颗粒大而均匀,果形短壮圆整,皱纹少,痕迹浅,皮薄核小,肉质厚而细实。摊开放置于通风的地方阴干,或在太阳下晒干,这样至少可以保存1年。也可放置于冰箱的冷冻层,但要包装严实,以免和冷冻层的其他东西放置一起引起怪味。

营养食谱

枣泥豆腐

原料 豆腐250克,红枣(干)100克,蛋清1个,淀粉(玉米)、花椒、味精、白糖、酱油、料酒、色拉油各适量。

做法 将豆腐切成长方块,挖成槽灌上枣泥;把蛋清、淀粉调匀成糊。豆腐挂匀蛋清粉糊,下锅煎至呈金黄色取出。锅内注油烧热,用酱油炸锅,少放点水,加白糖、料酒、花椒,烧开。放味精,用水淀粉勾汁浇在煎好的豆腐上即成。

美味红枣饼

原料 酵面500克,红枣180克,食碱适量。

做法 酵面兑入碱水揉匀,取红枣5个,摆放在长圆形的一边,把另一边折过盖上,按紧成荷叶形枣饼,饼子上再放几个枣子以增美观(也可把剂子分成两块擀圆,一块在下面,饼边码上枣子,一块覆盖上面,捏紧边口封圆)。用旺火、急汽蒸20分钟即熟。

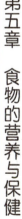

木瓜
——健脾丰胸

食材性味：性平，味甘。

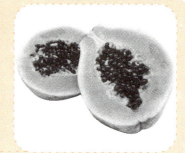

保健功效

现代医学研究发现，木瓜中含有一种酵素，能消化蛋白质，有利于人体对食物进行消化和吸收，故有健脾消食之功效。青木瓜自古就是第一丰胸佳果，能刺激女性雌激素分泌，尤其是刺激卵巢，使乳腺畅通，达到丰胸目的。青木瓜的木瓜酵素是成熟木瓜的约2倍。

它不仅可以分解蛋白质、糖类，更可分解脂肪、去除赘肉、促进新陈代谢，及时把多余脂肪排出体外。

营养成分

（每100克）

蛋白质	0.4 克	脂肪	0.1 克
碳水化合物	6.2 克	膳食纤维	0.8 克
维生素 A	145 微克	胡萝卜素	870 微克
维生素 C	43 毫克	维生素 E	0.3 毫克
烟酸	0.3 毫克	视黄醇当量	92.2 微克
维生素 B_1	0.01 毫克	维生素 B_2	0.02 毫克
钙	17 毫克	铁	0.2 毫克
镁	9 毫克	锌	0.25 毫克
钾	18 毫克	磷	12 毫克
钠	28 毫克	硒	1.8 微克

食用指南

如果当天就要吃的话,就选瓜身全都黄透的;如果凉拌,最好选用青木瓜,口感比较脆。

食用禁忌

孕妇、过敏体质者忌食。

选购保存

以瓜肚大的,表皮亮、光滑无伤疤、无腐烂斑点、无摔碰的痕迹,色泽均匀,无色斑者为佳。将木瓜置于阴凉处保存。

营养食谱

木瓜美容羹

原料 木瓜120克,银耳5克,杏仁25克,牛奶80克,红枣20克,莲子25克,小南瓜120克,冰糖适量。

做法 将木瓜肉掏出,保留瓜壳,洗净,用于盛放甜点。将适量的南瓜肉去子和木瓜肉放在到搅拌器里搅拌成泥状,放入木瓜壳内。将杏仁加入少量的牛奶和冰糖放入搅拌器里,搅拌成牛奶杏仁汁,倒入木瓜壳内,轻轻和匀。将银耳洗净,撕成小片放在木瓜羹上。将红枣去核,莲子去心,撒在木瓜羹上。将木瓜羹放入锅内大火蒸20分钟即可。

银耳炖木瓜

原料 木瓜1个,银耳50克,枸杞子20克,蜂蜜适量。

做法 木瓜洗净,去皮去子,切成块;银耳、枸杞子洗净,银耳泡发后撕成小朵;将银耳放入锅中加水,大火烧开,改小火炖约1个小时,待银耳软烂时加入木瓜、枸杞子,继续炖约半个小时至木瓜熟烂;放入蜂蜜调味即可。

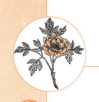

柚子
——降压降糖

食材性味：性寒，味甘、酸。

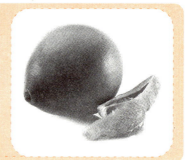

保健功效

新鲜的柚子肉中含有类似胰岛素的成分，能够有效降低血糖含量，可有效预防糖尿病。柚子含钾多，含钠少，对高血压有一定疗效。

同时，柚子含有的一种天然果胶能够降低血液中的胆固醇含量及血液黏滞度，减少血栓形成。因此，柚子是心脑血管病患者最佳的食疗水果。

营养成分

（每100克）

蛋白质	0.8 克	脂肪	0.2 克
碳水化合物	9.1 克	膳食纤维	0.4 克
维生素 A	2 微克	胡萝卜素	10 毫克
维生素 C	23 毫克	锰	0.08 毫克
烟酸	0.3 毫克	视黄醇当量	89 微克
维生素 B_2	0.03 毫克	铜	0.18 毫克
钙	4 毫克	铁	0.3 毫克
镁	4 毫克	锌	0.4 毫克
钾	119 毫克	磷	24 毫克
钠	3 毫克	硒	0.7 微克

食用指南

利用柚子可减肥，其具体方法为：早上以高蛋白高营养食物为主，推荐牛奶1杯加面点1份，再加1/3个柚子；中午饭前、饭后食用1/3个柚子；晚上同中午。长期食用可达到理想的减肥效果。

食用禁忌

痛经者不宜食用，身体虚寒者应少食。

选购保存

选柚子可采用"闻"和"叩"两步。闻，即闻香气，熟透了的柚子芳香浓郁；叩，即叩打果实外皮，有弹性、无下陷者为佳。柚子应存放在通风、干燥处，温度最好在10℃以上。

营养食谱

泽泻蒸柚肉

原料 柚子1个，泽泻15克。

做法 柚子去皮，泽泻研成细粉。取一蒸盘，放入柚子肉，撒入泽泻粉，上笼，大火蒸25分钟即成。

柚子肉炖鸡

原料 柚子1个（最好是隔年越冬者），白条雄鸡1只（约500克）。

做法 雄鸡洗净，柚子去皮。将柚子肉放入鸡肚内，置于炖锅中，加适量清水，隔水炖熟即可。

柚子茶

原料 柚子果肉600克，麦芽糖150克，白砂糖150克，淀粉20克，柠檬汁20克，水40克。

做法 柚子掰碎放入面包机，然后将其他材料搅匀后也一同放入，选择"花式果酱"菜单，启动程序，制作完成后放凉，盛入密封的玻璃罐中即可。

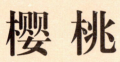

食材性味：性温，味甘。

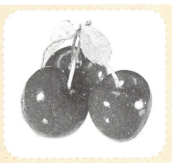

——补中益气

保健功效

樱桃可补充铁元素，促进血红蛋白再生，既可防治缺铁性贫血，又可增强体质、健脑益智；麻疹流行时，给小儿饮用樱桃汁能够预防感染；樱桃核则具有发汗透疹解毒的作用，可祛风除湿、杀虫；樱桃性温热，兼具补中益气之功，能祛风除湿，对风湿腰腿疼痛有良效。樱桃树根还具有很强的驱虫、杀虫作用，可驱杀蛔虫、蛲虫、绦虫等。

民间经验表明，樱桃可以治疗烧烫伤，起到收敛止痛、防止伤处起泡化脓的作用；同时樱桃还能治疗轻、重度冻伤，养颜驻容。

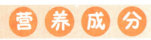

（每100克）

蛋白质	1.1 克	脂肪	0.2 克
碳水化合物	10.2 克	膳食纤维	0.3 克
锰	0.07 毫克	胡萝卜素	210 微克
维生素 C	10 毫克	维生素 E	2.22 毫克
烟酸	0.6 毫克	铜	0.1 毫克
维生素 B_1	0.02 毫克	维生素 B_2	0.02 毫克
钙	11 毫克	铁	0.4 毫克
镁	12 毫克	锌	0.23 毫克
钾	232 毫克	磷	27 毫克
钠	8 毫克	硒	0.21 微克

食用指南

樱桃除洗净鲜食外,还可榨汁制成果汁饮,水果沙拉等;亦可在配凉菜时当点缀饰品,而使菜色更加醒目。

食用禁忌

热性病及虚热咳嗽者忌食。

选购保存

好的樱桃一般果粒较大,果蒂新鲜,果实红艳饱满,果皮厚而韧,肉质肥厚。樱桃怕热,适合温度在2~5℃,最好放在冰箱里,保持鲜嫩的口感。

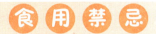

樱桃银耳

原料 樱桃50克,银耳30克,冰糖250克。

做法 将银耳放在碗内,加入冷水浸泡4~5小时,待其胀发后,洗净杂质,除去根基,捞出放入瓷罐内,加适量清水、冰糖,隔水炖(也可在小火上煨)1小时左右取出,放上樱桃。

樱桃豆腐

原料 樱桃、豆腐各200克,精盐、醋、味精、生抽、白糖、淀粉、植物油各适量。

做法 樱桃洗净去核,加入3茶匙白糖腌制20分钟,豆腐切成小丁。取一碗,加入1茶匙白糖、醋、生抽、淀粉、精盐和适量的清水搅拌均匀成料汁。锅中注入植物油,加入豆腐丁,煎至金黄色捞出,下入腌制好的樱桃和汤汁,再倒入料汁,倒入豆腐丁和一勺水,大火烧开转小火,烧至汤汁黏稠,加入味精调味即可。

柠檬

——减肥美容

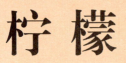

食材性味：性温，味酸。

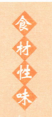

保健功效

柠檬被誉为"美容之果"和"减肥果"。柠檬富含维生素 B_1、维生素 B_2、维生素 C 和维生素 P 等多种元素，具有保护心血管和肌肤弹性的功效。其富含的有机酸、柠檬酸，具有非常强大的抗氧化功效，能促进肌肤的新陈代谢，延缓肌肤的衰老。

此外，柠檬还能通过去除肌肤老死的细胞、死皮，改善肌肤破裂的微血管，净化油腻的肌肤细胞表层，从而使肌肤变得明亮，焕发神采。在减肥方面，柠檬具有舒张血管、加速血液循环、增进肠道消化功能的功效，能有效分解身体内部的脂肪，从而达到减肥的目的。

营养成分

（每100克）

蛋白质	1.1 克	脂肪	1.2 克
碳水化合物	4.9 克	膳食纤维	1.3 克
维生素 A	4 微克	维生素 B_1	0.05 毫克
维生素 B_2	0.02 毫克	维生素 B_6	0.08 毫克
维生素 C	40 毫克	维生素 D	1.14 毫克
维生素 E	1.14 毫克	维生素 K	560 微克
叶酸	31 微克	泛酸	0.2 毫克
烟酸	0.6 毫克	钙	101 毫克
铁	0.8 毫克	磷	22 毫克
钾	209 毫克	钠	1.1 微克
铜	0.14 微克	镁	37 毫克
锌	0.65 毫克		

食用指南

柠檬泡水最减肥,能促进食物消化,分解腰部的脂肪,具有减肥的功效;柠檬蜂蜜水能美容,具有美白、润肤的功效。

食用禁忌

胃溃疡、胃酸分泌过多以及患有龋齿者和糖尿病患者慎食。

选购保存

以果实质地比较硬,有分量感,果皮光滑无褐斑,颜色鲜绿带有淡黄色,气味清新,果形端正为佳。用保鲜膜将柠檬包好,放入冰箱冷藏保存。

营养食谱

柠檬牛柳

原料 牛柳、洋葱、胡萝卜各50克,芹菜、柠檬各100克,植物油10克,淀粉、黑胡椒碎、精盐各适量。

做法 将牛柳洗净切成片,用精盐、淀粉、黑胡椒碎腌制入味。将芹菜去叶,去根洗净后,斜刀切成片,待用。将洋葱切成丝;胡萝卜斜刀切片,待用。将柠檬洗净,去芯,切成薄片。往锅内倒入油,烧至五成熟时下入牛柳,炒至七成熟时,取出。往锅内倒少量底油,下洋葱炒香后,加入芹菜、胡萝卜、柠檬一同炒熟。最后,加入之前炒好的牛柳,一同翻炒后出锅即可。

糖渍柠檬

原料 鲜柠檬500克,白糖250克。

做法 将柠檬去皮、核切成块,放入锅中加白糖腌1天,待糖浸透,用小火熬至水分将干时停火冷却。再拌入少许白糖,装瓶备用。

柠檬蛋酒

原料 柠檬(带皮)半个,蛋黄1枚,葡萄酒150毫升,蜜糖1汤匙。

做法 将洗净的柠檬与蛋黄同时放入搅拌器中搅成汁,然后倒入杯中,再加葡萄酒和蜜糖拌匀即可。

桂圆
——补血安神

食材性味:性温,味甘。

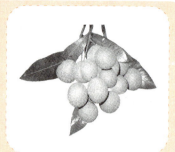

保健功效

桂圆益心脾,补气血,具有良好的滋养补益作用。桂圆可治疗病后体弱或脑力衰退。妇女在产后调补也很适宜。桂圆含有多种营养物质,有补血安神、健脑益智、补养心脾的功效。研究发现,桂圆对子宫癌细胞的抑制率超过90%,妇女更年期是妇科肿瘤好发阶段,适当吃些桂圆有利于健康。

营养成分

(每100克)

蛋白质	1.2克	脂肪	0.1克
碳水化合物	16.2克	膳食纤维	0.4克
维生素A	106微克	胡萝卜素	0.02微克
维生素C	43毫克	维生素B$_2$	0.14毫克
烟酸	1.3毫克	视黄醇当量	26.9微克
叶酸	20微克	铜	0.1毫克
钙	6毫克	铁	0.2毫克
镁	10毫克	锌	0.4毫克
钾	248毫克	磷	30毫克
钠	3.9毫克	硒	0.83微克

食用指南

桂圆食用方法极其简单,可直接食用,口感清甜,清香可口;桂圆也可以用来煲粥、熬汤。

食用禁忌

桂圆易生内热,少年及体壮者少食为宜;有上火发炎症状时不宜食用,怀孕后不宜过多食用;舌苔厚腻、消化不良、食欲不振者也应少食;大便干燥、小便黄赤、口干舌燥等阴虚内热表者不宜食用。

选购保存

优质桂圆颗粒较大,壳色黄褐,壳面光洁,薄而脆。而劣质桂圆,颗粒较小,壳面粗糙不平。置于干燥通风处保存。

营养食谱

桂圆鸡

原料 童子鸡1500克,桂圆肉250克,小葱、姜、盐、味精、料酒各适量。

做法 将童子鸡宰杀,去毛、除内脏,剁去脚踝洗净;小葱去根须,洗净,切寸段;姜去皮,洗净,切厚片。锅内注水加热,放入鸡,皮紧后捞出。取汤锅,将鸡、精盐、料酒、葱段、姜片、桂圆肉、汤加入,入蒸笼至鸡酥软下火,拣去葱、姜、撒入味精即可。

白果百合炒桂圆

原料 百合(干)150克,桂圆100克,白果(干)、滑子菇各50克,葱、精盐、味精、淀粉(豌豆)、色拉油各适量。

做法 白果、百合、桂圆和滑子菇用沸水焯过。滑勺中注色拉油烧热,加葱粒烹香,放入白果、桂圆和百合翻炒,加精盐、味精,用水淀粉勾稀芡,淋明油出勺。

芒果

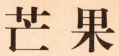

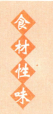

性凉，味甘、酸。

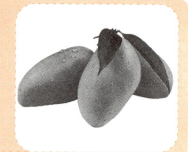

——益胃防癌

保健功效

芒果可以促进胃肠的蠕动，加速有毒物质、致癌物质排出体外。同时，芒果含有的芒果酮酸、异芒果醇酸和多酚类化合物也具有抗癌的作用，因此常食芒果对预防癌症，特别是结肠癌大有裨益。芒果的维生素C含量大大高于一般水果，即使经加热处理，其成分也不会流失。

常食芒果可以不断为机体补充维生素C，降低胆固醇和三酰甘油的含量，从而含有效预防心脑血管疾病。

营养成分

（每100克）

蛋白质	0.6 克	脂肪	0.2 克
碳水化合物	7 克	膳食纤维	1.3 克
维生素 A	150 微克	维生素 B_1	0.01 毫克
维生素 B_2	0.04 毫克	维生素 C	23 毫克
维生素 E	1.21 毫克	胡萝卜素	0.3 微克
烟酸	0.3 毫克	铁	0.2 毫克
镁	14 毫克	钾	138 毫克
钠	2.8 毫克	锰	0.2 毫克
铜	0.06 毫克	磷	11 毫克
锌	0.09 毫克	硒	1.44 微克

食用指南

由于芒果肉有湿毒,煮时可先用芒果核干煲水,捞起后再加入黑糯米,等煮烂后,放芒果肉,最后加上椰汁,这样就更有益健康了。

食用禁忌

肾功能异常者禁食芒果。过敏体质者慎食,皮肤病、肿瘤、糖尿病患者忌食。

选购保存

以果形端正、果实硕大、有分量感、果皮光滑没有病斑、颜色金黄、能闻到浓郁香味者为佳。芒果应放在避光、阴凉的地方保存。

营养食谱

芒果烧鸡柳

原料 芒果250克,鸡肉500克,西红柿、洋葱各1个,干淀粉、植物油、精盐、白兰地酒、胡椒粉、牛油、蚝油、白砂糖各适量。

做法 芒果去皮、核,切片;洋葱、西红柿、鸡肉切块。碗中放干淀粉、鸡肉块拌匀。锅放油烧热,加洋葱炒香,放鸡肉炒匀,加入白兰地酒、胡椒粉、牛油、蚝油、白砂糖、精盐,倒入芒果、西红柿,注入适量清水,搅匀,烧熟即成。

猕猴桃芒果炒干贝

原料 猕猴桃、芒果各150克,水发干贝100克,胡椒粉、精盐、白砂糖、植物油各适量。

做法 猕猴桃去皮,切块,用热水浸泡片刻;芒果去皮、核,切块。用热水浸泡片刻;干贝洗净,装碗,加入胡椒粉、精盐、白砂糖拌匀,稍腌片刻。锅中放植物油烧热,下入干贝略炸,捞出。原锅留底油烧热,下入猕猴桃、干贝、芒果,炒匀即成。

草莓

——降脂养颜

食材性味：性凉，味酸。

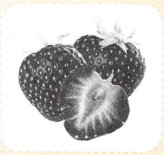

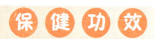

保健功效

草莓中富含糖类物质、酸类物质、多种矿物质，以及果胶、胡萝卜素和维生素 B_1、维生素 B_2 等，这些营养素可以明目养肝；鞣酸可阻止人体对致癌化学物质的吸收，具有一定的防癌作用；草莓中的果胶则可以降低人体内部的血脂、胆固醇，对痔、高血压病、高胆固醇血症的治疗和改善有一定的帮助。草莓中还含有大量的膳食纤维，经常食用草莓，可以维持肠道健康，从而保证人体健康。

草莓还有神奇的美容效果，草莓中的多种果酸、维生素和矿物质，可以增强皮肤的弹性，使皮肤白皙、细腻、光滑。而草莓类植物中的维生素 A 和钾，则为头发提供了大量的营养，使其乌黑亮泽。

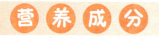

营养成分

（每100克）

蛋白质	1 克	脂肪	0.6 克
碳水化合物	7.1 克	维生素 B_1	0.02 毫克
维生素 B_2	0.02 毫克	维生素 C	60 毫克
胡萝卜素	0.01 毫克	烟酸	0.3 毫克
钙	32 毫克	铁	2.2 毫克
磷	41 毫克	钾	172 毫克
钠	6.5 毫克	铜	0.04 毫克
镁	12 毫克	锌	0.11 毫克
硒	0.7 毫克		

食用指南

草莓表面粗糙,不易洗净,用淡盐水或高锰酸钾水浸泡10分钟再洗,既能杀菌又较易清洗。

食用禁忌

尿路结石病患者不宜多食,痰湿内盛、肠滑便泻者不宜多食,孕妇也不宜多食。

选购保存

应尽量挑选有光泽、结实、手感较硬、表面有细小绒毛的草莓。草莓太大或长得奇形怪状最好不要购买。草莓适宜放在10℃以下的阴凉处保存。

营养食谱

草莓蜂蜜粥

原料 草莓150克,粳米60克,蜂蜜30克。

做法 先将草莓洗净,去杂质,备用。将粳米淘洗干净。在锅中加入适量的清水,放入粳米煮粥,待其八成熟时,再加入草莓,煮至粥熟,调入蜂蜜,即可食用。

奶油草莓

原料 鲜草莓250克,奶油50毫升,白糖100克,香草适量。

做法 将草莓洗净,再用清水浸泡10分钟后,冲洗干净,加入白糖100克拌匀,装盘内;把奶油、香草放在一起搅匀,挤在草莓上即成。

草莓麦片粥

原料 麦片200克,草莓150克,蜂蜜适量。

做法 草莓洗净,捣碎,加入蜂蜜混合均匀。锅中加水烧热,放入麦片煮2分钟,放入草莓,边煮边搅,稍煮即可。

桑葚
——生津润燥

食材性味：性寒,味甘、酸。

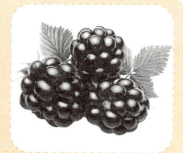

保健功效

桑葚含有白藜芦醇,能抑制癌细胞生长,并能阻止血液细胞中栓塞的形成,还能阻止致癌物质引起的细胞突变。

桑葚中的脂肪酶具有分解脂肪、降低血脂、防止血管硬化等作用。

桑葚具有多种活性成分,可以调整人体免疫功能,促进造血细胞生长,降糖、护肝,改善皮肤血液供应,营养皮肤,使皮肤白嫩,并能乌发,延缓衰老。

营养成分

（每100克）

蛋白质	1.6 克	脂肪	0.4 克
碳水化合物	9.6 克	膳食纤维	3.3 克
维生素 A	19 毫克	胡萝卜素	0.03 微克
维生素 C	22 毫克	维生素 E	12.78 毫克
烟酸	0.6 毫克	叶酸	38 微克
维生素 B_1	0.02 毫克	维生素 B_2	0.06 毫克
钙	30 毫克	铁	0.3 毫克
铜	0.07 毫克	锌	1.33 毫克
钾	150 毫克	磷	33 毫克
钠	1 毫克	镁	1.33 毫克

食用指南

洗桑葚时可以先用自来水连续冲洗桑葚表面几分钟，再将桑葚浸泡于淘米水中（可加少许盐），过一会儿用清水洗净，浸泡时间以控制在15分钟左右为宜；熬桑葚时忌用铁器，桑葚会分解酸性物质，跟铁性的会产生化学反应而导致人体发生中毒。

食用禁忌

儿童不宜多吃；脾虚腹泻者也不宜吃。

选购保存

以果粒大、果形长圆、果色暗红或紫黑色的桑葚为好。桑葚买来应该尽快食用，在冰箱存放不宜超过1天。

营养食谱

桑葚肉苁芝麻汤

原料 鲜桑葚、黑芝麻各50克，肉苁蓉25克，红糖30克。

做法 将鲜桑葚洗净与肉苁蓉、黑芝麻一同加入瓦罐中，再加水200毫升，以小火煎20分钟，加入红糖，续煎5分钟，滤出果汁，待温服用。

桑葚蜂蜜粥

原料 桑葚50克，粳米100克，蜂蜜适量。

做法 桑葚、粳米洗净，放入锅内加适量水，煮30分钟；再加入水煮30分钟，再以小火熬至黏稠，加入蜂蜜即可。

桑葚糖

原料 新鲜桑葚200克，白糖500克。

做法 先将桑葚洗净，捣烂如泥；白糖放入锅中，加清水适量，用文火煎熬至其变稠时，加入桑葚泥，不断搅匀，继续熬煮，至其能挑起丝时停火，倒入涂有植物油的糖瓷盘内，晾凉，以刀划成小块食用。其外观别致，味道甘美。

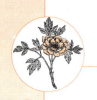

西瓜 —— 清热利尿

食材性味：性寒，味甘。

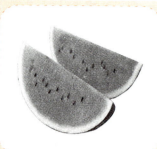

保健功效

西瓜味甘多汁，在急性热病、发烧、口渴汗多、烦躁时食用，症状会很快得到改善。西瓜所含的钾能利尿，并能有效消除肾脏炎症，蛋白酶能把不溶性蛋白质转化为可溶的蛋白质，增加肾炎病人的营养。西瓜皮被制成"西瓜霜"，可治口疮、口疳、牙疳、急性咽喉炎。而鲜嫩的瓜皮还可润泽肌肤。

营养成分

（每100克）

蛋白质	0.5 克	脂肪	8.1 克
碳水化合物	0.2 克	膳食纤维	515 毫克
维生素 A	20 微克	胡萝卜素	1.08 毫克
维生素 C	10 毫克	维生素 E	0.1 毫克
烟酸	0.22 毫克	叶酸	3 微克
维生素 B_1	0.02 毫克	维生素 B_2	0.03 毫克
钙	13 毫克	铁	0.2 毫克
镁	11 毫克	锌	0.05 毫克
钾	120 毫克	磷	8 毫克
钠	2.3 毫克	硒	0.08 微克

食用指南

新鲜的西瓜汁和鲜嫩的蛋皮可增加皮肤弹性、减少皱纹，是爱美人士高效经济的美容食品。

食用禁忌

糖尿病患者不宜过多食用西瓜,脾胃虚寒、腹泻者不宜食用西瓜。

选购保存

选瓜时要选瓜形端正,花纹清晰,瓜蒂、瓜脐收得紧密的瓜,若敲打时能发出打鼓似的"卜卜"声,则说明瓜已成熟。将整个西瓜用保鲜膜包好,放入冰箱保存。

营养食谱

莲子西瓜粥

原料 新鲜的西瓜皮50克,粳米50克,莲子20克,精盐、葱各适量。

做法 将西瓜皮外层表皮去掉,切薄片,装进盘子,撒上精盐,备用。再把葱洗净,切碎;莲子去心,用水浸泡;粳米淘洗干净。在锅内加入适量的水,放入粳米和莲子,大火煮,待其七成熟时,再放入西瓜皮和冰糖,改为文火慢慢熬粥。熬成粥之后,加入葱花调煮即可。

橙香西瓜皮

原料 新鲜西瓜皮200克,莲藕100克,橙汁、精盐、白糖各适量。

做法 削去西瓜皮的外层,切成条状;莲藕洗净去外皮,切成片状后泡在凉水中。分别将西瓜条、藕片用开水烫一下,取出沥干水分。加入橙汁、精盐、白糖拌匀即可。

西瓜薄荷冰沙

原料 西瓜半个,白糖1小勺,柠檬水1小勺,薄荷水适量。

做法 西瓜去皮和子,放入搅拌机,加入白糖,搅拌成泥,倒入一个干净的碗里,倒入薄荷水,加入柠檬汁,搅拌均匀后,放进冰箱里冷冻成冰块,吃之前,放进搅拌机打成冰沙即可。

山楂
——消食降压

食材性味：性微温，味酸、甘。

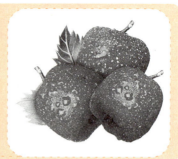

保健功效

山楂具有扩张血管、软化血管、增加冠脉血流量、改善心脏活力和镇静的作用。

山楂所含的解脂酶能促进脂肪类食物的消化，可以促进胃液分泌和增加胃内酶素。

山楂所含的黄酮类和维生素C、胡萝卜素等物质能阻断自由基的生成，从而增强机体的免疫力，所以山楂具有防衰老、抗癌的作用。

营养成分

（每100克）

蛋白质	0.5克	脂肪	1.5克
碳水化合物	20.7克	膳食纤维	2.9克
维生素A	8微克	胡萝卜素	0.05毫克
维生素C	19毫克	维生素E	7.32毫克
烟酸	0.4毫克	叶酸	0.4毫克
维生素B_1	0.02毫克	维生素B_2	0.01毫克
钙	162毫克	铁	0.9毫克
镁	19毫克	锌	0.02毫克
钾	299毫克	磷	24毫克
钠	0.9毫克	铜	0.11毫克

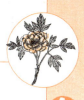

食用指南

避免使用铁锅煮山楂,因为山楂中的果酸易将锅中的铁分解形成铁化合物,从而使食用者出现恶心、呕吐、口舌发紫等中毒症状。

食用禁忌

山楂味道较酸,脾胃虚弱者、胃酸过多者及孕妇不宜食用。

选购保存

选购山楂时,以果大、肉厚、核小、皮红者为佳。山楂应放在陶制容器中或用保鲜袋包好放入冰箱保存。

营养食谱

山楂炖牛肉

原料 山楂100克,瘦牛肉250克,葱花、花椒粉、精盐、鸡精、植物油各适量。

做法 山楂洗净,去子和蒂;瘦牛肉洗净,切块,放入开水中焯去血水。炒锅倒入植物油烧至七成热,下葱花、花椒粉炒出香味。放入牛肉块翻炒均匀,倒入开水和山楂用小火炖熟,用精盐和鸡精调味即可。

薏米山楂汤

原料 山楂6克,薏米50克,冰糖适量。

做法 将薏米洗净入水中浸泡2小时,然后捞出沥干水分;山楂用小纱布袋包好。锅置火上,加入适量清水,放入薏米和山楂包,煮开,改用小火煮约25分钟,加入冰糖即可。

橙子
——行气化瘀

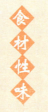

食材性味：性微凉，味甘、酸。

保健功效

橙子中的果酸具有软化血管的作用，黄酮类物质具有抗炎症和抑制凝血的作用，维生素C有降低胆固醇的作用，而钾、钙等元素可有效保护心脑血管的健康。橙子中富含维生素C和多种微量元素，可以补充皮肤所需营养、延缓皮肤衰老，还能抑制胆固醇在肝内转化为胆汁酸，从而降低胆结石的发病率。

营养成分

（每100克）

蛋白质	0.8克	脂肪	0.2克
碳水化合物	10.5克	膳食纤维	0.6克
维生素A	27微克	胡萝卜素	0.16毫克
维生素C	33毫克	维生素E	0.56毫克
烟酸	0.3毫克	叶酸	34微克
维生素B_1	0.05毫克	维生素B_2	0.04毫克
钙	20毫克	铁	0.04毫克
镁	14毫克	锌	0.14毫克
钾	159毫克	磷	22毫克
钠	1.2毫克	铜	0.03毫克

食用指南

吃橙子前后1小时内不宜喝牛奶，因为橙子中的果酸含量较多，会使牛奶中的蛋白质变性，降低牛奶的营养价值。

食用禁忌

贫血患者及口干咽燥、舌红苔少者不宜食用。

选购保存

以果形端正、大小适中、无畸形、果色鲜红或橙红、表皮光洁明亮、手指轻捏时弹性好且果梗新鲜者为佳。将橙子放在通风处即可保存。

营养食谱

蜂蜜橙子茶

原料 橙子5个，冰糖50克，蜂蜜1汤匙，白砂糖1汤匙，水适量。

做法 橙子洗净表皮，竖着轻轻划几刀，剥出整个橙子。橙子皮取下来后，用刀削去白色那层，然后将橙子皮切成细丝。将果肉加白砂糖腌制半小时，橙子皮加冰糖和少许清水，中火煮开，倒入果肉，中火再煮开后改小火慢慢熬煮，不停搅拌，熬至果汁变浓稠时关火，放凉后加入蜂蜜，搅拌均匀，装入无水无油的干净玻璃瓶中密封保存。喝时舀两勺泡水即可。

橙子牛奶汁

原料 橙子4个，柠檬1/4个，蛋黄1个，牛奶150毫升。

做法 柠檬、橙子分别洗净，去皮、子，切块。榨汁机中放入蛋黄、柠檬、橙子，搅打成汁。取一杯，倒入果汁，加入牛奶和冰块，搅匀即可。

橙子米酒汁

原料 橙子2个，米酒5~10毫升。

做法 橙子洗净，切块，去子，放入榨汁机中榨汁。取一杯，倒入橙汁，调入米酒即可。

李子
——降压保肝

食材性味：性平，味甘、酸。

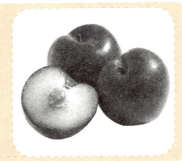

保健功效

李子含有丰富的营养物质，其中的糖类、蛋白质、氨基酸、脂肪、维生素和果酸等成分，都是人体中不可或缺的一部分。李子能促进胃酸和胃消化酶的分泌，从而加速大肠的蠕动，因此经常食用李子，不仅能促进消化，增加食欲，还可以治疗法胃酸缺乏、食后饱胀、大便秘结等疾病。李子中的糖、维生素、氨基酸和果酸都是保养肝脏的重要成分，经常食用李子，可以清肝利水，对肝硬化、腹水等疾病有显著的疗效。李子中的苦杏仁苷和脂肪油，是利水降压的良药。

营养成分

（每100克）

蛋白质	0.7 克	脂肪	0.2 克
碳水化合物	8.7 克	膳食纤维	0.9 克
维生素 A	25 微克	胡萝卜素	150 毫克
维生素 C	5 毫克	维生素 E	0.74 毫克
烟酸	0.4 毫克	叶酸	8.3 微克
维生素 B_1	0.03 毫克	维生素 B_2	0.02 毫克
钙	8 毫克	铁	0.6 毫克
镁	10 毫克	锌	0.14 毫克
钾	144 毫克	磷	11 毫克
钠	3.8 毫克	硒	0.23 微克

食用指南

未成熟的李子不要食用，因为未成熟的李子中含有大量的草酸，这种物质不易被人体吸收，会影响人体的酸碱平衡，对身体健康不利；李子不可与雀肉、鸡肉、鸡蛋、鸭肉等同食，否则会伤害五脏。

食用禁忌

结石病、溃疡病、胃肠炎患者及脾胃虚弱者也不宜食用。

选购保存

选购李子时，以按之略有弹性、尝之脆甜适度者为佳。李子最好放在阴凉处，不要洗。或用保鲜袋包装置于冰箱中冷藏，应尽快食用。

营养食谱

李子黄瓜皮饮

原料 李子150克，黄瓜皮50克。

做法 将李子、黄瓜皮入锅，加水500毫升，煎煮15分钟，去渣，取药液即成。

草莓李子酒

原料 草莓、李子各300克，冰糖250克，江米酒400克。

做法 先将李子洗净，晾干，去蒂，再用刀在李子上割划数刀。将草莓洗净，晾干，去蒂和叶子。在瓶子中，放一层李子和草莓，再放一层冰糖，依次放完。再倒入江米酒，封口。置于阴凉处，3个月后即可开封滤渣饮用。

李子果醋

原料 李子、米醋、冰糖各适量。

做法 李子洗净晾干水分，用小刀随便划上几刀，方便出汁，装入瓶中，倒入米醋盖过面，再加冰糖，三个月后过滤装瓶兑水饮用。

葡萄

——补血抗衰

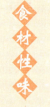

食材性味

性平,味甘。

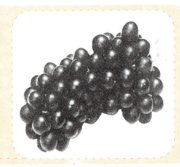

保健功效

葡萄含有丰富的铁质,所以具有补血的功效,葡萄干的含铁量更高,贫血患者及经期妇女宜常食用。

葡萄富含果糖和葡萄糖,大约有30%左右的果糖和葡萄糖能直接提供给人体热能,对运动前的热量补充和病后的体力恢复有益。

葡萄含有番茄红素,常吃葡萄可增加男性的精子数量,对原因不明的不育症有较好的疗效。

葡萄能降低人体血清胆固醇水平,阻止血栓形成,能预防心脑血管病。

葡萄含有的类黄酮,是一种强力抗氧化剂,可清除体内自由基,对抗衰老。

营养成分

(每100克)

蛋白质	0.3 克	脂肪	0.4 克
碳水化合物	10.2 克	膳食纤维	1.8 克
维生素 A	5 微克	胡萝卜素	0.13 毫克
维生素 C	4 毫克	维生素 E	0.34 毫克
烟酸	0.2 毫克	叶酸	4 微克
维生素 B_1	0.04 毫克	维生素 B_2	0.02 毫克
钙	11 毫克	铁	0.2 毫克
镁	6 毫克	锌	0.02 毫克
钾	124 毫克	磷	7 毫克
钠	0.5 毫克	硒	0.5 微克

食用指南

葡萄与糯米搭配食用,可使葡萄中的叶酸与糯米中的铁结合,可保持红细胞活力,滋润血色,适合贫血及疲劳者。

食用禁忌

糖尿病患者忌食。

选购保存

优质葡萄果串较大、果粒较大、果粒饱满、表层覆有白霜。有干柄、皱皮、掉粒现象者,质量较差。买回来葡萄之后,用纸包好,放在冰箱保存。

营养食谱

菠萝葡萄羹

原料 菠萝100克,葡萄干75克,白糖30克,淀粉15克。

做法 先将菠萝去皮、洗净,切丁;将葡萄干洗净。把淀粉放入碗中,兑入适量(10克)水,搅匀备用。在锅中加入适量的清水,大火煮沸,然后放入菠萝、葡萄干,煮开之后,加入白糖熬透,用水淀粉勾芡即可。

桑葚葡萄粥

原料 桑葚、白糖各30克,葡萄干10克,薏苡仁20克,粳米50克。

做法 将桑葚、薏苡仁洗净,并用冷水浸泡数小时。将粳米淘洗干净,放入锅中,再加入桑葚、薏苡仁和浸泡的水,最后放入葡萄干,大火煮沸,再改为小火,待到粥成时加入白糖,拌匀即可。每日1剂,早、晚各1次。

荔枝
——护肤健脑

食材性味：性温，味甘、酸。

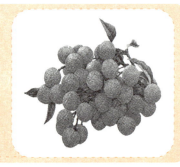

保健功效

荔枝富含维生素C和蛋白质，而荔枝果肉中含糖量列居多种水果的首位，具有补充能量、增加营养的作用。

荔枝富含的维生素，可促进微细血管的血液循环，令皮肤更加光滑有弹性。

荔枝对大脑组织也有很好的补养作用，能明显改善失眠、健忘、力倦神疲等症。

营养成分

（每100克）

蛋白质	0.9克	脂肪	0.2克
碳水化合物	16.6克	膳食纤维	0.5克
维生素A	2微克	胡萝卜素	10毫克
维生素C	41毫克	维生素E	0.1毫克
烟酸	1.1毫克	叶酸	4.1微克
维生素B_1	0.1毫克	维生素B_2	0.04毫克
钙	2毫克	铁	0.4毫克
镁	12毫克	锌	0.17毫克
钾	151毫克	磷	24毫克
钠	1.7毫克	硒	0.14微克

食用指南

为了以防上火,吃荔枝的时候可以"清热搭配"。比如吃荔枝前后喝一点淡盐水,或者把新鲜荔枝去皮浸入淡盐水中,放入冰箱里冰镇后再食用。

食用禁忌

易上火的人不宜吃荔枝,以免火上加火;老人、儿童、糖尿病人不宜多吃。

选购保存

荔枝以果形圆而略尖、果皮具刺手感觉、果皮鲜红者为佳。把过长的荔枝枝梗剪掉,然后将荔枝放入塑料袋内,置于阴凉处保存。

营养食谱

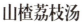

山楂荔枝汤

原料 山楂50克,荔枝50克。

做法 将山楂洗净,去核;荔枝洗净,去皮。锅中加入适量清水,放入山楂和荔枝,大火煮沸。煮沸后,再改为小火,继续煮10分钟即可。

荔枝莲子粥

原料 荔枝干7枚,莲子(去心)5枚,粳米60克。

做法 先将荔枝干去外壳,莲子洗净,与粳米同入锅内,加水煮成稀粥。

荔枝虾球

原料 虾500克,荔枝200克,精盐、料酒、植物油、胡椒粉各适量。

做法 将荔枝剥皮去核,虾去皮,只留尾部的皮备用,用刀将虾背划开,挑去虾线,用剪刀在虾的腰部穿一个洞,将虾尾拌匀,腌制20分钟。将虾放入开水中焯水,至虾稍变色即可。锅中放植物油,放入虾,加适量精盐,小火翻炒均匀。加入荔枝翻炒,出锅。

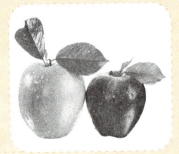

苹果——防癌养肺

食材性味：性凉，味甘。

保健功效

多吃苹果可以改善呼吸系统和肺功能，保护肺部免受污染和烟尘的影响。苹果富含粗纤维，可促进肠胃蠕动，协助人体顺利排出废物，减少有害物质对皮肤的危害；苹果中的果胶和微量元素铬能保持血糖的稳定，有效地降低胆固醇；苹果中的多酚及黄酮类天然化学抗氧化物质，可以减少肺癌的危险，预防铅中毒。

营养成分

（每100克）

蛋白质	0.4 克	脂肪	0.5 克
碳水化合物	13.5 克	维生素 A	3 微克
维生素 B_1	0.06 毫克	维生素 B_2	0.02 毫克
维生素 C	4 毫克	维生素 E	2.12 毫克
胡萝卜素	20 微克	烟酸	0.2 毫克
钙	4 毫克	铁	0.6 毫克
磷	12 毫克	钾	119 毫克
镁	4 毫克	铜	0.06 毫克
锰	0.03 毫克	钠	1.6 毫克
锌	0.19 毫克	硒	0.1 微克

食用指南

治疗便秘时应选熟苹果吃；结肠炎引起的腹泻，宜吃擦成丝的生苹果，睡前吃苹果可以消除口腔内的细菌；止咳和治疗嗓子沙哑，宜喝榨成汁的生苹果。

食用禁忌

痛经、糖尿病、冠心病、心肌梗死、肾炎患者不可多食。

选购保存

选购苹果时，以个大适中、果皮光洁、颜色艳丽、软硬适中、果皮无虫眼和损伤、肉质细密、酸甜适度、气味芳香者为佳。苹果应在低温增湿的环境中保存。可以包在塑料袋里放在冰箱保存。

营养食谱

拔丝苹果

原料 苹果2个，鸡蛋清1个，白糖、香油、淀粉、面粉、植物油各适量。

做法 苹果洗净，削去皮，去核，洗净，切大滚刀块，将面粉、鸡蛋清、淀粉及适量清水调成浆，苹果块放入拌匀上浆。锅内倒油烧热，将挂好浆的苹果块逐块下锅，炸至金黄色捞出，原锅置小火上。另用净锅，加少许油滑锅，加白糖炒至溶化，至淡金黄色时，端锅离火，手不停地转动锅。将苹果块放入原锅中，开大火复炸至表皮鼓起，捞出倒入糖汁，颠锅翻动，待糖汁包住苹果块，盛入事先抹过香油的盘里即可。

苹果胡萝卜汁

原料 苹果1个，胡萝卜1根。

做法 苹果、胡萝卜洗净，去皮，均切成2厘米见方的小块，加半杯纯净水后，榨汁。

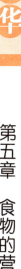

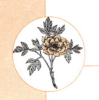

桃子
——养阴生津

食材性味：性温，味甘、酸。

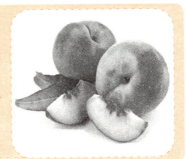

保健功效

桃子归胃、大肠经，有养阴、生津、润燥活血之功效，是治疗口渴、便秘、痛经、虚劳喘咳等疾病的良药，尤其适合气血两亏、面黄肌瘦、便秘、闭经、瘀血肿痛之人食用。

桃子富含膳食纤维和有机酸，可以促进肠道蠕动，提高消化能力，增加食欲。而桃子中的胶质物，则可以在大肠中吸收大量的水分，防止便秘的形成。桃子中还含有丰富的铁元素，是缺铁性贫血的最佳食疗水果。

营养成分

（每100克）

蛋白质	0.9 克	脂肪	0.1 克
碳水化合物	12.2 克	膳食纤维	1.3 克
维生素 A	3 微克	胡萝卜素	20 微克
维生素 C	7 毫克	维生素 E	1.54 毫克
维生素 B_1	0.01 毫克	维生素 B_2	0.03 毫克
烟酸	0.7 毫克	铜	0.05 毫克
钙	6 毫克	铁	10 毫克
镁	7 毫克	锌	0.34 毫克
钾	166 毫克	磷	20 毫克
钠	5.7 毫克	硒	0.24 微克

食用指南

桃子含有多种维生素、果酸和钙、磷、铁等矿物质,可辅助治疗缺铁性贫血,与薄荷搭配更佳。

食用禁忌

由于桃子性温,容易上火,因此内热偏盛、易生疮疖的人,不宜多食;婴幼儿也不要多食桃子,婴幼儿的肠胃无法透析桃子中的大分子物质,容易造成过敏反应。肾功能不好的人宜少食,否则会造成肾脏负担,加重病情;多病体虚、胃肠功能弱的人也不宜食用,否则会增加肠胃的负担。

选购保存

选购桃子时,以表面毛茸茸、有刺痛感,用力按压时硬度适中,桃核与果肉黏连者为佳。桃子宜放到冰箱里保存,但是放之前千万不要洗,洗过的桃子放入冰箱很快就会坏掉的。桃子适宜的冷藏的温度为0~0.5℃。

营养食谱

蜜桃干片

原料 新鲜桃子30个,蜂蜜80毫升,白糖10克。

做法 桃子洗净,剖成两半,去棱后晒干;将晒好的桃干放入瓷盆,拌上蜂蜜、白糖,再将瓷盆盖好放入锅内,隔水用中火蒸2小时;蒸好后冷却,装瓶备用。每次饭后食桃干片1~2块,桃蜜半匙,温开水冲淡服食。

莲子桃子番茄汤

原料 去心的莲子150克,桃子2个,番茄沙司50克。

做法 把莲子洗净,用水浸泡1夜。将桃子洗净,去核,切块。将莲子、番茄沙司放入清水中,大火煮沸,改为文火,继续煮30分钟。然后加入桃子,煮沸后,改文火煲10分钟即可。

菠萝
——促进消化

食材性味：性平，味微甘、涩。

保健功效

菠萝的消食作用，主要因其含有丰富的菠萝朊酶，它在胃里能分解蛋白质，帮助消化，尤其是过食肉类及腻食物之后，吃菠萝更为适宜。此外，菠萝中所含的糖、酶有一定的利尿作用，这对肾炎和高血压者有益。对治疗支气管炎也有辅助的功效。

营养成分

（每100克）

蛋白质	0.5 克	脂肪	0.1 克
碳水化合物	9.5 克	膳食纤维	1.3 克
维生素 A	3 微克	维生素 B_1	0.04 毫克
维生素 B_2	0.02 毫克	维生素 C	18 毫克
胡萝卜素	0.2 微克	视黄醇当量	88.4 微克
烟酸	0.2 毫克	钙	12 毫克
钾	113 毫克	钠	0.8 毫克
镁	8 毫克	铁	0.6 毫克
锰	1.04 毫克	锌	0.14 毫克
铜	0.07 毫克	磷	9 毫克
硒	0.24 微克		

食用指南

在食菠萝前，可先把果皮削去，然后切开，放盐水中蘸数次，洗一洗，浸一会儿，一则可使菠萝的味道显得更甜，二则使一部分有机酸分解在盐水里，减少了毒性。

食用禁忌

患有糖尿病者忌食，对菠萝过敏者忌食。

选购保存

选购菠萝时，以果实呈圆柱形或两头稍尖的卵圆形，大小均匀适中，果形端正，芽根数量少，菠萝表皮呈淡黄色或亮黄色，两端略带青绿色，上顶的冠芽呈青褐色者为佳。未削皮的菠萝在常温下保存即可。已削皮菠萝可以用保鲜膜包好放在冰箱里，但最好不要超过2天。

营养食谱

菠萝汁

原料 鲜菠萝果肉300克，精盐1克。

做法 先将菠萝果肉洗净，切成3厘米见方的果丁，榨取果汁备用；取一大杯，盛入凉开水100毫升，加入菠萝汁、精盐，搅匀即可。

菠萝鸭

原料 净鸭1只，菠萝250克，洋葱丝、芹菜、胡萝卜、植物油各50克，菠萝汁200克，胡椒粉2克，精盐5克，黄酒100克，味精1克，鲜汤100克。

做法 将鸭洗净，去内脏，用黄酒、精盐、味精、鲜汤、胡椒粉拌匀，腌渍约两小时。炒锅上火，放油烧热，下鸭煎至四面上色，撇去油，用菠萝汁烹之，加黄酒、洋葱丝、胡萝卜煨10分钟，再放入鲜汤，沸后用小火，焖至鸭熟汁浓。食用时将鸭放在盘内，装盘后周围用菠萝片、芹菜叶放上面，浇原汁即成。

梨 —— 保肝化痰

食材性味：性凉，味甘、微酸。

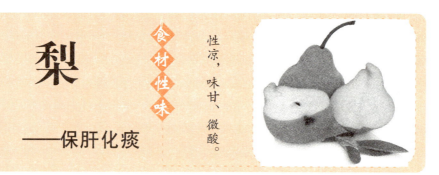

保健功效

梨中含有丰富的维生素 B 族，能保护心脏，减轻疲劳，增强心肌活力，降低血压；梨中的果胶含量很高，有助于消化，通利大便；梨有较多糖类物质和多种维生素，易被人体吸收，可增进食欲，保护肝脏；梨含有配糖体及鞣酸等成分，能祛痰止咳，对咽喉有养护作用。

营养成分

（每100克）

蛋白质	0.4 克	脂肪	0.2 克
碳水化合物	13.3 克	铜	0.62 毫克
维生素 A	6 微克	胡萝卜素	33 微克
维生素 C	6 毫克	维生素 E	1.34 毫克
烟酸	0.3 毫克	视黄醇当量	85.8 微克
维生素 B_1	0.03 毫克	维生素 B_2	0.06 毫克
钙	9 毫克	铁	0.5 毫克
镁	8 毫克	锌	0.46 毫克
钾	92 毫克	磷	14 毫克
钠	2.1 毫克	硒	1.14 微克

食用指南

梨可生食，也可熟食，捣烂饮汁或切片煮粥，煎汤服均可，梨除了鲜食外，还可以制成罐头、果酒等各类加工品。梨膏糖就是用梨加蜂蜜熬制成的。

食用禁忌

身体阳虚、畏寒肢冷者,腹胃虚弱者,孕妇不宜多吃或者最好不吃。

选购保存

以个头大小适中、果皮薄细、光泽鲜艳、果肉脆嫩、汁多、味香甜、无虫眼及损伤者为佳。贮藏梨的温度不能太低,否则会发生冻伤。在冰箱中保存,温度应不低于0℃,不高于5℃。

营养食谱

雪梨酱

原料 雪梨500克,白糖250克,琼脂10克,柠檬汁15克,白糖适量。

做法 雪梨洗净,去皮去核,切小丁;琼脂用温水泡软洗净。在锅中放适量清水烧沸,加上梨丁、柠檬汁和白糖煮10分钟,倒入琼脂熬至熔化浓稠,撇去浮沫,倒入容器中,待冷却后放入冰箱中冰镇即可。

雪梨银耳羹

原料 雪梨2个,银耳15克,百合、枸杞子、冰糖各适量。

做法 雪梨洗净,去皮去核,切块;百合、枸杞子洗净;银耳泡发,撕成小朵。砂锅中倒入适量清水,放入银耳,大火烧开,转小火炖至银耳软烂,放入百合、枸杞子、梨块、冰糖,炖至梨熟烂即可。

雪梨粥

原料 粳米1/3杯,雪梨1个,枸杞子、冰糖各适量。

做法 雪梨去皮去核,切成小块。枸杞子用水清洗干净,泡一下。锅中放米和适量的水(水要比平时烧粥略少一些,因为梨在烧煮过程中会出水)。烧开后放入梨块,小火烧半小时,关火前撒上枸杞子和适量冰糖,盖上盖焖一会即成。

石榴 —— 涩肠止血

食材性味：性温，味涩。

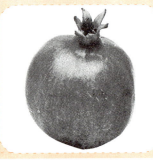

保健功效

石榴有帮助消化的功效，很适于老人和儿童食用。石榴有明显的收敛作用，能够涩肠止血，加之具有良好的抑菌作用，所以是治疗腹泻、出血的佳品。石榴汁在抵抗心血管疾病的临床实验上非同寻常，是一种比红酒、番茄汁、维生素E等更有效的抗氧化果汁。日本医学界用石榴的果实治疗肝病、高血压、动脉硬化，取得了一定的效果。

营养成分

（每100克）

蛋白质	1.6 克	脂肪	0.2 克
碳水化合物	13.7 克	膳食纤维	4.7 克
维生素A	43 微克	胡萝卜素	6 微克
维生素C	5 毫克	维生素E	2.28 毫克
烟酸	0.2 毫克	叶酸	6 微克
维生素B_1	0.05 毫克	维生素B_2	0.03 毫克
钙	6 毫克	铁	0.3 毫克
镁	16 毫克	锌	0.2 毫克
钾	231 毫克	磷	71 毫克
钠	0.7 毫克	铜	0.15 毫克

食用指南

将鲜石榴的果肉取汁,搭配酸奶和蜂蜜一起吃,不仅可以调节血压,还可以滋阴润肺。

食用禁忌

石榴糖多并有收敛作用,感冒及急性炎症、大便秘结患者要慎食,糖尿病患者要忌食;患有痰湿咳嗽,慢性气管炎和肺气肿等病的患者应忌食石榴。

选购保存

应挑选个大体重、手感硬脆者,不一定要挑选外皮鲜红的,但也不能挑选外皮青绿的。石榴贮藏适宜温度为2~3℃,最高不可超过5℃。

营养食谱

甜石榴西米粥

原料 西米50克,石榴150克,蜂蜜15克,糖桂花3克。

做法 将鲜甜石榴去皮,取子掰散;西米洗净,入开水锅内略汆后捞出,再用冷水反复漂洗,沥干水分备用;取锅加入冷石榴子,煮沸约15分钟后,滤去渣,加入西米,待再沸后,调入蜂蜜待滚,调入糖桂花,即可盛起食用。

石榴浸酒

原料 石榴2000克,人参、苦参、北沙参、丹参、苍耳子、羌活各60克,白酒1000克。

做法 将酸石榴、甜石榴捣烂;人参、苦参、北沙参、丹参、苍耳子、羌活切碎后一同装入布袋置于容器中,加入白酒密封浸泡4~7天后,过滤去渣即成。

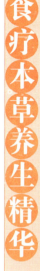

干果类功效全解

杏仁
——润肤养颜

食材性味：性微温、有小毒，味苦。

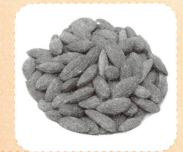

保健功效

杏仁含有丰富的黄酮类及多酚类成分，可降低胆固醇含量、促进皮肤微循环、滋润皮肤、美容养颜。

营养成分

（每100克）

蛋白质	22.5克	脂肪	45.4克
碳水化合物	23.9克	膳食纤维	8克
维生素C	26毫克	维生素E	18.53毫克
烟酸	3.9毫克	锰	2.54毫克
叶酸	32.8微克	铜	1.11毫克
维生素B_1	0.08毫克	维生素B_2	0.56毫克
钙	97毫克	铁	2.2毫克
镁	178毫克	锌	4.3毫克
钾	106毫克	磷	27毫克
钠	8.3毫克	硒	15.65微克

食用指南

杏仁止咳平喘，梨生津止渴、化痰清热、润肺清燥，二者配伍，用于冬、春季节发热或有内热者；杏仁中苦杏仁苷的代谢产物会导致细胞窒息，严重者会抑制呼吸中枢，宜炸炒，使有害物质挥发或溶解后食用，但也不宜多食。

食用禁忌

产妇、幼儿不宜多食。

选购保存

选购杏仁时，以颗粒大、均匀、饱满、有光泽，杏仁衣浅黄略带红色，颜色清新鲜艳，仁肉白净者为佳。如果仁体有小洞的是蛀粒，有白花斑的为霉点，不能食用。杏仁适宜储藏于干爽的环境中，其保质期可长达2年。开封了的杏仁则应置于不透风的储物罐中保存。

营养食谱

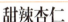

甜辣杏仁

原料 甜杏仁100克，橙汁150毫升，白糖、孜然粉、辣椒粉、红椒片、大蒜粉、橙皮、葡萄干各适量。

做法 橙皮洗净，切碎食用。将橙汁和白糖放入锅中，加热到汤汁减少至一半，呈黏稠状。加入孜然粉、辣椒粉、大蒜粉、红椒片以及橙皮，煸炒半分钟。加入杏仁，搅动至杏仁被汤汁包裹，入味收汁。将杏仁出锅冷却，趁热将杏仁一粒粒分开防止冻结。撒上葡萄干作装饰。

杏仁安神汤

原料 杏仁10克，银耳（干）3克，莲子10克，冰糖10克。

做法 将杏仁放入搅拌器，加入适量的水搅拌成汁。将银耳放入清水中，使其完全浸泡开，去除根部，撕成小块待用。将莲子去芯，待用。将杏仁汁放入锅内，加入银耳、莲子煮成汤汁，煮熟后加入冰糖即可。

板栗
——补肾平饥

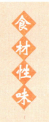

性温，味甘。

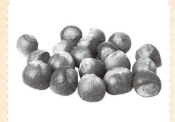

保健功效

板栗有养胃、健脾、补肾、壮腰的功效，可以缓解肾虚所导致的腰膝酸软、尿频等症。现代医学研究发现，板栗可有效预防多种疾病。板栗为肾之果，食之可有效缓解因皮肤虚所致的腰膝酸软、尿频、胃寒腹泻等症。板栗生食有止血功效，可缓解吐血、衄血、便血等一切血证，生板栗捣研涂敷，可辅助治疗瘰疬肿毒、筋骨肿痛及刀伤。膳食适当佐以板栗，有助于缓解腰肌劳损、腰腿部关节炎、脚气病等症。板栗所含的不饱和脂肪酸及多种维生素，对高血压、冠心病和动脉粥样硬化等疾病有较好的预防作用。

营养成分

（每100克）

蛋白质	4.2克	脂肪	1.2克
碳水化合物	40.9克	膳食纤维	2.1克
维生素A	2微克	胡萝卜素	0.01毫克
维生素C	24毫克	维生素E	4.56毫克
烟酸	0.8毫克	叶酸	100微克
维生素B_1	0.14毫克	维生素B_2	0.17毫克
钙	5毫克	铁	1.7毫克
镁	50毫克	锌	0.57毫克
钾	560毫克	磷	89毫克
钠	2毫克	硒	1.13微克

食用指南

板栗可以煮食、炒食、入菜、煮粥食或是鲜食。

食用禁忌

板栗较难消化,故脾胃虚弱、消化不良者不宜多食。

选购保存

以颗粒饱满、色泽深褐自然、无霉变、无虫害者为佳。将板栗连壳放于阴凉、干燥处保存,并注意防潮。

营养食谱

桂圆栗子粥

原料 栗子10个,桂圆15克,粳米100克,白糖适量。

做法 桂圆去壳取肉,洗净;栗子去壳,切开。将粳米用清水淘洗干净,放入准备好的栗子瓣、桂圆肉,并加入适量清水。先用大火煮沸,然后改用小火熬至粥熟,加白糖调味,盛起稍凉即可食用。

栗子山药核桃粥

原料 栗子8颗,山药30克,核桃仁10克,高粱米80克,精盐适量。

做法 栗子用水浸泡2小时,备用。高粱米淘洗干净,山药削去外皮、切成块状;核桃仁敲成碎末,备用。将栗子和高粱米放入锅中,加入适量的水,用大火煮开后,转小火煮30分钟。放进山药块,继续焖煮20~30分钟左右至山药熟软。加精盐调味,撒上核桃仁碎末,即可食用。

栗子瘦肉粥

原料 猪瘦肉200克,栗子250克,精盐、味精各适量。

做法 栗子去壳;猪瘦肉洗净,切片。锅中加适量清水烧开,放入栗子、猪瘦肉片,小火熬煮成汤,加精盐和味精调味即可。

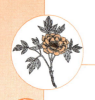

松子 —— 润肺滑肠

食材性味：性微温，味甘。

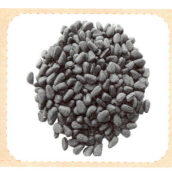

保健功效

松子仁有强阳补骨、和血美肤、润肺止咳、滑肠通便等功效。松子中富含不饱和脂肪酸，如亚油酸、亚麻油酸等，能调节血脂、预防心血管疾病。松子中维生素E高达30%，含大量矿物质，如钙、铁、钾等，能强壮筋骨、消除疲劳、软化血管、延缓衰老，是中老年人理想保健食物，也是女士们润肤美容的理想食物。松仁富含油脂，能润肠通便缓泻而不伤正气，对老人体虚便秘、小儿津亏便秘有一定的食疗作用。

营养成分

（每100克）

蛋白质	13.4 克	脂肪	70.6 克
碳水化合物	2.2 克	膳食纤维	10 克
维生素 A	2 微克	胡萝卜素	0.01 毫克
维生素 B_6	0.17 毫克	维生素 E	32.79 毫克
烟酸	4 毫克	叶酸	79 微克
维生素 B_1	0.19 毫克	维生素 B_2	0.25 毫克
钙	78 毫克	铁	4.3 毫克
镁	567 毫克	锌	4.61 毫克
钾	502 毫克	磷	569 毫克
钠	10 毫克	硒	0.74 微克

食用指南

松子以炒食、煮食为主；松子可直接食用，又可榨油，常用它作烹制菜品的配料。

食用禁忌

便溏、粉滑、咳嗽痰多、腹泻、肝功能严重不良者应忌食松子。

选购保存

挑选时要选颗粒仁丰满、大而均匀、色泽光亮、干燥者。散装的松子最好放在密封的容器里，以防油脂氧化变质。

营养食谱

松仁粥

原料 粳米、松子仁各100克，蜂蜜适量。

做法 松子仁切碎；粳米淘洗干净。锅中添入适量清水，放入松子仁和粳米烧开，小火煮成粥，滴入蜂蜜调味即可。

松仁香菇

原料 香菇150克，松仁75克，葱、姜、白糖、淀粉、蚝油、生抽、花生油各适量。

做法 将香菇用热水发开；葱、姜切片。锅内注油烧至七成热，下入控干水的香菇，用油过一下捞出；松子过油捞出备用。锅内留少许油，下入葱、姜炒香，加汤、蚝油、白糖、生抽、香菇，小火烧10分钟，用淀粉勾芡，撒上松子，装盘即成。

松仁爆鸡丁

原料 松子仁100克，嫩鸡肉300克，葱花、姜末、精盐、水淀粉各适量。

做法 鸡肉洗净，切丁；松子仁洗净。锅烧热放油，葱花、姜末炝锅，放鸡丁翻炒，加精盐，用水淀粉勾芡后下松子仁炒匀即成。

花生

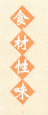

性平，味甘。

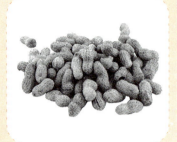

——止血防衰

保健功效

花生仁外面的那层"红衣"含有大量的维生素K，有很好的止血作用，对于患有多种出血性疾病的人有良好的止血功效。

花生富含卵磷脂和脑磷脂，它是神经系统所需要的重要物质，能延缓脑功能衰退，抑制血小板凝集，防止脑血栓形成。实验证实，常食花生可改善血液循环、增强记忆力、延缓衰老，是名副其实的"长生果"。

营养成分

（每100克）

蛋白质	12.1克	脂肪	25.4克
碳水化合物	5.2克	膳食纤维	7.7克
维生素A	6微克	维生素B_1	0.85毫克
维生素B_2	0.1毫克	维生素B_6	0.46毫克
维生素C	14毫克	维生素E	2.93毫克
维生素K	100微克	胡萝卜素	0.01毫克
叶酸	76微克	泛酸	17毫克
烟酸	14.1毫克	钙	8毫克
铁	3.4毫克	磷	250毫克
钾	1004毫克	钠	3.7毫克
铜	0.68微克	镁	110毫克
锌	1.79毫克	硒	4.5微克

食用指南

煮花生米前用水泡透再煮，口感才佳。煮时也不可用铁锅，否则花生米发黑；油炸花生米时，八成熟出锅，受余热影响，色泽和口感恰好。

食用禁忌

高脂血症患者、胆囊切除者、消化不良者、跌打瘀肿者忌食。

选购保存

优质花生大小均匀、果仁饱满、干燥清洁、皮色鲜艳、无霉变、无虫蛀。花生一般以当年生产的为好，隔年的色、香、味都会逊色。花生应在干燥、低温和密闭的环境中保存。

营养食谱

花生猪脚汤

原料 猪脚300克，胡萝卜50克，花生50克，枸杞子20克，葱、姜、高汤、精盐、料酒、胡椒粉各适量。

做法 猪脚砍成块；花生米泡透洗净；枸杞子泡透；胡萝卜去皮切块；葱切花；姜去皮，切片。锅内加水，待水开后放入猪脚、胡萝卜煮片刻，捞起待用。在砂锅内放入猪脚、胡萝卜、花生米、枸杞子、生姜、料酒，注入高汤，加盖煲45分钟后调入精盐、胡椒粉再煲10分钟，撒上葱花即可。

老醋花生米

原料 花生150克，生菜、香干、小葱、白糖、香油、香醋各适量。

做法 花生用油炸熟；生菜洗净切丝；香干切丁；小葱切末。取一个器皿放入香醋、白糖、香油、酱油、小葱搅拌均匀后调成汁待用。取一个碗，用生菜丝、香干丁垫底，放上炸好的花生，再倒入调好的汁拌匀即可。

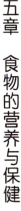

葵花子
——止泻降脂

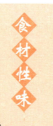

食材性味

性平,味甘。

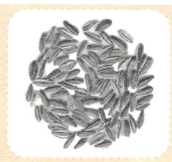

保健功效

葵花子维生素E的含量特别丰富,每天吃一把葵花子,就能满足人体一天所需的维生素E。这对安定情绪、防止细胞衰老、预防成人疾病都有好处。

葵花子的亚油酸可达70%,有助于降低人体的血液胆固醇水平,保护心血管健康。

葵花子可以防止贫血,还具有治疗失眠、增强记忆力的作用,对癌症、动脉粥样硬化、高血压、冠心病、神经衰弱有一定的预防功效。

葵花子可治泻痢、脓疱疮等疾病,可以调节人体新陈代谢、保持血压稳定及降低血中胆固醇,还可预防皮肤干裂、夜盲症。

营养成分

(每100克)

蛋白质	2.4 克	脂肪	0.3 克
碳水化合物	2.5 克	膳食纤维	1.4 克
维生素 A	487 微克	维生素 B_1	0.02 毫克
维生素 B_2	0.01 毫克	维生素 B_6	0.3 毫克
维生素 C	15 毫克	维生素 E	1.74 毫克
维生素 K	26 微克	胡萝卜素	0.89 毫克
叶酸	80 微克	泛酸	0.5 毫克
烟酸	0.4 毫克	钙	158 毫克
铁	1.7 毫克	磷	44 毫克
钾	287 毫克	钠	117 毫克
铜	0.03 毫克	镁	58 毫克
锌	0.52 毫克		

食用指南

葵花子的食用方法很多，除炒熟食用外，还可配以其他食品制成各种特色的葵花子糕点及美食等，葵花子不仅可榨油食用，亦可煲汤。

食用禁忌

瓜子吃得太多，还会上火，导致口舌生疮。葵花子中的蛋白质具有抑制睾丸素的成分，男性食用太多，可引发睾丸萎缩，造成不育，育龄男性不宜多食。

患有肝炎的病人最好不嗑葵花子，它会损伤肝脏，引起肝硬化。

选购保存

选购葵花子时，以颗粒大、子仁饱满结实、皮壳厚、表面为黑底白纹者为佳。置于阴凉、干燥处保存。

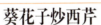

葵花子炒西芹

原料 葵花子25克，西芹150克，赤小豆25克，植物油5克，精盐适量。

做法 将葵花子去壳，留子。将西芹洗净，切成片。将赤小豆洗净，待用。烧开油，放入西芹和赤小豆爆炒，炒熟后加入精盐和葵花子，再翻炒几下即可。

山楂葵花子汤

原料 山楂50克，葵花子20克，红糖30克。

做法 将山楂洗净，去核切片，与葵花子同入锅炒熟，捣烂备用。锅内加水适量，放入葵花子、山楂，大火烧沸，调入红糖即可饮服。

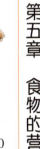

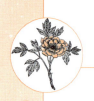

开心果

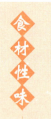

性温,味辛。

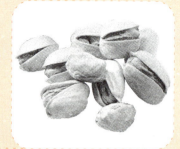

——润肠通便

保健功效

开心果含有油脂,可以榨油,所以越嚼香味越浓,余味无穷。正因为油脂丰富,因此开心果有润肠通便的作用,有助于肌体排毒。开心果的果仁含有维生素E,有抗衰老的作用,能增强体质。古代波斯国的国王视其为"仙果"。

营养成分

（每100克）

蛋白质	21克	脂肪	55克
碳水化合物	19克	维生素A	20微克
维生素B_1	0.43毫克	维生素B_2	0.24毫克
维生素B_6	1.22毫克	叶酸	59微克
泛酸	1.06毫克	烟酸	1毫克
钙	120毫克	铁	3毫克
磷	440毫克	钾	970毫克
钠	270毫克	铜	1.15毫克
镁	120毫克	锌	4.2毫克
硒	0.88微克		

食用指南

开心果炒制时要先用爆香的葱、蒜炒一下,让其特别香的味道充分表现出来。因为开心果可以直接吃,故炒的时间不能过长。

食用禁忌

开心果有很高的热量,并且含有较多的脂肪,凡是怕胖的人、血脂高的人应少吃。

选购保存

选购开心果时,以开口处均匀、整齐,颜色发黄,果实饱满,摇晃时听不到声音者为佳。开心果宜置于密封不透光的容器中,避免阳光照射,有助于减弱油脂类次级反应,或者放在冰箱里保存,以减少氧化反应。

营养食谱

开心果煎鸡沙拉

原料 鸡胸肉100克,开心果20~30粒,苦菊菜1棵,小番茄8个,蛋黄色拉酱、酸奶、日本青芥末、黑胡椒碎、淀粉、料酒、精盐、生抽、酱油、柠檬汁、植物油各适量。

做法 鸡胸肉用刀背拍松,用料酒、生抽、酱油、黑胡椒碎腌30分钟入味;苦菊菜洗净,切散;小番茄一切为二;开心果剥去壳;挤入柠檬汁混合。锅中抹一点植物油,烧热,将鸡胸肉放入锅中,两面分别煎熟;煎好的鸡胸肉切条。将苦菊菜、小番茄放大碗中,摆入鸡肉条,撒上开心果;将蛋黄酱、酸奶、日本青芥末、精盐调在一起,浇在碗中拌匀即可。

开心果炒青瓜番茄

原料 开心果50克,青瓜100克,番茄80克,蒜蓉、红辣椒粉、沙律酱、精盐各适量。

做法 开心果去壳,果仁研粗粒;青瓜洗净,切去两头对开切片;番茄洗净,去皮切粒。烧热油锅,先炒熟青瓜片,再放入番茄、开心果仁炒匀,加入精盐、蒜蓉、红辣椒粉、沙律酱调味即可。

南瓜子
——驱虫消肿

食材性味：性平，味甘。

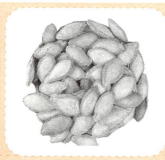

保健功效

南瓜子味甘，性平，有驱虫、消肿的功效，用于治绦虫、蛔虫、产后手足浮肿、百日咳、痔疮。据《中国药植图鉴》记载：炒后煎服，可治产后手足浮肿、糖尿病。

营养成分

（每100克）

蛋白质	33.2 克	脂肪	48.1 克
膳食纤维	4.9 克	维生素 B_1	0.23 毫克
维生素 B_2	0.09 毫克	维生素 E	13.25 毫克
胡萝卜素	4.6 微克	视黄醇当量	9.2 微克
烟酸	1.8 毫克	钙	16 毫克
钾	102 毫克	钠	20.6 毫克
镁	2 毫克	铁	1.5 毫克
锰	0.64 毫克	锌	2.57 毫克
铜	1.11 毫克	磷	1159 毫克
硒	2.78 微克		

食用指南

生食、炒食均可，男性宜常食南瓜子。

食用禁忌

一次不要吃得太多,过多食用南瓜子会导致头昏;胃热患者要少吃,否则会感到脘腹胀闷。

选购保存

选购南瓜子时,以果仁个大肉厚、形状对称、质地干燥、不伤不烂者为佳。南瓜子仁无需冷藏,放置在阴凉干燥处保存即可。南瓜子要密封保存,不然瓜子会变软,口感不好。

营养食谱

香炒南瓜子

原料 南瓜子1000克,精盐10克,沙子适量。

做法 将南瓜子淘洗干净后沥干水分,放盆内;精盐放碗内,加少量水融化成浓盐水、将浓盐水倒入南瓜子内,充分搅匀,然后将南瓜子摊开晾干;将晾干表面水分的南瓜子倒入锅内,加入干净沙子置炉火上炒,炒至噼啪声逐渐减弱,再炒5分钟即可;将沙子筛除,晾凉后装瓶或罐收藏,盖好瓶盖,以防返潮。

冬瓜淡菜汤

原料 冬瓜250克,南瓜子仁60克,海虹60克,香菇(鲜)15克,精盐3克。

做法 先将淡菜洗净,水泡半小时;冬瓜、冬瓜仁、香菇洗净;把全部用料一齐放入瓦锅内,加清水适量,武火煮开,文火再煮2小时,调味即可。

白果
——解毒定喘

食材性味：性平，味甘、苦。

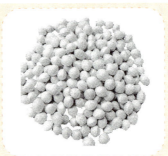

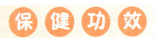

保健功效

中医认为，白果性味甘、苦，有小毒，有敛肺气、定痰喘、止带浊、止泄泻、解毒、缩小便，主治哮喘痰嗽、带下白浊、小便频数、遗尿等。白果具有通畅血管、保护肝脏、改善大脑功能、润皮肤、抗衰老、治疗老年痴呆症和脑供血不足等功效。

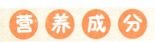

（每100克）

蛋白质	13.2 克	脂肪	1.3 克
碳水化合物	72.6 克	膳食纤维	—
胡萝卜素	3 微克	维生素 E	24.7 毫克
锰	2.03 毫克	视黄醇当量	9.9 微克
铜	0.45 毫克	维生素 B_2	0.1 毫克
钙	54 毫克	铁	0.2 毫克
镁	—	锌	0.6 毫克
钾	17 毫克	磷	23 毫克
钠	17.5 毫克	硒	14.5 微克

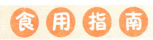

食用指南

白果可用来炒食、烤食、煮食，也可做配菜、糕点、蜜饯、罐头、饮料和酒类；食用要挑选个体发育成熟的白果，并要除去胚芽。

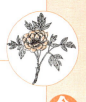

食用禁忌

儿童和体质弱的人要少食用白果。白果本身含有毒物质，多食令人"气壅胪胀昏顿"；故忌过量食用，否则会中毒，严重者可因呼吸衰竭而死亡。

选购保存

白果粒大、光亮、壳色白净者，品质新鲜。外壳泛糙米色，一般是陈货。取白果摇动，无声音者果仁饱满，有声音者，或是陈货，或是僵仁。白果买加后要放在通风阴凉处，不能晒太阳。因为晒太阳后，白果会外干内热且湿润，极容易霉变，霉点往往先从外壳开始。白果保鲜的最好办法是冷藏。

营养食谱

白果鸡汤

原料 嫩仔鸡1只，白果仁50克，枸杞子25克，当归、黄芪、生姜、精盐各适量。

做法 将嫩仔鸡宰杀洗净；白果仁用水泡软备用。将当归、黄芪、枸杞子加适量水烧开，用小火熬30分钟，去渣取汁。将仔鸡放入炖锅，倒入药汁，加入白果仁和生姜，大火烧开后转慢火炖3小时，加精盐调味即可。

栗子白果粥

原料 栗子肉、白果肉各200克，青梅50克，桂花糖、淀粉各适量。

做法 将栗子、白果切块，上笼蒸熟。锅中添入适量水，放入栗子、白果、青梅烧片刻，勾芡，加入桂花糖调匀即可。

银耳白果雪梨盅

原料 银耳1朵，雪梨2个，白果（干）2小把，冰糖3块。

做法 白果去壳，洗净，用清水浸泡。再将冰糖砸碎，将银耳置温水中浸泡，泡发后，用清水清净后，撕成小块备用。雪梨洗净，刮去外皮，从一端向2/3处动刀切开，挖掉果核，形成梨盅。将银耳、白果和冰糖碎填入雪梨中，开水上锅，中火蒸45分钟即可。

核桃
——润肤平喘

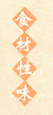

性平,味甘。

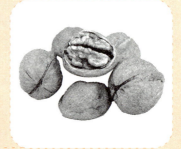

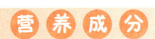

核桃中的磷脂和锌,对脑神经有很好的保健作用。核桃中含有的不饱和脂肪酸,可以降低胆固醇,防治动脉硬化。核桃仁含有大量的维生素E,经常食用可以令皮肤滋润光滑,富有弹性,还可以促进头发的生长。

核桃仁的镇咳平喘作用十分明显,对慢性气管炎和哮喘病有一定疗效。核桃有着很好的补肾填精功效,有助于改善肾虚状况。

营养成分

(每100克)

蛋白质	15.2克	脂肪	35.6克
碳水化合物	0.8克	膳食纤维	11.6克
维生素A	10微克	胡萝卜素	0.06微克
维生素C	1毫克	维生素E	43.21毫克
维生素B_1	0.26毫克	维生素B_2	0.14毫克
烟酸	1毫克	叶酸	91微克
钙	25毫克	铁	2.2毫克
镁	131毫克	锌	2.05毫克
钾	540毫克	磷	280毫克
钠	4毫克	硒	4.62微克

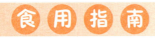

核桃仁有很好的补脑功效,黑芝麻中的维生素可以延缓衰老,两者搭配,

可增加皮脂分泌,改善皮肤弹性,保持皮肤细腻,延缓衰老,并迅速补充体力。有的人喜欢将核桃仁表面的褐色薄皮剥掉,这样会损失掉一部分营养,所以不要剥掉这层薄皮。

食用禁忌

核桃油脂含量高,吃多了会令人上火和恶心,故火旺、腹泻的人不宜多食。

选购保存

选购核桃时,宜选大而饱满、色泽黄白、油脂丰富、味道清香者为宜。核桃仁应放在有盖容器里,密封装好,置于阴凉、干燥处,要注意防潮。

营养食谱

琥珀核桃

原料 核桃仁500克,熟芝麻、白糖、植物油各适量。

做法 汤锅内加适量水烧开,放入核桃仁煮10分钟,捞出,沥干水分。炒锅放火上,倒入适量植物油烧至五成热,放入核桃仁炸至金黄,捞出,沥油。炒锅内留少许底油,烧热,放入白糖炒成糖汁,加核桃仁翻炒均匀,撒上熟芝麻,晾凉即可。

核桃豌豆羹

原料 豌豆粒200克,核桃仁50克,白糖、藕粉各适量。

做法 将豌豆粒洗净,煮烂,捣成泥状;藕粉用水调成藕粉液;核桃仁过油,捞出,沥油,剁成细末待用。锅置火上,倒入适量清水,煮沸后,加入白糖、豌豆泥搅匀煮沸,加入藕粉液勾芡成稀糊状,撒上核桃仁末即可。

莲子
——养心安神

食材性味：性平，味甘、涩。

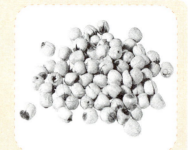

保健功效

莲子营养十分丰富，除含大量糖类和蛋白质外，还含有β-谷甾醇，生物碱及钙、磷、铁等矿物质和维生素。值得一提的是，每100克莲子所含的钾元素是同重量的所有动植物食品中钾元素含量最高的，故有着十分显著的强身健体作用。

莲子中有一个青绿色的胚芽，称为莲子心，因带有苦味，人们吃莲子时往往将它摘去，其实，莲子心是一味中药。中医临床常用莲心辅疗高血压、头晕、心悸、失眠等症。特别是因高血压引起心中烦热、口苦时，服用莲心效果好。

营养成分

（每100克）

蛋白质	16.6 克	脂肪	2 克
碳水化合物	61.8 克	膳食纤维	1.2 克
维生素 A	3 微克	胡萝卜素	0.02 毫克
维生素 C	25 毫克	维生素 E	0.73 毫克
烟酸	0.04 毫克	维生素 K	200 微克
维生素 B_1	0.16 毫克	维生素 B_2	0.04 毫克
钙	89 毫克	铁	6.4 毫克
镁	20 毫克	锌	0.35 毫克
钾	2.06 毫克	磷	285 毫克
钠	161.3 毫克	硒	0.6 微克

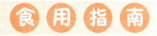

莲子可煮粥、做糕点、做汤等。

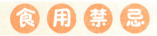

有肠燥便秘、腹部胀满、消化不良的人慎食。

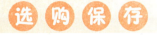

莲子以颗粒大、均匀饱满、色泽象牙黄,并带有清香气者为佳。莲子可用袋装好,置于阴凉、干燥、通风处保存。

营养食谱

紫米莲子红枣粥

原料 紫米、糯米各30克,莲子15克,红枣5颗,枸杞子、冰糖各适量。

做法 先将紫米和糯米洗净,用水浸泡2小时。另起锅,锅中水沸后放入莲子煮20分钟,再焖10分钟,使莲子松软。将浸泡好的紫米、糯米与莲子、红枣放入锅中,以大火煮至滚沸。将枸杞子放进锅里,再转小火,煮至材料全都熟软出味。粥成后加少许冰糖调味,即可食用。

薏莲荷叶鸡丝粥

原料 薏米30克,鲜莲子20颗,糙米50克,鸡胸肉50克,荷叶、陈皮、精盐各适量。

做法 将薏米洗净后用水浸泡6个小时;糙米洗净后用水浸泡2小时。鸡胸肉剥成丝,备用。另烧开水,待锅内水滚沸时,放入莲子、荷叶、陈皮、精盐煮20分钟,然后熄火再焖10分钟,使莲子松软香喷为宜。

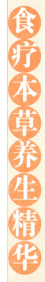

肉禽蛋类功效全解

猪肉 ——补虚强身

食材性味：性平，味甘、咸。

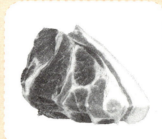

保健功效

猪肉是目前人们餐桌上重要的动物性食品之一。因为猪肉纤维较为细软，结缔组织较少，肌肉组织中含有较多的肌间脂肪，因此，经过烹调加工后肉味特别鲜美，具有补虚强身、滋阴润燥、丰肌泽肤的作用。凡病后体弱、产后血虚、面黄羸瘦者，皆可用之做营养滋补之品。

营养成分

（每100克）

蛋白质	13.2毫克	脂肪	37毫克
碳水化合物	2.4克	膳食纤维	—
维生素A	18微克	胡萝卜素	0.6微克
维生素C	1毫克	维生素E	0.35毫克
烟酸	3.5毫克	视黄醇当量	46.8微克
维生素B_1	0.22毫克	维生素B_2	0.16毫克
胆固醇	80毫克	铜	0.06毫克
钙	6毫克	铁	1.6毫克
镁	16毫克	锌	2.06毫克
钾	204毫克	磷	162毫克
钠	59.4毫克	硒	11.97微克

食用指南

猪肉中含有维生素 B_1，如果吃肉时再拌一点大蒜，可以延长维生素 B_1 在人体内停留的时间，这对促进血液循环以及尽快消除身体疲劳、增强体质，都有重要的作用；猪肉不宜与菠菜同吃。菠菜含铜，铜是制造红细胞的重要物质之一，脂肪代谢所必需的，二者同吃，则菠菜析出的铜全大量减少，不利于营养成分的吸收。

食用禁忌

湿热偏重、痰湿偏盛、舌苔厚腻者忌食；冠心病、高血压、高血脂、肥胖症患者，忌食肥猪肉，它含的脂肪是一种饱和脂肪酸，能促进人体血浆中胆固醇增高，对这类人群不利。

选购保存

选购猪肉时，以脂肪白而硬肉质紧密，富有弹性，手指压后凹陷处立即复原者为佳。买回的猪肉应先用水洗净，分割成小块，分别装入保鲜袋，再放入冰箱冷冻保存。

营养食谱

回锅肉

原料 连皮猪腿肉300克，青蒜50克，白糖5克，豆瓣15克，豆豉2.5克，甜面酱10克，精盐、葱段、生姜片各2克，油25克，酱油10克。

做法 将猪腿肉洗净，锅中放入适量水和姜片、葱段，水开后放入肉煮至刚熟（约10分钟，用筷子能戳透肉），捞起用冷水稍浸，沥干，将肉切成约4厘米宽的大薄片。豆瓣、豆豉剁碎，青蒜拍碎，切段。炒锅烧热，放油，下肉片略炒，至肉片稍卷。下豆瓣、豆豉、甜面酱、精盐、酱油、白糖，放入青蒜段炒至断生即可。

猪肉骨头汤

原料 扇子骨 500 克，直通骨 1000 克，尾脊骨 500 克，碎骨 500 克，黄酒 50 克，精盐 3 克，大葱 2 克，生姜 2 克。

做法 将扇子骨、直通骨、尾脊骨、碎骨洗净，然后放入开水锅，再次烧开后转小火煮 10 分钟。将骨头取出，放入温热水中，用抹布将骨头逐根洗净，尤其是骨头缝里的血沫、杂质，都要抹掉。将真通骨劈断，劈开两，出尽骨髓，放在钢精锅中，用细网筛过滤原汤，加入大葱、生姜、黄酒、精盐，用大火烧开，再一次撇去浮沫，转小火 3 小时后出汤即好。

猪肝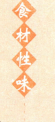
——护眼补血

食材性味：性平，味甘、咸。

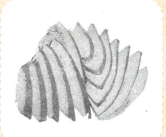

保健功效

猪肝中维生素 A 的含量远远超过奶、蛋、肉、鱼等食品，具有维持正常生长和生殖机能的作用，能保护眼睛，维持正常视力，防止眼睛干涩、疲劳，还能维持健康的肤色，对皮肤的嫩美具有重要意义。

猪肝含铁丰富，可调节和改善贫血病人造血系统的生理功能。经常食用猪肝还能补充维生素 B_2，可以去除机体中的一些有毒成分。

猪肝中还具有一般肉类食品中缺乏的维生素 C 和微量元素硒，能增强人体的免疫反应、抗氧化、防衰老，并能抑制肿瘤细胞的产生。

营养成分

(每100克)

蛋白质	22.7 克	脂肪	5.7 克
碳水化合物	5 克	维生素 A	10756 微克
维生素 B_1	0.22 毫克	维生素 B_2	2.41 毫克
维生素 B_6	0.89 毫克	维生素 B_{12}	52.8 微克
维生素 C	30 毫克	维生素 D	420 微克
维生素 E	0.3 毫克	维生素 K	1 微克
叶酸	1000 微克	泛酸	6.4 毫克
烟酸	13.5 毫克	生物素	28 微克
钙	54 毫克	铁	7.9 毫克
磷	330 毫克	钾	300 毫克
钠	88.3 毫克	铜	0.65 毫克
镁	24 毫克	锌	3.89 毫克
硒	19.2 毫克		

食用指南

猪肝的食用方法很多，可煮、可卤、可熏，也可配以其他蔬菜制成各种凉菜，还可烹调炒制出各种特色风味菜肴，亦可煮粥、煲汤食用等。

食用禁忌

动物肝中含有较多的胆固醇，高胆固醇血症、肝病、高血压和冠心病患者应少食。

选购保存

选购猪肝时，以表面光泽，呈紫红色，手感有弹性，没有硬块或水肿者为佳。猪肝储存时应先洗净，沥干后在猪肝的表面涂抹一层猪油或食用油，然后贮放在冰箱或者阴凉处保存。

营养食谱

熘肝尖

原料 鲜猪肝250克,鸡蛋清1个,青蒜苗100克,植物油1000克,精盐、葱花、姜片、料酒、酱油、高汤各适量。

做法 将鸡蛋倒入切好的猪肝内并抓匀,备用。锅内放1000克的植物油,烧滚热,将肝尖放在漏勺内,用手勺舀滚油浇肝尖(油温一直保持滚热),这样反复浇2~3次,再翻动一下漏勺内的肝,将没浇到的再用热油浇2次,以使其受热均匀,色泽一致,待滚过油的肝尖全部变成白色时,捞出沥油。锅留底油,先用葱花、姜片、精盐炝锅,下料酒、酱油急火快炒,再下入肝尖和青蒜苗,炒匀,勾薄芡即可出锅。

鱼香猪肝

原料 猪肝150克,泡红辣椒15克,蒜末5克,姜末5克,葱花10克,酱油10克,醋6克,糖10克,水淀粉15克,料酒5克,精盐、汤各适量。

做法 猪肝洗净切成片,辣椒切成段,起油锅,倒入猪肝,炒至变色,加入豆瓣酱、葱花及调料,再炒几下即可。

菠菜猪肝汤

原料 猪肝1块,菠菜250克,枸杞子、精盐、姜、料酒、生抽、香油、生粉、高汤各适量。

做法 猪肝用清水和料酒浸泡,去毒去腥。猪肝切片,用少许生抽、精盐、生粉和香油腌制。菠菜洗净切段。锅入水烧沸后将猪肝和菠菜分别焯一下,沥干水分。锅中放入姜片和高汤,烧开后放入菠菜,再烧开后放入猪肝和洗净的枸杞子。烧开即可关火。

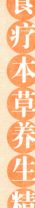

猪蹄

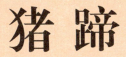

食材性味：性平，味甘、咸。

——壮腰通乳

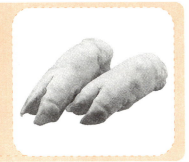

保健功效

传统医学认为，猪蹄有壮腰补膝和通乳之功，可用于肾虚所致的腰膝酸软和产妇产后缺少乳汁之症。

猪蹄中含有大量的胶原蛋白质，其在烹调过程中可转化成明胶，能增强细胞生理代谢功能，有效地改善肌体生理功能和皮肤组织细胞的储水功能，使细胞保持湿润状态，防止皮肤过早褶皱，延缓皮肤衰老。

营养成分

（每100克）

蛋白质	22.6毫克	脂肪	18.8毫克
碳水化合物	3.2克	胆固醇	192毫克
维生素A	3微克	维生素B_1	0.05毫克
维生素B_2	0.1毫克	维生素E	0.01毫克
胡萝卜素	0.4微克	视黄醇当量	58.2微克
烟酸	1.5毫克	钙	33毫克
铁	1.1毫克	磷	33毫克
钾	54毫克	镁	5毫克
锰	0.01毫克	铜	0.09毫克
钠	101毫克	锌	1.14毫克
硒	5.85微克		

食用指南

猪蹄若作为通乳食疗,应少放盐,不放味精。晚餐吃得太晚时或临睡前不宜吃猪蹄,以免增加血液黏度;猪蹄炖黄豆是功效非常理想的丰胸美食。

食用禁忌

由于猪蹄含脂肪量高,一些胃肠消化功能减弱的老年人不可过多食用,患有肝胆疾病、动脉硬化及高血压病的患者应少食或不食为好。

选购保存

选购猪蹄时,以颜色接近肉色,有新鲜的猪肉香味,没有其他异味,有筋的猪蹄更为好吃。猪蹄放在冰箱里保存即可。

营养食谱

曲香猪脚圈

原料 猪蹄250克,葱段、姜丝、曲酒、精盐、味精、白酒各适量。

做法 猪蹄去毛,洗净,斩块焯水,加葱段、姜丝、白酒蒸烂。将曲酒、精盐、味精对成调料汁,将猪蹄浸泡在调料汁里入味,最后撒上葱段、姜丝即可。

淮山圆肉炖猪手

原料 猪蹄300克,淮山100克,桂圆肉50克,高汤、精盐、味精各适量。

做法 将猪蹄斩块,焯净血水。将猪蹄、淮山、桂圆肉放入砂锅中,加高汤共炖1小时左右,调入精盐、味精即可。

牛肉

食材性味

性温，味甘。

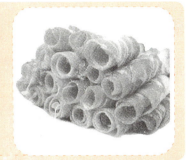

——补气健胃

保健功效

牛肉蛋白质中所含人体必需的氨基酸甚多，故其营养价值甚高。《本草纲目》载："牛肉补气现黄芪同功。"牛肉甘平补益，健脾补胃，对气血不足、诸虚劳损、头昏乏力、神倦懒言、心悸心慌、面色㿠白、食欲不振均有治疗功效。对食积脘腹胀满、呕吐酸腐，或腹中积食也有较好的疗效。

营养成分

（每100克）

蛋白质	17.8 克	脂肪	2 克
碳水化合物	0.2 克	维生素 B_6	0.38 毫克
维生素 A	3 微克	维生素 B_{12}	0.8 微克
维生素 K	7 微克	维生素 E	0.42 毫克
烟酸	4.1 毫克	叶酸	6 微克
维生素 B_1	0.04 毫克	维生素 B_2	0.14 毫克
维生素 D	243 微克	铜	0.1 毫克
钙	6 毫克	铁	2.2 毫克
镁	17 毫克	锌	1.77 毫克
钾	270 毫克	磷	150 毫克
钠	48 毫克	硒	6.26 微克

食用指南

清炖牛肉时在锅里加入1个山楂、1块橘皮或一点茶叶，牛肉不仅容易烂，还能较好地保存营养成分。

食用禁忌

内热盛者忌食，服氨茶碱时禁忌食用，心脏病者不能多吃。

选购保存

选购牛肉时，以牛肉新鲜，有光泽，红色均匀，具有正常的气味，有弹性，指压后凹陷立即恢复，不黏手，肉皮上无红点者为佳。牛肉适宜放在冰箱中保存，保存时间不宜超过1周。

营养食谱

陈皮牛肉丝

原料 陈皮、牛肉，葱丝、姜丝、芹菜、红辣椒各适量。

做法 将调制好的牛肉丝过油，七八分熟后，再倒入陈皮，稍加搅拌即可盛出。再将各种佐料过油，稍加煎炒，就可倒入陈皮牛肉丝，急火烹调即可。

牛肉砂仁生姜汤

原料 牛肉150克，砂仁10克，生姜10克。

做法 牛肉切小块，生姜切片，砂仁用洗净白布包扎，上3味入锅，加水1500毫升，煎煮1小时，去砂仁，装汤碗即成。

土豆烧牛肉

原料 牛肉300克，土豆200克，葱段、姜片、精盐各适量。

做法 牛肉洗净，切成小块；土豆洗净，去皮，切块。油锅烧热，放入牛肉煸炒，加入葱段、姜片，并加入水浸过牛肉块，盖上锅盖，用小火炖至牛肉快烂时，加入精盐、土豆再炖，炖至牛肉、土豆熟烂入味即可。

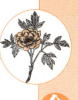

羊肉

——补虚助阳

食材性味：性温，味甘。

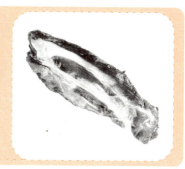

保健功效

《本草纲目》记载：羊肉能暖中补虚，滋肾气。羊肉肉质细嫩，容易消化，同时还可以增加消化酶，保护胃壁和肠道，从而有助于食物的消化。羊肉性温热，可补气滋阳、暖中补气，还可以祛湿、暖胃，对于产后血虚经寒所致的腹冷痛也有很好效果。

营养成分

（每100克）

蛋白质	20.5克	脂肪	3.9克
碳水化合物	0.2克	维生素D	320微克
维生素A	11微克	维生素K	6微克
维生素C	1毫克	维生素E	0.31毫克
烟酸	5.2毫克	叶酸	1微克
维生素B_1	0.15毫克	维生素B_2	0.14毫克
维生素B_6	0.3毫克	铜	0.11毫克
钙	9毫克	铁	3.9毫克
镁	17毫克	锌	6.06毫克
钾	403毫克	磷	196毫克
钠	69.4毫克	硒	7.18微克

食用指南

羊肉特别是山羊肉膻味较大，煮制时放个山楂或加一些萝卜、绿豆，炒制时放葱、姜、孜然等等佐料可以去除膻味。

食用禁忌

羊肉属大热之品，凡有发热、牙痛、口舌生疮、咳吐黄痰等上火症状者都不宜食用，患有肝病、高血压、急性肠炎或其他疾病及处于发热期间的人也不宜食用。

选购保存

选购羊肉时，以外观完整，肉质色泽红润，脂肪呈白色或微黄色，表面湿润且富有弹性，质地硬而脆者为佳。将羊肉剔去筋膜，再用保鲜膜、报纸、毛巾按顺序包好，放入冰箱中保存，保存时间可以相对长一些。

营养食谱

白菜羊肉丸子汤

原料 羊肉125克，大白菜50克，豆腐皮50克，鸡蛋1个（取蛋清），黄芪20克，葱末、姜末、淀粉、精盐、料酒、香油各适量。

做法 大白菜洗净，切细丝；豆腐皮切丝。羊肉洗净剁碎，加姜末、葱末搅拌至出汁，打入鸡蛋清，加入淀粉、精盐、料酒调拌均匀，做成羊肉丸子。汤煲里加入清水煮沸，放入黄芪、白菜丝、豆腐丝炖煮30分钟，下羊肉丸煮至丸子浮起，调入精盐，撒上葱末，滴几滴香油即可。

枸杞炖羊肉

原料 羊腿肉500克，枸杞子10克，料酒、精盐、味精、葱段、姜片各适量。

做法 羊肉清洗干净，整块入开水锅内煮透，放在冷水内洗净血沫，切成3厘米大小的方块。锅置火上放油烧热，下羊肉与姜片煸炒；烹入料酒后再煸炒，炒透后将羊肉与姜片一起倒入大砂锅内；放入枸杞子、精盐、葱段烧开，撇尽浮沫；加盖，用小火炖，待羊肉炖烂，放入味精调味即成。

兔肉
——健美延年

食材性味：性凉，味甘。

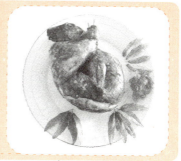

保健功效

兔肉含有大脑和其他器官发育不可缺少的卵磷脂，以及多种维生素和氨基酸，有健脑益智，促进儿童健康成长，帮助老人延年益寿的功效。兔肉可保护血管壁，阻止血栓形成，增强体质，健美肌肉，还能加强皮肤细胞活性，维护皮肤弹性；兔肉所含的脂肪多为不饱和脂肪酸，不会增肥，是肥胖者理想的肉食。

营养成分

（每100克）

蛋白质	19.7 克	脂肪	2.2 克
碳水化合物	0.9 克	膳食纤维	—
维生素 A	212 微克	胡萝卜素	1 微克
维生素 B_{12}	2.68 微克	维生素 E	0.42 毫克
烟酸	4.1 毫克	维生素 D	188 微克
维生素 B_1	0.11 毫克	维生素 B_2	0.1 毫克
胆固醇	59 毫克	铜	0.12 毫克
钙	12 毫克	铁	2 毫克
镁	15 毫克	锌	1.3 毫克
钾	284 毫克	磷	165 毫克
钠	45.1 毫克	硒	10.93 微克

食用指南

兔肉几乎没有筋络，顺着纤维纹路切，才能保持形态整齐，肉味也更鲜嫩，否则不易煮烂。兔肉适用于炒、烤、焖等烹调方法，可红烧、粉蒸、炖汤。兔肉和其他食物一起烹调，会附和其他食物的滋味，故又被称为"百味肉"。

食用禁忌

皮肤病、肿瘤、糖尿病患者忌食。

选购保存

选购兔肉时，以色泽鲜艳、均匀，颜色呈红色且略带灰色，肉质柔软，脂肪呈白色或微黄色，肌肉纤维坚实且有韧性，不黏手者为佳。兔肉保存前需要先焯水沥干，然后把精盐均匀地涂抹在兔肉上，用竹签将兔肉撑开风干，置于阴凉干燥处即可。

营养食谱

荠菜菊花兔肉汤

原料 兔肉 250 克，荠菜 120 克，菊花 30 克，精盐适量。

做法 将荠菜去根，洗净；菊花洗净；兔肉洗净，切块，去油脂，用开水血水；把兔肉放入锅内，加清水适量，小火煮约 1 小时至兔肉熟烂；然后加入荠菜、菊花，再煮半小时；去菊花、荠菜渣，加精盐调味即可。

兔肉粥

原料 兔肉 150 克，香菇 50 克，荸荠 50 克，粳米 100 克，精盐、味精等调味料适量。

做法 将兔肉、荸荠、香菇洗净，分别切小丁；粳米洗净，先入锅中煮开锅，然后放入兔肉、荸荠、香菇熬煮成粥，熟时调味，供早、晚食用。

鸭肉

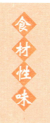

食材性味：性寒，味甘、咸。

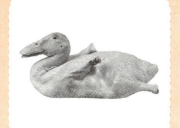

——滋阴补虚

保健功效

《本经逢原》："温中补虚，扶阳利水，是其本性。男子阳气不振者，食之最益，患水肿人用之最妥。"鸭肉营养丰富，尤其适宜夏秋季节食用，对于血晕头痛、阴虚失眠、肺热咳嗽、肾炎水肿、小便不利、低热等症有很好的疗效；含较多维生素B族和维生素E，可抗脚气病和多种炎症。

营养成分

（每100克）

蛋白质	15.5克	脂肪	19.7克
碳水化合物	0.2克	膳食纤维	—
维生素A	52微克	胡萝卜素	0.7微克
维生素B_{12}	0.6微克	维生素E	0.27毫克
烟酸	4.2毫克	视黄醇当量	63.9微克
维生素B_1	0.08毫克	维生素B_2	0.22毫克
胆固醇	94毫克	铜	0.21毫克
钙	6毫克	铁	2.2毫克
镁	14毫克	锌	1.33毫克
钾	191毫克	磷	122毫克
钠	69毫克	硒	12.25微克

食用指南

鸭肉可以补充人体水分，补阴并清热止咳，但是脂肪含量很高，山药的补阴之力更强，与鸭肉同食，可消除油腻，降低血液中的胆固醇，补肺效果更佳。

食用禁忌

脾胃虚寒、大便稀溏、胃部冷痛及妇女寒性痛经者忌食。感冒未清、发热咳嗽者、慢性支气管炎、咳痰清稀、虚寒咳嗽者不宜多食。

选购保存

选购鸭肉时，以鸭肉体表光滑，呈乳白色，鸭腿肌肉结实，有突出的胸肉，切开后切面呈玫瑰色，香味浓郁者为佳。可以将鸭肉放入保鲜袋内，置于冰箱的冷冻室内冷冻保存。一般情况下，保存的温度越低，能够保存的时间也越长。

营养食谱

海带丝炖老鸭

原料 鸭子1只，水发海带200克，料酒、精盐、枸杞子、味精、葱末、姜片、花椒、胡椒粉各适量。

做法 将鸭子洗净后剁成小块，发好的海带洗净，切丝备用。锅内放水，再放入鸭肉，煮沸后撇去浮沫。加入料酒、葱末、姜片、花椒、胡椒粉、枸杞子、海带丝，煮沸后改用中火煮至鸭肉熟烂。加入精盐、味精调味即可。

白菜鸭肉汤

原料 大白菜150克，鸭胸肉100克，葱花、枸杞子、精盐、鸡精、植物油各适量。

做法 大白菜择洗干净，切丝；鸭胸肉洗净，切丝。锅置火上，倒入植物油，待油烧至六成热，炒香葱花，放入鸭胸肉翻炒至肉丝发白，加适量清水和枸杞子煮15分钟，放入大白菜丝煮熟，用精盐和鸡精调味即可。

鹅肉

——益气补虚

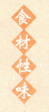

食材性味

性平,味甘。

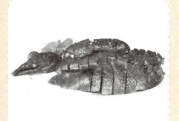

保健功效

鹅肉具有益气补虚、和胃止渴、祛风湿、防衰老的功效,是中医食疗的上品。鹅肉蛋白质的含量很高,富含人体必需的多种氨基酸、维生素、微量元素,并且脂肪含量很低。鹅肉适宜身体虚弱、气血不足、营养不良者食用。

营养成分

(每100克)

蛋白质	17.9 克	脂肪	19.9 克
碳水化合物	5.43 克	胆固醇	74 毫克
维生素 A	42 微克	维生素 B_1	0.07 毫克
维生素 B_2	0.23 毫克	维生素 E	0.22 毫克
烟酸	4.9 毫克	钙	4 毫克
磷	144 毫克	钾	232 毫克
钠	58.8 毫克	镁	18 毫克
铁	3.8 毫克	铜	0.43 毫克
锌	1.36 毫克	硒	17.68 微克

食用指南

鹅肉口感鲜嫩松软、清香不腻,烹制以煨汤居多,也可熏、蒸、烤、烧、酱等。

食用禁忌

温热内蕴、皮肤疮毒、瘙痒症、痼疾、高血压病、高脂血症、动脉硬化者忌食。

选购保存

购买时宜选择新鲜的大腿肉，其食疗效果最佳。鹅肉购买后要马上放进冰箱的冷冻室里，并且在2天内食用完。若吃不完，应将剩下的鹅肉煮熟，然后放入冰箱冷藏保存。

营养食谱

白鹅汤

原料 白鹅肉500克，薏米50克，白茯苓50克，姜、精盐、料酒、小葱、味精各适量。

做法 将白鹅肉洗净切块，在热水中汆一下捞起；将白茯苓、薏米快速洗净；将鹅肉放入砂锅内，加入姜、精盐、料酒各适量。上面放薏米、白茯苓，加水适量盖上锅盖，先用旺火烧开，再用文火慢炖，直至肉烂为止，最后加入精盐、味精、葱即成。

沙参玉竹煲鹅肉

原料 鹅肉250克，玉竹15克，北沙参15克，山药30克，精盐适量。

做法 先将鹅肉洗净，切成小块，北沙参、玉竹、山药洗净，一同入锅，加清水适量，用旺火煮沸，再转用小火慢炖至鹅烂，加精盐调味，饮汤吃鹅肉。

鹅肉枸杞汤

原料 鹅肉300克，土豆100克，红枣8个，枸杞子30克，姜片、葱花、胡椒粉、味精、料酒、精盐各适量。

做法 鹅肉洗净，剁块，汆烫；土豆去皮切块。锅中加清水烧开，下入姜片、枸杞子、红枣和鹅肉块，烹入料酒，炖煮至七成熟，下入土豆，炖煮至熟，调入精盐、胡椒粉，撒上葱花即可。

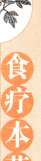

鸡肉

食材性味：性温,味甘。

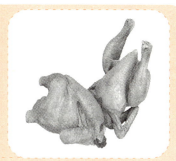

——健胃补身

保健功效

鸡肉有健脾胃、补身体、活血脉、强筋骨的功效,适用于体质较弱、消化不良、腹胀、腹泻、浮肿、产后体虚乳少等症的调养。鸡汤有助于缓解感冒引起的鼻塞、咳嗽等症状。

营养成分

(每100克)

蛋白质	1.3毫克	脂肪	9.4毫克
碳水化合物	1.3克	膳食纤维	—
维生素A	48微克	胡萝卜素	1微克
锰	0.03毫克	维生素E	0.67毫克
烟酸	5.6毫克	视黄醇当量	69微克
维生素B_1	0.05毫克	维生素B_2	0.09毫克
胆固醇	106毫克	铜	0.07毫克
钙	9毫克	铁	1.4毫克
镁	19毫克	锌	1.09毫克
钾	251毫克	磷	156毫克
钠	63.3毫克	硒	11.75微克

食用指南

鸡肉可单独炖、炒、蒸、炸,也可与其他蔬菜、肉类一起烹调食用。一般来说,老鸡宜于炖汤;当年鸡宜做烧鸡、白切鸡;仔鸡肉质细嫩,宜于炸炒。另外,一般炖汤宜采用母鸡,而公鸡则宜于炒、炸,做白切鸡等。鸡背肉、鸡胸肉比较嫩滑，可用于制作切片、切粒或切丝类的菜肴；鸡腿肉稍韧，但肉质厚，可用来制作烧鸡块；鸡翼肉少而皮厚，吃起来香滑，适合于制作卤水腌渍或作炖品。

食用禁忌

感冒发热、高血压、高血脂、胆囊炎、胆结石患者忌食鸡肉。鸡汤中含嘌呤物质，故痛风患者不能喝鸡汤，喝了会加重病情。

选购保存

选购鸡肉时，以肉皮呈淡黄、淡红或灰白等颜色，肌肉切面有光泽，具有鲜鸡肉的正常气味，鸡肉表面微干或微湿润、不黏手，指压凹陷能立即恢复者为佳。将鸡肉分割成若干食用方便大小的块，用食品袋或保鲜膜逐一包好放入冰箱冷冻保存。

营养食谱

三白煨鸡

原料 鸡肉500克，白术15克，白果（干）15克，莲子15克，山药（干）15克，巴戟天10克，茯苓15克，白扁豆15克，姜10克，大葱15克，黄酒10克，精盐2克，味精2克。

做法 将白果去壳，入开水中烫一下，撕去膜皮，切去两头，用竹签去心，再用开水泡去苦味。将白术、茯苓、巴戟天、山药、姜（切块）洗净，用白纱布扎紧。砂锅置中旺火上，加清水，加入鸡肉块炖开，撇净血沫，加入药包、白果、莲子肉、白扁豆、绍酒、葱（切段），用湿绵纸封住砂锅口或加盖，移至文火上煨熟透，取出药包，拣出葱，加味精、精盐调味即可。

核桃鸡丁炒米饭

原料 米饭（蒸）100克，核桃30克，鸡肉50克，植物油30克，大葱10克。

做法 将核桃仁用油炸香；鸡丁用油滑透；葱切成末；米饭装入碗内待用；将炒锅置于武火上烧热，加入植物油，待油烧至六成热时，入葱爆香；再下鸡丁翻炒，加入米饭和核桃仁，炒匀即可。

鸡蛋
——延年益寿

食材性味：性平，味甘、咸。

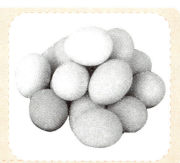

保健功效

鸡蛋所含的维生素 B_2，可以分解和氧化人体内的致癌物质。鸡蛋中的微量元素也都具有防癌作用。

鸡蛋中富含的DHA和卵磷脂，对神经系统和身体发育有很大作用，能健脑益智、改善记忆力，从而避免老人智力衰退。

鸡蛋几乎含有人体所需的全部营养物质。不少长寿老人的延年益寿经验之一就是每天必食1个鸡蛋。

营养成分

（每100克）

蛋白质	13.3 毫克	脂肪	8.8 毫克
碳水化合物	2.8 克	维生素A	234 微克
胡萝卜素	1 微克	维生素E	1.84 毫克
锰	0.04 毫克	视黄醇当量	74.1 微克
维生素 B_1	0.11 毫克	维生素 B_2	0.27 毫克
钙	56 毫克	铁	2 毫克
镁	10 毫克	锌	1.1 毫克
钾	154 毫克	磷	130 毫克
钠	131.5 毫克	硒	14.34 微克

食用指南

苦瓜含有丰富的维生素C，与鸡蛋搭配，能促进骨骼、牙齿及血管的健康，使铁质吸收得更好。

食用禁忌

肝、胆病患者，高烧患者忌吃。

选购保存

新鲜的鸡蛋壳完整，无光泽，表面有一层白色粉末，手摸蛋壳有粗糙感，轻摇鸡蛋没有声音，放入水中蛋会下沉。买回来的鸡蛋应放在冰箱里保存。放置时宜大头朝上、小头在下。

营养食谱

桑寄生鸡蛋汤

原料 桑寄生30克，鸡蛋2个。

做法 桑寄生洗净。锅中放入桑寄生，加水煮半小时，去渣，磕入鸡蛋，煮沸即成。

鸡蛋木耳粥

原料 水发木耳30克，粳米100克，鸡蛋2个，菠菜20克，黄豆芽15克，海米10克，姜末、精盐、味精、高汤各适量。

做法 粳米淘净，木耳、菠菜、黄豆芽分别洗净，煮成粥盛出备用；鸡蛋磕入碗中打散。锅内放入植物油烧热，倒入鸡蛋液，煎成蛋皮后，盛出，切丝。锅内加入高汤，大火烧沸，下入精盐、味精、姜末、稀粥、蛋皮丝、木耳、黄豆芽、海米、菠菜，煮沸即可。

番茄炒鸡蛋

原料 番茄2个，鸡蛋2个，精盐、白糖各适量。

做法 番茄洗净去皮（不去亦可）切块，鸡蛋打散加入少许精盐拌匀。锅内加入植物油，放入鸡蛋翻炒，待蛋液凝固后捞出。这时再加入少许油，放入番茄大火翻炒至出汤汁，放入鸡蛋炒匀。出锅前加上适量的白糖和精盐翻炒均匀后即可出锅。

鸭蛋

——滋润强身

食材性味：性微寒，味甘、咸。

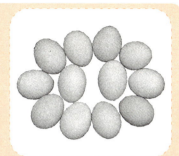

保健功效

鸭蛋味甘、咸，性微寒，有滋阴、清肺、强身、润肤的功效，对于咳嗽、咽喉痛、牙痛、腹泻等症有辅助治疗作用。鸭蛋腌制成的松花蛋，性寒，有清凉、明目、平肝的功效，并可促进消化，增加食欲。但不宜多食，食时可用姜末和醋解毒。

营养成分

（每100克）

蛋白质	12.6 克	脂肪	13 克
碳水化合物	3.1 克	胆固醇	565 毫克
维生素 A	261 微克	维生素 B_1	0.17 毫克
维生素 B_2	0.35 毫克	维生素 D	4 微克
烟酸	0.2 毫克	生物素	20 微克
钙	62 毫克	铁	2.9 毫克
磷	226 毫克	钾	60 毫克
钠	106 毫克	铜	0.11 毫克
镁	13 毫克	锌	1.67 毫克
硒	15.68 微克		

食用指南

鸭蛋可像鸡蛋一样炒、煎、蒸等，但这样味道比鸡蛋要差一些。鸭蛋可加工成咸鸭蛋和松花蛋。咸鸭蛋具有清肺热、降阴火等功效。儿童多食咸鸭蛋黄油可治痄积,外抹可治湿疹、烫伤。松花蛋具有养阴、止痢、清肺,以及治喉疼、牙痛、热咳、胸闷、赤白痢等功效。

食用禁忌

凡消化不良、容易腹泻者,以及食后肠胃胀气者忌食;生病期间暂不宜食用;肾炎患者忌食松花蛋;癌症患者忌食;高血压病、高脂血症、动脉硬化及脂肪肝者忌食。

选购保存

选购时,握住鸭蛋左右摇晃,不发出声音的就是好的鸭蛋;鸭蛋宜放入冰箱保存,放置时注意大头朝上、小头在下,这样有益于保证鸭蛋的质量。

营养食谱

茶叶咸鸭蛋

原料 新鲜鸭蛋50个,茶叶100克,白酒、精盐、辣酱适量。

做法 在喷壶中倒少量的白酒,然后将酒喷洒在腌制成鸭蛋的器皿中,再让酒慢慢晾干;把干的茶叶碾碎,把辣酱和精盐倒进茶叶里,加少量的水进行搅拌,将茶叶和辣酱搅拌成糊状;用糊完全地将鸭蛋包裹住,放进腌制鸭蛋的罐里;为了防止空气渗进腌制鸭蛋的罐里,应用保鲜膜把罐密封一下;把罐放在阴凉的地方,静置15~20天即可。

鸭蛋黄炒蚕豆

原料 蚕豆500克,咸鸭蛋200克,精盐2克,黄酒2克,姜汁2克,猪油(炼制)30克,水淀粉(蚕豆)5克,奶汤15毫升。

做法 将鸭蛋洗净,煮熟,取蛋黄备用;锅放旺火上,下熟猪油,六成热时放入鸭蛋黄炸一下,放入鲜蚕豆仁略炒;再添入所有奶汤,下精盐、味精、姜汁、黄酒,待入味后,下入水淀粉,勾水芡,汁浓出锅装盘即可。

水产类功效全解

鲤鱼
——利水消肿

食材性味：性平，味甘。

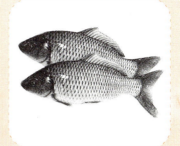

保健功效

鲤鱼有健脾益气、利水消肿、止咳镇喘、安胎通乳、清热解毒的功效，可用于脾虚水肿、小便不利、乳汁不通、咳嗽气逆等。鲤鱼的蛋白质不但含量高，而且质量也佳，人体消化吸收率可达96％，并能供给人体必需的氨基酸、矿物质、维生素A和维生素D；鲤鱼的脂肪多为不饱和脂肪酸，能很好地降低胆固醇，可以防治动脉硬化、冠心病。

营养成分

（每100克）

蛋白质	17.7克	脂肪	4.1克
碳水化合物	0.5克	维生素B_6	0.13毫克
维生素A	25微克	维生素B_{12}	10微克
维生素D	14微克	维生素E	1.27毫克
烟酸	2.7毫克	叶酸	5微克
维生素B_1	0.03毫克	维生素B_2	0.09毫克
泛酸	1.47毫克	铜	0.06毫克
钙	50毫克	铁	1毫克
镁	33毫克	锌	2.08毫克
钾	334毫克	磷	204毫克
钠	53.7毫克	硒	15.38微克

食用指南

用活鲤鱼和猪蹄炖汤服用,能缓解产妇少乳;吞食生、熟鱼胆都会中毒,引起胃肠症状、肝肾功能衰竭、脑水肿、中毒性休克、严重者可致死亡,所以鱼胆一定不能戳破,要将其丢掉;鱼脊上的两筋及黑血不可食用,因其含有毒成分。

食用禁忌

慢性病者、上火烦躁及疮疹者忌食。

选购保存

眼球突出,角膜透明。鱼鳃色泽鲜红,鳃丝清晰。鳞片完整有光泽,不易脱落。鱼肉坚实,有弹性。

营养食谱

回锅鱼片

原料 鲤鱼1条,蒜苗100克,鸡蛋1个,植物油、豆豉、盐、味精、料酒、葱姜汁、酱油、白糖、甜面酱、淀粉各适量。

做法 将鲤鱼去鳃、鳞、内脏,洗净,切下头、骨,将鱼肉切成鱼片,用精盐、料酒、葱姜汁腌渍入味;豆豉剁碎;用鸡蛋和淀粉搅拌成粉糊,挂匀鱼片;蒜苗洗净,切段。锅内倒油烧至六成热,放入鱼片炸至金黄色,捞出沥油。锅底留油烧热,放入豆豉、甜面酱煸香,放入炸好的鱼片和蒜苗,加盐、味精、酱油、白糖翻炒至入味即可。

红烧鱼块

原料 鲤鱼1条(约700克),精盐、淀粉、酱油、白糖、葱段、姜片、蒜末、植物油各适量。

做法 鲤鱼去鳃、鳞、内脏,洗净,切块,放精盐、淀粉抓匀,腌渍30分钟。锅内倒油烧热,炒香姜片、蒜末,把鱼块放入至两面煎黄,加酱油、精盐、白糖、半碗清水,盖上锅盖,中火焖3~5分钟,放入葱段稍煮即可。

鲢鱼

食材性味

性温，味甘。

——养肤健身

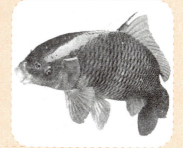

保健功效

鲢鱼又叫白鲢、水鲢、跳鲢、鲢子，秘史于鲤形目鲤科，是著名的四大家鱼之一。体形侧扁、稍高，呈纺锤形，背部青灰色，两侧及腹部白色，头较大。鲢鱼能提供丰富的胶原蛋白，既能健身又能美容，是女性滋养肌肤的理想食品，对皮肤粗糙、脱屑、头发干脆易脱落等症均有疗效，是女性美容不可忽视的佳肴。

中医认为，鲢鱼为温中补气、暖胃、润泽肌肤的养生食品，适用于脾胃虚寒体质、溏便、皮肤干燥者，也可用于脾胃气虚所致的乳少等症。

营养成分

（每100克）

蛋白质	16.3 克	脂肪	2.1 克
胆固醇	0.04 毫克	维生素 A	20 微克
维生素 B_1	0.01 毫克	维生素 B_2	0.05 毫克
维生素 B_6	0.1 毫克	维生素 E	0.3 毫克
烟酸	3.08 毫克	钙	53 毫克
铁	1.5 毫克	磷	184 毫克
钾	277 毫克	钠	57.5 毫克
铜	0.04 毫克	镁	23 毫克
锌	0.67 毫克	硒	0.01 微克

食用指南

鲢鱼适于烧、炖、清蒸、油浸等烹调方法，尤以清蒸、油浸最能体现出鲢鱼清淡、鲜香的特点；清洗鲢鱼的时候，要将鱼肝清除掉，因为其中含有毒质。

食用禁忌

鲢鱼肉不宜多吃，吃多了容易口渴；鲢鱼可使炎症加重，因此，甲亢病人不宜食用；凡是乙肝、感冒、发烧、口腔溃疡、大便秘结患者不能食用。

选购保存

选购鲢鱼时，以腹腔大而狭窄，头大眼小、鳞片细小、呈银白色者为佳。鲢鱼如果不着急食用的话，可以取浸湿的软纸贴在活鱼的眼睛上，这样可使活鱼的存放时间延长3~4个小时。

营养食谱

水煮鲢鱼

原料 鲢鱼800克，豆粉2大匙，干辣椒20克，豆瓣25克，花椒10克，大蒜5克，精盐5克，味精10克，花椒粉2克，料酒25克，姜8克，葱50克，白糖5克，老抽10克。

做法 将鱼剖肚，洗净肚里的所有附着物，切小块后用豆粉、精盐拌匀码味。将老姜切片、大蒜切片（也可以压破）后与豆瓣、老抽、白糖放一个碗里。干辣椒切段与花椒放另一个碗里，葱切段。锅内放熟油烧到八分热，将第一个碗中调料倒进锅里小火慢炒，炒至呈亮色后加入汤或水（水以能淹过鱼块为宜）。烧沸后改中火熬几分钟，然后倒入鱼块，煮七八分钟。加入油酥辣椒、花椒粉、味精、葱，拌匀起锅即成。

川芎白芷炖鱼头

原料 鲢鱼头200克，川芎6克，白芷9克。

做法 鱼头洗净，加入切成片的川芎和白芷，加水适量，隔水炖熟。

鲫鱼
——和中开胃

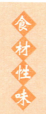

性平、温,味甘。

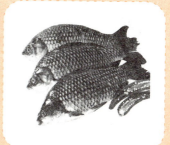

保健功效

鲫鱼有健脾利湿、和中开胃、活血通络、温中下气之功效,对脾胃虚弱、水肿、溃疡、气管炎、哮喘、糖尿病的治疗大有益处。

坐月子喝鲫鱼汤是中国的古老传统,一直到现在还普遍适用。自古以来鲫鱼就是产妇的催乳补品,吃鲫鱼可以让产妇乳汁充盈。

鲫鱼有利于增强心血管功能,降低血液黏度,促进血液循环,鲫鱼子能补肝养目,鲫鱼胆有健脑益智的作用。

营养成分

(每100克)

蛋白质	17.4 克	脂肪	1.3 克
碳水化合物	2.5 克	泛酸	0.69 毫克
维生素 A	32 微克	维生素 D	4 微克
维生素 C	1 毫克	维生素 E	0.68 毫克
烟酸	2.5 毫克	叶酸	14 微克
维生素 B_1	0.04 毫克	维生素 B_2	0.09 毫克
维生素 B_6	0.11 毫克	铜	0.08 毫克
钙	64 毫克	铁	1.3 毫克
镁	41 毫克	锌	2.75 毫克
钾	290 毫克	磷	193 毫克
钠	70.8 毫克	硒	14.31 微克

食用指南

清蒸或者煮汤营养效果最佳，红烧亦可；若经煎炸，功效会大打折扣。平素用鲫鱼豆腐搭配炖汤，营养最佳；鲫鱼与猪肉、竹笋、香菇等红烧，鲜上加鲜，是一道美味可口的家常营养菜肴。

食用禁忌

身体过于虚弱的人不适合食用。

选购保存

选购鲫鱼时，以鱼体光滑、整洁、无病斑、无鱼鳞脱落者为佳。鲫鱼可以放在水中保存，但不可超过一天，要想保存的时间长一些，需要放在冰箱冷藏。

营养食谱

奶汤鲫鱼

原料 鲫鱼2条（约500克），奶汤500克，蒲菜150克，熟猪油40克，冬菇、精盐、味精、料酒、姜汁、葱、姜各适量。

做法 鱼洗净，两面用刀划过，入沸水锅烫一下，沥干水，放汤盘内；冬菇切两瓣，油菜切4厘米长的段，下沸水焯过；锅内放猪油烧热，放葱、姜爆出香味，加奶汤、鲫鱼、精盐、料汤烧沸，改小火焖5分钟，捞出鱼，锅里原汤下冬菇、蒲菜，加猪油、味精、姜汁，浇鱼上即好。

鲫鱼冬瓜皮汤

原料 鲫鱼1条（250克左右），冬瓜皮60克，薏苡仁30克，生姜、精盐各适量。

做法 将鲫鱼去鳞、鳃及内脏洗净，冬瓜皮、薏苡仁洗净，一同放入炒锅内，加适量清水及生姜、精盐等，先用旺火煮沸，再用小火煎煮30～40分钟，以薏苡仁熟烂为度即可喝汤食鱼肉。

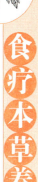

带鱼

食材性味：性温,味甘、咸。

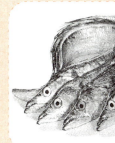

——防癌养颜

保健功效

带鱼全身的鳞和银白色油脂中含有一种抗癌成分,对辅助治疗白血病、胃癌、淋巴肿瘤等有益;常吃带鱼,还有补益五脏、养肝补血、泽肤养发的功效。

营养成分

（每100克）

蛋白质	17.7克	脂肪	4.9克
碳水化合物	3.1克	维生素A	29微克
维生素B_1	0.02毫克	维生素B_2	0.06毫克
维生素B_6	0.02毫克	维生素B_{12}	0.09微克
维生素C	1毫克	维生素D	14微克
维生素E	0.82毫克	叶酸	2微克
泛酸	0.56毫克	烟酸	2.8毫克
钙	28毫克	铁	1.2毫克
磷	191毫克	钾	280毫克
钠	150.1毫克	铜	0.08毫克
镁	43毫克	锌	0.7毫克
硒	36.6微克		

第五章 食物的营养与保健

食用指南

带鱼的鳞含有丰富的蛋白质、鳞脂、铁、碘等，带鱼鳞中的不饱和脂肪酸还有防治高血压、冠心病的作用，所以，烹饪带鱼时不用刮鳞。

食用禁忌

患有疥疮、湿疹等皮肤病或皮肤过敏者应慎吃。

选购保存

带鱼以身体宽厚、眼睛明亮、皮色洁白并有银粉色鱼鳞的为佳。如果身体颜色发黄、没有光泽、有黏液、肉色发红、颜色发黑并有破肚现象的，为劣质带鱼。新鲜的带鱼经过盐腌后，再置于阳光下晒干，制成咸带鱼干，可长期保存。

营养食谱

木瓜烧带鱼

原料 新鲜带鱼350克，生木瓜200克，葱段、姜片、醋、精盐、酱油、料酒各适量。

做法 将带鱼去鳃、内脏，洗净，切成3厘米长的段；生木瓜洗交通，去皮，除去瓜核，切条。油锅烧热，放入葱段、姜片爆香，放入带鱼煎至金黄，放入木瓜，调入醋、酱油、料酒，同炒至熟，加精盐调味即可。

萝卜炖带鱼

原料 鲜带鱼250克，白萝卜300克，生姜20克，精盐适量。

做法 带鱼洗净，切块；白萝卜洗净，切块；生姜洗净，去皮，切丝。将带鱼、白萝卜、姜丝放入锅中，加适量清水，炖煮至熟，加精盐调味即可。

鲈鱼

食材性味 性平，味甘。

——补肾通乳

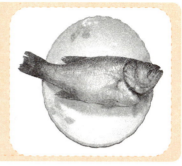

保健功效

鲈鱼富含蛋白质、维生素A、维生素B族、钙、镁、锌、硒等营养元素，具有补肝肾、益脾胃、化痰止咳之效，对肝肾不足的人有很好的补益作用。孕产妇吃鲈鱼既补身体又不会因营养过剩而导致肥胖，还可以治疗胎动不安、乳汁少等症状，对习惯性流产、妊娠期水肿也有疗效。

营养成分

（每100克）

蛋白质	18.6克	脂肪	3.4克
碳水化合物	0.4克	膳食纤维	—
维生素A	19微克	维生素B_{12}	4.6微克
维生素D	30微克	维生素E	0.75毫克
烟酸	3.1毫克	视黄醇当量	76.5微克
维生素B_1	0.03毫克	维生素B_2	0.17毫克
胆固醇	86毫克	铜	0.05毫克
钙	56毫克	铁	1.2毫克
镁	37毫克	锌	2.83毫克
钾	205毫克	磷	131毫克
钠	144.1毫克	硒	33.1微克

食用指南

鲈鱼常有寄生虫，所以最好不要生吃。鲈鱼有淡水产和海水产之分，海水产鲈鱼属于"珊瑚鱼",就是喜欢生长在珊瑚丛附近的鱼,但珊瑚丛上可能会有一种叫做"雪毒素"的有毒物质,因此,海水产鲈鱼的内脏、鱼头等部位不能食用。

食用禁忌

皮肤病者忌食。

选购保存

选购鲈鱼时,以鱼身偏青色,鱼鳃鲜红,鱼鳞有光泽、透亮、无脱落者为佳。鲈鱼保存可在鱼周身涂一些精盐,并用塑料袋封好,放入冰箱冷冻存放即可。

营养食谱

江东炖鲈鱼

原料 鲈鱼1条,鲜香菇100克,料酒、精盐、味精、葱、姜、蒜各适量。

做法 鲈鱼洗净去杂,两面鱼身划花刀,用精盐、料酒、味精腌制,放入盘中;香菇洗净切片;香菇、葱、姜丝均匀码在鱼身上,上锅蒸10分钟后取出即可。

鲈鱼五味子汤

原料 鲈鱼1条,五味子50克,料酒、精盐、葱段、姜片、食油、胡椒粉各适量。

做法 鱼洗净,五味子浸泡洗鎌。鱼放入锅内,放入五味子及料酒、精盐、葱段、姜片、食油、清水,火煮至鱼肉熟烂,拣去葱姜,调以胡椒粉即妥。

柠檬鲈鱼

原料 鲈鱼1条,柠檬1个,白糖、鱼露、蒜末、香菜段、香油各适量。

做法 鲈鱼洗净,从腹部切开但不切断,放入盘中;柠檬对半切开,挤出柠檬汁。柠檬汁同白糖、鱼露、蒜末拌匀,淋在鱼身上。将鱼放入蒸锅中蒸12分钟,取出,撒上香菜,淋上香油即可。

鳝鱼

——降糖补脑

食材性味

性温，味甘。

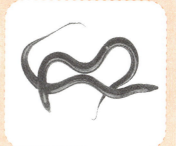

保健功效

鳝鱼中含有丰富的DHA和卵磷脂，是构成人体各器官组织细胞膜的主要成分，而且是脑细胞不可缺少的营养，所以食用鳝鱼肉有补脑健身的功效。鳝鱼所含的特种物质"鳝鱼素"，能降低血糖，对糖尿病有较好的治疗作用，而且所含脂肪极少，因而是糖尿病患者的理想食品。鳝鱼含有丰富的维生素A，能增进视力。

营养成分

（每100克）

蛋白质	18 克	脂肪	1.4 克
碳水化合物	1.2 克	维生素 C	2 毫克
维生素 A	890 微克	维生素 D	21 微克
维生素 B_{12}	2.3 微克	维生素 E	1.34 毫克
烟酸	3.7 毫克	叶酸	9 微克
维生素 B_1	0.06 毫克	维生素 B_2	0.98 毫克
胆固醇	126 毫克	铜	0.05 毫克
钙	42 毫克	铁	2.5 毫克
镁	18 毫克	锌	1.97 毫克
钾	263 毫克	磷	2.6 毫克
钠	70.2 毫克	硒	34.56 微克

食用指南

不宜生食或食用半生不熟的鳝鱼，因鳝鱼体内有颌口线虫和囊蚴寄生虫；

吃鳝鱼时最好搭配莲藕；因为鳝鱼和莲藕的黏液都能促进蛋白质的吸收，而且两者酸碱搭配，有利于保持人体的酸碱平衡。

食用禁忌

虚热、瘙痒性皮肤、支气管哮喘、淋巴结核、癌症、红斑狼疮患者应忌吃。

选购保存

选购鳝鱼时，以头粗尾细，圆而细长，色泽黄褐，腹部灰白，头大、口大、唇厚、眼小、体滑无鳞者为佳；假如不能够一次吃完，可放入水缸内养几天，水质最好用井水及其河水。若天气热，应换水勤些。

营养食谱

素炒鳝丝

原料 鳝鱼400克，香菇30克，酱油、料酒、白糖、味精、水淀粉、胡椒粉、高汤、精盐、植物油各适量。

做法 鳝鱼洗净，去骨切丝；香菇洗净，切片；洋葱去皮和蒂，洗净，切细丝。炒锅置火上，倒入油烧热，放入鳝鱼丝煸炒片刻，放入香菇继续炒5分钟左右，盛出，沥油。另起一锅，倒油烧热，放入鳝鱼丝、香菇，调入精盐、酱油、料酒、白糖、味精、胡椒粉、高汤、水淀粉翻炒至熟即可。

韭菜炒鳝鱼丝

原料 韭菜300克，活鳝鱼200克，蒜末、姜丝、鸡精、植物油、精盐各适量。

做法 鳝鱼宰杀好，去除内脏，冲洗干净，取肉，切丝；韭菜择洗干净，切段。炒锅置火上，倒入适量植物油，待油烧至五成热，放入鳝鱼丝煸熟，加蒜末、姜丝炒香。放入韭菜段炒3分钟，用精盐和鸡精调味即可。

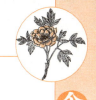

草鱼 —— 祛风平肝

食材性味：性温，味甘。

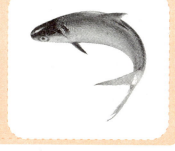

保健功效

草鱼有平肝、祛风、治痹、截疟的功效和暖胃等功能，是温中补虚的养生食品。草鱼除含有丰富的蛋白质、脂肪外，还含有核酸和锌，有增强体质、延缓衰老的作用。草鱼含有丰富的不饱和脂肪酸，对血液循环有利，对心血管患者很有益处。

营养成分

（每100克）

蛋白质	18.5 克	脂肪	4.3 克
碳水化合物	2.5 克	叶酸	15.5 微克
维生素 A	11 微克	维生素 B_6	8 毫克
维生素 D	20 微克	维生素 E	2.03 毫克
烟酸	1.95 毫克	视黄醇当量	77.3 微克
维生素 B_1	0.04 毫克	维生素 B_2	0.15 毫克
胆固醇	86 毫克	铜	0.05 毫克
钙	36 毫克	铁	0.8 毫克
镁	31 毫克	锌	0.87 毫克
钾	312 毫克	磷	166 毫克
钠	46 毫克	硒	6.66 微克

食用指南

草鱼可蒸、煮、炖、红烧；烹调草鱼时最好放一些葱、姜、蒜等调料，既可去腥，又可增香。

食用禁忌

草鱼是水煮鱼常用的食材之一，女性在经期食用水煮鱼会加重水肿症状，容易产生疲倦感；草鱼胆虽可治病，但胆汁有毒，须慎重。

选购保存

选购草鱼时，以鱼眼饱满凸出、角膜透明清亮、鳃丝呈鲜红色，鱼表面有透明黏液、鳞片有光泽且不易脱落、鱼肉坚实有弹性、肛孔呈白色、凹陷者为佳。可以将草鱼装入保鲜袋，放入冰箱冷冻保存，一般可保存2个星期。

营养食谱

草鱼豆腐

原料 草鱼1条（约重500克），豆腐250克，腌雪里蕻、青蒜各10克，油、料酒、精盐、酱油、味精、白糖各适量。

做法 将雪里蕻洗净切成小段；豆腐切成小方块下油锅炸呈金黄色；鱼去鳞、鳃及内脏洗净，切成数段，下油锅煎一下，一并放入炒锅内，加料酒、精盐、酱油、味精、白糖和适量清水烧煮，煮至鱼熟，放入豆腐，用小火焖烧几分钟，放入青蒜即可食用。

草鱼冬瓜汤

原料 草鱼1条（约500克），冬瓜、精盐、葱段、姜片、料酒各适量。

做法 鱼洗净，切块；冬瓜去皮，洗净，切块。炒锅加热油，放鱼稍煎，加入料酒、冬瓜、精盐、葱段、姜片、水煮至熟，瓜熟烂入味即可出锅。

鳕鱼
——滋肝护眼

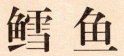

食材性味：性平，味甘。

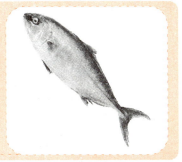

保健功效

鳕鱼被称为"餐桌上的营养师"，更有"液体黄金"之称，其蛋白质含量高，脂肪含量不到5％，非常适合中老年人食用。鳕鱼含丰富维生素A、维生素D、钙、镁、硒等营养元素，营养丰富、肉质甜美，具有延缓衰老和防癌抗癌的保健功效。鳕鱼的肝脏富含维生素A、维生素D、维生素E，可制成鱼肝油，具有养肝护眼的保健功效。鳕鱼中含有丰富的镁元素，对心血管系统具有良好的保护作用，能有效软化血管，预防动脉硬化、心肌梗死等心血管疾病。

营养成分

（每100克）

蛋白质	20.4 克	脂肪	0.5 克
碳水化合物	0.5 克	胆固醇	114 毫克
维生素 A	14 微克	维生素 B_1	0.04 毫克
维生素 B_2	0.13 毫克	胡萝卜素	1.2 毫克
视黄醇当量	77.4 微克	烟酸	2.7 毫克
钾	321 毫克	钠	130.3 毫克
钙	42 毫克	镁	84 毫克
铁	0.5 毫克	锰	0.01 毫克
锌	0.86 毫克	铜	0.01 毫克
磷	232 毫克	硒	24.8 微克

食用指南

鳕鱼宜清蒸和煮汤食。清蒸鳕鱼最营养，不但能滋补肝肾、保护视力，还可以保护心血管、预防动脉硬化。

食用禁忌

痛风患者忌食。

选购保存

购买时宜选择肉质白皙、有弹性的鳕鱼。购买时可以用手指轻轻按压，如果立即恢复则为新鲜的鳕鱼。把盐撒在鱼肉上，用保鲜膜包起来，放入冰箱冷冻室保存。

营养食谱

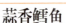

蒜香鳕鱼

原料 鳕鱼250克，面包屑100克，蒜末200克，食用油、葱末、姜各15克，精盐3克，干淀粉适量。

做法 鳕鱼洗净，切成厚片；姜去皮，洗净，一部分拍破，一部分切成粒；将鳕鱼片放入盆中，加精盐、葱末、姜粒、蒜末拌匀；将鳕鱼两面扑上一层干淀粉，入油锅煎至两面金黄时盛出；蒜末、面包屑分别放入五成热的油锅中炸至酥香，捞起；锅内留油，放入蒜末、面包屑、精盐拌匀，盖于鳕鱼上即可。

鳕鱼炒芥蓝

原料 鳕鱼75克，芥蓝150克，植物油5克，香葱、生姜、精盐、味精、胡椒粉各适量。

做法 将鳕鱼洗净，去皮，切成丁。将芥蓝摘去菜叶，保留菜秆。将香葱洗净，切成葱末。将生姜洗净，切成姜丝。在锅内放入适量的油，放入葱末和姜丝，翻炒几下，放入鳕鱼，翻炒约1分钟，盛起。放入芥蓝秆炒熟，再放入鳕鱼翻炒约3~5分钟，加入精盐、味精和胡椒粉调味即可。

黄花鱼

食材性味：性平,味甘。

——开胃补气

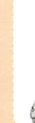

保健功效

黄花鱼含有丰富的蛋白质、微量元素和维生素,对人体有很好的补益作用,含硒量较高,能清除人体代谢产生的自由基,延缓衰老,并对各种癌症有防治疗效;对于久病、产后及一切气虚、血少、精亏者,都有一定益处。

营养成分

(每100克)

蛋白质	7.7克	脂肪	2.5克
碳水化合物	0.8克	维生素B_6	0.18毫克
维生素A	10微克	维生素B_{12}	2.5微克
维生素D	62毫克	维生素E	1.13毫克
烟酸	1.9毫克	叶酸	6微克
维生素B_1	0.03毫克	维生素B_2	0.1毫克
胆固醇	86毫克	铜	0.04毫克
钙	53毫克	铁	0.07毫克
镁	39毫克	锌	0.58毫克
钾	260毫克	磷	174毫克
钠	120.3毫克	硒	42.6微克

食用指南

黄花鱼鱼鳔(中医称之鱼胶)与黄花菜、老姜配伍煮食,用于体质虚弱、出血、失眠头晕者。

食用禁忌

哮喘患者、过敏体质者、荨麻疹患者、痰热素盛、易生疮疖者不宜多食。

选购保存

新鲜的黄花鱼脊背呈黄褐色，腹部是金黄色，鱼鳍是灰黄色，选购时除了要注意这些外，还要挑选体形较肥、鱼肚鼓胀，看起来较肥嫩的。质优的黄花鱼鱼鳃鲜红或紫红，鳞片完整不易脱落，闻起来没有异味。和其他储存方法一样，黄花鱼同样可先清洗干净后用保鲜膜包好放到冰箱里，最好不要存放过久，以免过期走味。

营养食谱

木耳黄花鱼汤

原料 小黄花鱼300克，干黄花菜30克，木耳15克，植物油、精盐、味精、料酒、葱花、姜末各适量。

做法 将黄花鱼剖洗干净，备用；干黄花菜、木耳泡发，切段。倒油入锅，油热后将黄花鱼地油锅中稍炒后捞出，然后将黄花鱼、黄花菜、木耳三者加水同煮，待熟后加入精盐、料酒、味精、葱花、姜末等调味即可。

麻辣酥鱼

原料 小黄花鱼500克，植物油、精盐、料酒、葱姜汁、味精、白糖、花椒粉、红油辣椒、芝麻、香油各适量。

做法 将鱼去鳞、鳃、内脏，洗净，在鱼身两侧各片几刀，用精盐、料酒、葱姜汁腌渍入味。用盐、味精、白糖、花椒粉、红油辣椒、芝麻、香油调制成味汁。锅内倒油，烧至六成热，放入鱼炸至酥脆，捞出沥油，浇上味汁即可。

螃蟹

食材性味

性寒,味咸。

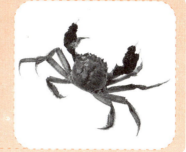

——滋补化瘀

保健功效

螃蟹富含蛋白质、微量元素等营养成分,对身体有很好的滋补作用。螃蟹还有抗结核作用,吃蟹对结核病的康复大有补益。

螃蟹可清热解毒、活血通络、滋阴养胃,对于瘀血、损伤、腰腿酸痛和风湿性关节炎等疾病有一定的效果。

螃蟹壳所含的甲壳素不仅能提高人体免疫力,还可以防治高血压、降低胆固醇、软化血管。

营养成分

（每100克）

蛋白质	13.8 克	脂肪	2.3 克
碳水化合物	4.7 克	维生素 B_{12}	4.7 微克
维生素 D	95 微克	维生素 E	2.99 毫克
维生素 A	30 微克	泛酸	0.78 毫克
烟酸	2.5 毫克	叶酸	22 微克
维生素 B_1	0.06 毫克	维生素 B_2	0.28 毫克
维生素 B_6	0.18 毫克	铜	1.67 毫克
钙	2.8 毫克	铁	1.6 毫克
镁	47 毫克	锌	3.32 毫克
钾	232 毫克	磷	142 毫克
钠	260 毫克	硒	82.65 微克

食用指南

洋葱和螃蟹搭配食用，可滋阴清热、活血化瘀，适宜于和于阴虚体质又易生疮的患者，老年骨质疏松者也可常吃。

食用禁忌

脾胃虚寒、消化道炎症、热风、发热、腹泻、体质过敏、心血管病患者以及孕妇忌吃。

选购保存

选购螃蟹时，以胸甲隆起，表面绒毛密布，前侧齿基部附近的头胸甲表面具颗粒，头胸甲后部有长短不等的颗粒隆脊者为佳。将螃蟹置于冰箱内冷藏保存，温度控制在5~10℃。

营养食谱

香辣螃蟹

原料 螃蟹300克，葱段、姜片、花椒、干红辣椒、精盐、白糖、白酒、料酒、醋、植物油各适量。

做法 将螃蟹放入器皿中，加入适量白酒，螃蟹"醉"后去除鳃、胃、肠，切成块。锅内放植物油烧至三成热时，放入花椒、干红辣椒炒出麻辣香味，加入姜片、葱段、蟹块，倒入料酒、醋、白糖、精盐，翻炒均匀，出锅即可。

清煮螃蟹

原料 螃蟹5只，黄酒、精盐、姜片各适量。

做法 将螃蟹洗刷干净，放在盛器里（肚皮向上）。在水中放入黄酒、精盐、姜片，加水煮沸后，将螃蟹放进去煮，3分钟后捞出来。再将螃蟹上笼，用火蒸15~20分钟，蟹肉熟透即可。

虾
——补肾壮阳

食材性味：性温，味甘、咸。

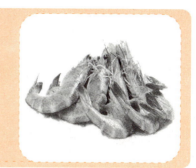

保健功效

虾有补壮阳、通乳的功效，虾皮有镇静作用。虾营养丰富，肉质松软，易消化，对身体虚弱久病后需要调养的人是极好的食物。虾中含有丰富的镁，对心脏活动具有重要的调节作用，能很好地保护心血管系统，减少血液中胆固醇的含量，防止动脉硬化，还能扩张冠状动脉，有利于预防高血压及心肌梗死。虾体内含虾青素，有助于消除因时差而产生的"时差症"。

营养成分

（每100克）

蛋白质	18.2 克	脂肪	1.4 克
碳水化合物	3.9 克	膳食纤维	—
维生素 A	48 微克	胡萝卜素	3.9 微克
维生素 D	123 微克	维生素 E	1.69 毫克
烟酸	2.9 毫克	视黄醇当量	78.1 微克
维生素 B_1	0.04 毫克	维生素 B_2	0.07 毫克
胆固醇	0.18 毫克	铜	0.5 毫克
钙	83 毫克	铁	2 毫克
镁	45 毫克	锌	1.18 毫克
钾	250 毫克	磷	139 毫克
钠	172 毫克	硒	39.7 微克

食用指南

虾属于寒凉阴性类食品,食用时最好与姜、醋等佐料共同食用,既能杀菌,又可防止身体不适;虾肉中含有丰富的钙质和维生素,孕妇应经常食用。

食用禁忌

患有皮肤湿疹、皮炎、疮毒等皮肤痛痒患者以及阴虚火旺者最好不要食用;虾黄味道鲜美,但胆固醇含量相对较高,心血管疾病患者和老年人不能多食。

选购保存

选购虾时,以头体紧密相连,外壳与虾肉紧贴成一体,头足完整,虾身硬挺,有一定弯曲度,皮壳发亮,呈青白色,肉质坚实细嫩者为佳。置于冰箱冷藏。

营养食谱

白灼基围虾

原料 活基围虾400克,生抽、味精、料酒、清汤、葱花、姜末、姜片、植物油各适量。

做法 基围虾洗净,锅中放适量水,加料酒、姜片烧开,放入基围虾,煮至虾刚刚熟时捞出装盘。锅内倒油烧至八成热,放入葱花、姜末、生抽、味精、清汤稍煮,制成味汁以供蘸食。

水晶虾仁

原料 鲜牛奶250克,腌虾仁250克,鸡蛋清1个,植物油、精盐、淀粉、味精各适量。

做法 牛奶、鸡蛋清、淀粉、精盐、味精和腌虾仁同放碗中充分拌匀。锅内倒油烧热,倒入拌匀的牛奶、虾仁,用小火翻炒,至牛奶刚熟,凝结成块,起锅装盘即可。

牡 蛎
——养精强身

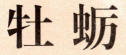

食材性味：性微寒，味咸、涩。

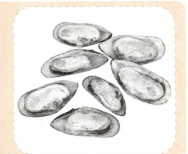

保健功效

牡蛎中富含的锌元素是维护男性生活生殖系统健康至关重要的矿物质，可提高精子质量。牡蛎含有18种氨基酸、肝糖原、维生素B族和钙、磷、铁、锌等营养成分，常吃可以提高机体免疫力。盛夏季节，牡蛎中的肝糖原含量特别丰富，可作为人体体力或精力不足时的补充剂。

营养成分

（每100克）

蛋白质	5.3 克	脂肪	2.6 克
碳水化合物	8.2 克	维生素 A	20 微克
胡萝卜素	2.4 微克	维生素 E	1.17 毫克
烟酸	1.4 毫克	视黄醇当量	82 微克
维生素 B_1	0.01 毫克	维生素 B_2	0.13 毫克
胆固醇	77 毫克	铜	8.13 毫克
钙	119 毫克	铁	7.1 毫克
镁	14 毫克	锌	5.47 毫克
钾	59 毫克	磷	120 毫克
钠	24.1 毫克	硒	72.8 微克

食用指南

吃牡蛎时蘸点辣椒或者大蒜汁，这样既可提升牡蛎的鲜味，也可以促进蛋白质在人体内的吸收；牡蛎中含有大理的效成分牛磺酸，加热时牛磺酸会溶解在汤汁里，所以，食牡蛎时应连汤一起喝掉。

食用禁忌

脾胃虚弱、胃溃疡或慢性胃炎、痛风患者应少食。

选购保存

牡蛎以壳色泽黑白明显者为佳，去壳之后的肉完整丰满，边缘乌黑，肉质带有光泽、有弹性。如果牡蛎韧带处泛黄或者发白，则不新鲜。新鲜牡蛎购买后可以用清水洗刷干净，放入水盆里，滴几滴香油，可保存1~2天。如需长期保存，则需要连壳煮一下，再把肉取出来，用保鲜袋包好，放入冰箱冷冻室冷冻保存。

营养食谱

牡蛎猪蹄汤

原料 牡蛎壳10克，猪蹄1只，料酒、姜片、葱段、精盐、味精、胡椒粉各适量。

做法 牡蛎壳煅后研成细粉；猪蹄处理干净，剁块。炖锅内放入猪蹄、牡蛎粉、料酒、姜片、葱段，加1800毫升水，大火烧沸，改用小火炖煮50分钟，加入精盐、味精、胡椒粉，搅匀即成。

牡蛎黄鱼羹

原料 牡蛎200克，黄鱼肉100克，鸡蛋1个，熟火腿肉末10克，葱末、料酒、精盐、味精、水淀粉、植物油、高汤各适量。

做法 牡蛎焯熟去壳，黄鱼肉切方丁，鸡蛋搅散。锅加植物油烧热，下入葱末爆香，放入黄鱼丁略炒，加入高汤、料酒、精盐、味精，大火烧沸，改用小火炖煮，待鱼肉熟后，下入水淀粉推匀，淋入蛋液，边淋边推动呈丝状，加入植物油略推，盛出，装入大汤碗内，即得鱼羹。锅内留少许汤汁，放入牡蛎肉，大火煮沸，搅开，盛出浇在鱼羹碗中，撒上火腿肉即可。

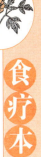

鱿鱼

食材性味 性平,味咸。

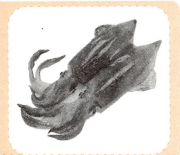

——降压排毒

保健功效

鱿鱼有调节血压、保护神经纤维、活化细胞的作用,经常食用鱿鱼能延缓身体衰老。鱿鱼对肝脏具有解毒排毒的功效,可以改善肝脏功能,而其所含的多肽和硒等微量元素,则有抗病毒、抗辐射的作用。

营养成分

(每100克)

蛋白质	60.1 克	脂肪	4.7 克
碳水化合物	7.9 克	维生素 A	20 微克
维生素 B_1	0.02 毫克	维生素 B_2	0.13 毫克
维生素 B_{12}	0.3 微克	维生素 D	18 微克
维生素 E	9.73 毫克	烟酸	1.9 毫克
钙	62 毫克	铁	4.1 毫克
磷	393 毫克	钾	1130 毫克
钠	965.3 毫克	铜	0.2 毫克
镁	0.61 毫克	锌	4.98 毫克
硒	155.6 毫克		

食用指南

鱿鱼须煮熟透后再食,因为鲜鱿鱼中有多肽,若未煮透就食用,会导致肠运动失调。

食用禁忌

脾胃虚寒者应少吃，心血管疾病患者应慎吃，湿疹、荨麻疹患者应忌吃。

选购保存

选购鱿鱼时，以鱼体形完整坚实，呈粉红色，有光泽，体表面略现白霜，肉肥厚，半透明，背部不红者为佳。将鱿鱼置于干燥、通风的地方保存，也可以放入冰箱冷藏。

营养食谱

韭菜薹炒鱿鱼

原料 鲜鱿鱼1条，韭菜薹100克，酱油、精盐各适量。

做法 鲜鱿鱼剖开，处理干净，切成粗条，放入开水中氽烫，捞出；韭菜薹洗净，切段。油锅烧热，放入韭菜薹翻炒，然后放入鲜鱿鱼，翻炒至熟，加适量精盐、酱油，炒匀即可。

海带

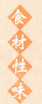

食材性味 性寒，味咸。

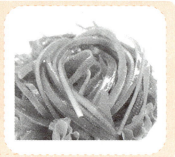

——软坚散结

保健功效

中医认为，海带具有软坚散结之功效，可以帮助消散肿瘤及防止血管阻塞。现代科学研究发现，海带内含有可以防止血栓和血液黏性增加的成分，能预防动脉硬化。海带有助于身体内的甲状腺功能提升，对于热量消耗及身体的新陈代谢很有帮助，进而达到减肥及控制体重的目的。

常吃海带能令人秀发飘飘，对高血压的防治有效；能预防骨质疏松症和贫血症，使人骨骼挺拔壮实、牙齿坚固洁白、容颜红润娇嫩，变得更健美。

营养成分

（每100克）

蛋白质	4克	脂肪	0.1克
碳水化合物	11.9克	维生素 B_6	0.07毫克
维生素 A	40微克	胡萝卜素	0.24微克
维生素 K	74微克	维生素 E	0.85毫克
烟酸	0.8毫克	叶酸	19微克
维生素 B_1	0.02毫克	维生素 B_2	0.15毫克
钙	445毫克	铁	10.2毫克
镁	129毫克	锌	0.97毫克
钾	1338毫克	磷	52毫克
钠	353.8毫克	硒	5.84微克

食用指南

海带烹制前应先用清水浸泡2~3个小时，中间换1~2次水。但不要浸泡时间过长，最多不超过6个小时，以免水溶性的营养物质损失过多。

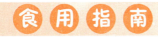

食用禁忌

甲状腺功能亢过患者忌食。

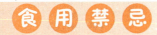

选购保存

选购海带时，以表面有白色粉末状附着。叶宽厚、色浓绿或紫中微黄，无枯叶、黄叶。无泥沙杂质、整洁干净无霉变，且手感不黏着。如果清洁完海带后的水有异常颜色，应该停止食用。

营养食谱

海带萝卜汤

原料 海带 30 克,白萝卜 250 克,精盐、味精、蒜末、麻油各适量。

做法 先将海带用冷水浸泡 12 小时,其间可换水数次,洗净后剖条,切成菱形片,备用。将白萝卜放入冷水中浸泡片刻,反复洗净其外皮,连皮及根须切成细条状,与海带同放入砂锅,加水足量,大火煮沸后,改用小火煨煮,至萝卜酥烂,加入盐、味精、蒜末,拌匀,淋入麻油即成。

海带炖豆腐

原料 豆腐 200 克,海带 100 克,葱花、姜末、食用油、精盐各适量。

做法 将海带用温水泡发,洗净切丝;豆腐用清水煮沸,捞出沥水,切成小方丁。葱花、姜末下油锅煸香,放入海带、豆腐和适量清水煮沸,加精盐,用小火煮至海带、豆腐入味,装盘即可食用。

海蜇
——降压消肿

食材性味 性平,味咸。

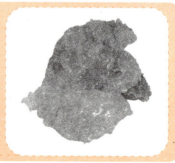

保健功效

海蜇味咸,性平,有清热解毒、化痰软坚、降压消肿之功效。多痰、气管炎、哮喘、头风、大便燥结者应多食用海蜇。海蜇含有类似于乙酰胆碱的物质，能扩张血管，降低血压；所含的甘露多糖胶质，对防治动脉粥样硬化有一定功效。海蜇可以预防肿瘤的发生，抑制癌细胞的生长。能行瘀化积，对胃溃疡、风湿性关节炎有益。

营养成分

（每100克）

蛋白质	3.7克	脂肪	0.3克
碳水化合物	3.8克	维生素A	12微克
维生素B_1	0.03毫克	维生素B_2	0.05毫克
维生素B_{12}	0.2微克	维生素D	9微克
维生素E	2.13毫克	叶酸	3微克
烟酸	0.2毫克	钙	150毫克
铁	4.8毫克	磷	30毫克
钾	160毫克	钠	235毫克
铜	0.12毫克	镁	124毫克
锌	0.55毫克	硒	30微克

食用指南

海蜇煮、清炒、水氽、油氽皆可，切丝凉拌味道最佳；食用凉拌海蜇时应适当放些醋，否则会使海蜇走味；有异味的海蜇是腐烂变质之品，不可食用。

食用禁忌

脾胃虚寒者忌食。

选购保存

选购海蜇时表面湿润，以有光泽，呈白色、乳白色或淡黄色，质地松脆，厚薄均匀者为佳。用塑料袋套起来放到冰箱的冷藏室里，可以保存2个星期左右。

营养食谱

冬瓜海蜇汤

原料 速冻海蜇75克，冬瓜300克，胡萝卜200克，瘦肉50克，姜、精盐各适量。

做法 海蜇洗干净，氽烫后再冲干净；冬瓜洗干净，切厚块；胡萝卜去皮，洗干净切块；瘦肉洗干净，氽烫后再冲洗干净。煲滚适量水，下海蜇、冬瓜、胡萝卜、瘦肉、姜片，煲滚后慢火煲2小时，下精盐调味即成。

炝海蜇丝

原料 海蜇300克，精盐10克，椒油250克，酱油15克，醋15克，葱丝5克，姜3片，青菜丝少量，味精少许。

做法 将海蜇用温水泡好，去沙洗净，切成细丝，放在开水锅内焯一下捞出控干，撒上盐、酱油、醋、青菜调匀盛盘，最后放上葱、姜，加热椒油淋在海蜇上即成。

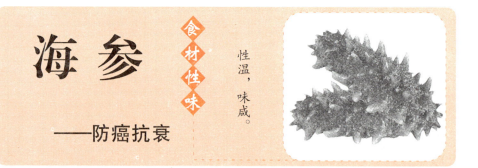

海参——防癌抗衰

食材性味 性温，味咸。

保健功效

海参营养丰富，含有多种有益人体的营养物质，有促进机体细胞再生和机体受损后修复的功能，而且还能提高人体的免疫功能、强身健体、延缓衰老、消除疲劳。海参含有丰富的蛋白质、钙和碘，是上等的滋补食品。海参内含有一种抗毒剂——海参毒素，它能抑制肿瘤细胞的生长与转移，有效防癌、抗癌，且对人体安全无毒，是一种很好的消除肿瘤、抗癌护心脏的食物。男性每天吃一个海参，可起到固本培元、补肾益精的效果。因其中含有能改善脑、性腺神经功能传导的作用，极宜妊娠期妇女、手术后病人以及绝期妇女食用。

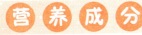

（每100克）

蛋白质	16.5克	脂肪	0.2克
碳水化合物	0.9克	维生素A	42微克
维生素B_1	0.03毫克	维生素B_2	0.04毫克
维生素B_6	0.04毫克	维生素B_{12}	2.3微克
维生素E	10毫克	维生素K	3.14微克
叶酸	4微克	泛酸	0.71毫克
烟酸	0.1毫克	钙	285毫克
铁	13.2毫克	磷	28毫克
钾	43毫克	钠	502.9毫克
铜	0.05毫克	镁	149毫克
锌	0.63毫克	硒	63.93微克

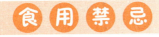

海参在烹饪前要先泡发，然后才能食用；泡发好的海参可采用红烧、葱烧、烩等烹调方法，如果是煲汤，尽量不要放味精，而是用老母鸡煨制的高汤来提味，这样既能保证海参的原汁原味，还能使营养不外流。

食用禁忌

痰多、便溏者忌食。

选购保存

挑选海参时，要选择干燥、干瘪的，这是因为不干的海参容易变质，饱满的海参很可能被商贩添加了大量白糖、胶甚至明矾等，这些物质不利于人体的健康。如果海参的颜色过度偏黑，甚至在开口处以及海参筋都是黑色，那么最好不要选购。如果是干海参，最好将其放在木箱中，以防受潮。如果泡发好的，则不宜长存，最多在水中存留3天，避免触油。

营养食谱

红烧海参

原料 水发海参500克，瘦肉200克，白菜300克，姜2片，葱2根，精盐、白糖、生抽、酒、上汤、蚝油、生粉、油、胡椒粉、清水各适量。

做法 将瘦肉切丝，与调料拌匀，泡上蚝油，待用；白菜洗净后，用油、精盐、水焯熟，围于碟边四周。将洗净后的海参连同姜、葱一起放入开水中煮5分钟，然后除去内脏，沥干水分。锅热后，倒油，爆香姜、葱，然后加入调料及海参；待海参熟烂后，放入瘦肉，勾芡成汁料兜匀，上碟即成。

扒瓤海参

原料 海参100克，虾茸200克，猪肥肉泥50克，精盐8克，味精3克，料酒4克，葱姜汁15克，清汤400克，水淀粉25克，鸡油2克，芝麻油3克，虾脑10克。

做法 将两种配料加精盐3克，料酒1克，味精2克，清汤50克，加入芝麻油及虾脑搅匀为瓤馅。将海参用开水焯一下捞出，炒锅下清汤250克，葱姜汁10克，精盐3克，料酒1克，中火烧开下海参，慢火煨透捞出晾干。将虾馅瓤入海参内，上笼蒸8分钟至熟透取出，虾馅面朝下平放在砧板上，逐个在海参上用刀斜剞入4/5深，刀距1厘米，再将虾馅朝上摆入盘中。炒锅置旺火上，下清汤、料酒、葱姜汁、精盐2克，味精1克，烧沸后用水淀粉勾成玻璃芡，加鸡油浇在海参上即成。

紫菜

——软坚散结

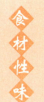

食材性味

性寒，味甘、咸。

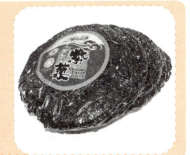

保健功效

紫菜富含胆碱和钙、铁，能增强记忆，治疗妇幼贫血，促进骨骼、牙齿的生长和保健；紫菜含碘量很高，可用于治疗因缺碘引起的"甲状腺肿大"。紫菜有软坚散结功能，对其他郁结积块也有作用。紫菜含有的多糖具有增强细胞免疫和体液免疫功能，可提高机体的免疫力，显著降低血清胆固醇的含量。

营养成分

（每100克）

蛋白质	26.7 克	脂肪	1.1 克
碳水化合物	44.1 克	膳食纤维	21.6 克
维生素 A	228 毫克	胡萝卜素	1370 毫克
维生素 C	2 毫克	维生素 E	1.82 毫克
烟酸	7.3 毫克	视黄醇当量	12.7 微克
维生素 B_1	0.27 微克	维生素 B_2	1.02 毫克
钙	264 毫克	铁	54.9 毫克
镁	105 毫克	锌	2.47 毫克
钾	1796 毫克	磷	350 毫克
钠	710.5 毫克	硒	7.22 微克

食用指南

宾馆和家庭多用水发泡洗后的紫菜沏汤，其实紫菜的吃法还有很多，如凉拌、炒食、制馅、炸丸子、脆爆，作为配菜或主菜与鸡蛋、肉类、冬菇、豌豆尖和胡萝卜等搭配做菜等。食用前用清水泡发，并换1~2次水以清除污染、毒素。

食用禁忌

胃肠消化不好的人宜少食，腹痛便溏者不能食紫菜。

选购保存

选购紫菜时，以深紫色、薄而有光泽者为佳。紫菜适宜存放于阴凉、干燥、通风处，也可放入冰箱冷藏。

营养食谱

紫菜蛋花汤

原料 紫菜10克，鸡蛋1个，香油、味精、精盐各适量。

做法 鸡蛋洗净，磕入碗中，加放许水，搅拌均匀。锅内倒水烧开，加入紫菜稍煮片刻，倒入蛋液，待蛋花漂起，加精盐、味精，淋上香油即可。

紫菜虾皮汤

原料 紫菜（干）10克，虾皮10克，鸡蛋60克，植物油5克，料酒5克，醋5克，酱油5克，味精3克，香油5克。

做法 将紫菜洗净，撕开备用。鸡蛋打散，在碗里搅匀。虾皮洗净，加料酒浸泡10分钟。旺火将植物油烧热，倒入酱油炝锅，立即加水一碗，放入紫菜、虾皮煮10分钟，再放入少许醋略加搅动，把搅匀的鸡蛋液撒入锅中，蛋熟起锅，加入味精、香油即成。

紫菜豆花羹

原料 紫菜（干）30克，南豆腐300克，鸡蛋150克，枸杞子10克，清汤、淀粉、调料各适量。

做法 紫菜浸泡后洗净沥干，切成碎粒；南豆腐切成方粒；淀粉勾芡。在锅内加入清汤烧沸，然后放入紫菜、豆花煮熟，加入调料，然后将芡倒入，并将鸡蛋清搅匀地散打在锅内，搅拌均匀，撒上枸杞子即可。

菌藻类功效全解

银耳
——养颜防衰

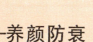
食材性味

味甘，性平。

保健功效

银耳既是名贵的滋补佳品，也是扶正强壮之药品，被人们誉为"菌中明珠"，历代皇家将银耳视为"延年益寿之品"、"长生不老良药"，其滋补功效可见一斑。

银耳可提高肝脏解毒能力，有保肝作用；银耳可提高人体免疫力；银耳可促进骨髓造血功能；银耳还可促进淋巴细胞转化，防癌抗癌，养颜抗体衰老。

营养成分

（每100克）

蛋白质	10克	脂肪	1.4克
碳水化合物	36.9克	膳食纤维	30.4克
维生素A	8毫克	维生素B_1	0.05毫克
维生素B_2	0.25毫克	维生素E	1.26微克
胡萝卜素	6.7微克	视黄醇当量	14.6微克
烟酸	5.3克	钙	36毫克
铁	4.1毫克	磷	369毫克
钾	1588毫克	钠	82.1微克
镁	54毫克	锰	0.17毫克
铜	0.08毫克	锌	3.03毫克
硒	2.95微克		

食用指南

银耳与粳米配伍熬粥,用于虚热口渴、大便秘结者,效果甚好。

食用禁忌

风寒咳嗽、湿痰壅盛者不宜多食。

选购保存

选购银耳时,以色泽黄柏,朵大肉厚,底板小,气味清香,胶质重者为佳。银耳需置于阴凉、干燥、通风处保存。

营养食谱

素烩银耳

原料 银耳25克,鲜蘑罐头1罐,发菜15克,胡萝卜250克,青笋300克,熟黑木耳、精盐、白糖、高汤、水淀粉、香油各适量。

做法 银耳洗净,用温水泡发,撕成大小均匀的内,置碗内加入适量高汤,上锅蒸1小时,取出备用。发菜用温水泡开,洗净泥沙,用手指卷成一个个算珠大小的球,放在盘内,加入适量高汤,上锅蒸10分钟左右,取出备用。胡萝卜、青笋均去皮,洗净,削成鲜蘑形状,用开水煮透,过凉,打开鲜蘑罐头,用原汁泡上,用高汤将胡萝卜、青笋、鲜蘑煮熟,捞出备用。银耳、发菜从蒸笼里取出,将银耳扣在盘中央,胡萝卜、青笋、鲜蘑、发菜围在四边,将剩余高汤放入锅中,加入精盐、白糖,用水淀粉勾芡,淋香油,浇在盘中,用黑木耳点缀即可。

银耳鸡汤

原料 干银耳1朵(5克),鸡肉75克,料酒、精盐、味精、胡椒粉各适量。

做法 将干银耳放入碗中,倒入开水浸泡,水冷后换水,如此交替,使干银耳泡发。将鸡肉剁成肉泥,加水放入锅中熬制,加入精盐、胡椒粉,再用小火慢熬。将银耳放入锅中与鸡汤同煮至沸。待银耳泡软、有香味,即可熄火。将汤勺至碗中即可食用。

黑木耳

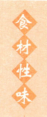

性平，味甘。

—— 滋阴润肺

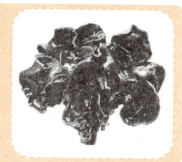

保健功效

黑木耳含有对抗人体脑血栓形成的物质，在体内有降低血液凝结作用，对冠状动脉粥样硬化能起到辅助治疗作用。

黑木耳有消除尖毒，防止吞噬细胞变性和坏死、防止淋巴管炎和阻止纤维性变化、预防矽肺形成的作用。

此外，黑木耳中含有的无机盐，能够促使体内的各种结石产生化学反应，有化解体内结石的功效。黑木耳提取物可提高巨噬细胞活性，增强吞噬细胞的功能，抗肝癌、食道癌、子宫癌等效果明显，木耳含的胶体吸附力强，能够消化纤维，有清胃涤肠作用，纺织、理发等行业人员可常食之。

营养成分

（每100克）

蛋白质	12.4 克	脂肪	1.2 克
碳水化合物	36.2 克	膳食纤维	33.4 克
维生素 A	17 微克	维生素 D	44 微克
维生素 C	5 毫克	维生素 E	11.34 毫克
烟酸	2.5 毫克	维生素 K	320 微克
维生素 B_1	0.17 毫克	维生素 B_2	0.44 毫克
钙	295 毫克	铁	11.9 毫克
镁	152 毫克	锌	1.66 毫克
钾	773 毫克	磷	295 毫克
钠	7.1 毫克	硒	3.72 微克

食用指南

黑木耳是一种配菜,须经泡发才能食用。用于炒、拌、煎,也用作汤、粥、点心等的配料。

食用禁忌

黑木耳性质滑利,脾胃、大便溏泻者慎食。

选购保存

选购黑木耳时,以颜色乌黑光泽、片大均匀、体轻干燥、半透明、无杂质、涨性好、有清香味者为佳。黑木耳干货宜储存在阴凉干燥的地方,可以用塑料袋装好严封,放入冰箱内冷藏。

营养食谱

木耳炖豆腐

原料 水发木耳100克,豆腐500克,姜丝10克,葱花5克,味精1克,精盐1.5克,豆油30克。

做法 将木耳择洗干净,撕成小片,豆腐切片。炒锅放油,烧热,倒入葱、姜香,加入豆腐、木耳、精盐和适量水,旺火烧沸后,改用小火炖至豆腐入味,点入味精即成。

黑木耳丝瓜子方

原料 黑木耳30克,丝瓜子90克。

做法 将上2味炒黄焦,然后研细粉,过80目筛,备用。一日3次,每次3克,口服。

黑木耳炒鸡蛋

原料 水发黑木耳250克,鸡蛋2个,精盐适量。

做法 水发黑木耳洗净,沥水;鸡蛋磕入碗内,搅匀。油锅烧热,将鸡蛋倒入炒熟,盛出;另起油锅,放入沥干水的黑木耳,煸炒几下,再放入鸡蛋合炒,加精盐调味即可。

草菇

食材性味：性寒，味甘。

——抗癌强体

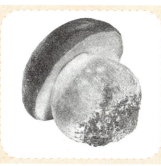

保健功效

草菇的维生素C含量比其他菇类高，能促进人体新陈代谢，提高机体免疫力。草菇中含有一种叫异种蛋白的物质，可消灭体内癌细胞。如果铅、砷、苯进入人体时，可与草菇结合，形成抗坏血元，随小便排出。

营养成分

（每100克）

蛋白质	1.7 克	脂肪	0.1 克
碳水化合物	2.7 克	膳食纤维	3.4 克
维生素 A	8 微克	维生素 B_1	0.21 毫克
维生素 B_2	0.22 毫克	维生素 B_6	0.99 毫克
维生素 $_{12}$	1.2 微克	维生素 C	156 毫克
维生素 D	1 微克	维生素 E	0.4 毫克
叶酸	65 微克	泛酸	2.9 毫克
烟酸	8 毫克	钙	23 毫克
铁	1 毫克	磷	33 毫克
钾	328 毫克	钠	4.7 毫克
铜	0.4 毫克	镁	21 毫克
锌	0.36 毫克	硒	0.02 微克

食用指南

草菇中含有的多糖能使人体对癌细胞产生免疫力，抑制癌细胞的生长，与同样具有抗癌功效的西兰花一起食用，能增强防癌和抗癌的效果；清洗草菇时不宜浸泡时间过长，不然营养素会流失。

食用禁忌

草菇性寒，畏寒肢冷、脾胃虚寒及大便溏稀者应少吃。

选购保存

选购草菇时，以颜色黑白分明，形态呈卵球形，手感坚实、不松软者为佳。新鲜的草菇容易被空气氧化，因此宜现买现食。若想保存，可以先用清水将草菇洗净，放入1%的盐水中浸泡一会儿，捞出沥干装入塑料袋，可以保鲜3~5天。

营养食谱

草菇丝瓜汤

原料 草菇20克，北豆腐100克，丝瓜480克，姜、精盐、白糖、香油、胡椒粉、鸡粉各适量。

做法 干草菇洗净浸软，切去硬的部分，然后挤干水；将北豆腐切成薄片待用。把水烧开，放入油，下丝瓜焯至仅熟捞起，浸冷滴干水；豆腐放入焯过丝瓜的开水中焯3分钟，捞起滴干水；放入草菇煮4分钟，捞起冲洗净，挤干水；下油爆姜，加水煮开；放下材料再煮开，略煮片刻至丝瓜熟透，下精盐、味精、香油、胡椒粉、鸡粉等调味即可。

草菇煮豆腐

原料 草菇100克，北豆腐200克，豌豆粒80克，水淀粉、花生油、精盐各2克，白糖、酱油各适量。

做法 将草菇泡软；豆腐切成正方形，沥干水；锅中下花生油，将豆腐煎至金黄色，放在盆子里。锅内再次入油煸炒草菇，然后倒入适量清水煮一会儿，加入豆腐及豌豆粒，用精盐、白糖、酱油调味，再用水溶淀粉勾芡即成。

香菇
——抗癌养颜

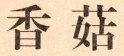

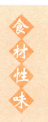

性平,味甘。

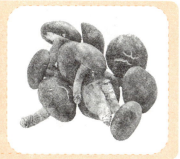

保健功效

香菇多糖可提高小鼠腹腔巨噬细胞的吞噬功能,还可促进T淋巴细胞的产生,并提高T淋巴细胞的杀伤活性。香菇的水提取物对人体内的过氧化氢自由基有一定的消除作用。香菇菌盖部分含有双链结构的核糖核酸,进入人体后,会产生具有抗癌作用的干扰素。

营养成分

(每100克)

蛋白质	20克	脂肪	1.2克
碳水化合物	30.1克	膳食纤维	31.6克
维生素A	3微克	胡萝卜素	4.8微克
维生素C	5毫克	维生素E	0.66毫克
烟酸	20.5毫克	视黄醇当量	12.3微克
维生素B_1	0.19毫克	维生素B_2	1.26毫克
钙	83毫克	铁	10.5毫克
镁	147毫克	锌	8.57毫克
钾	464毫克	磷	258毫克
钠	11.2毫克	硒	6.42微克

食用指南

香菇味美是因为含有核糖核酸,需要在80℃左右的热水中浸泡才能释放

出鲜味，所以干香菇最好先用80℃的热水泡发；泡发香菇的水不要倒掉，很多营养物质都溶在水中。

食用禁忌

脾胃虚寒者不宜食用。

选购保存

选购干品香菇时，以体圆，齐整，质干脆而不碎者为好；选购鲜品香菇时，以菇伞肥厚，伞缘曲收，内侧为乳白色，褶皱明显，菇柄短而粗，菇苞未开切菇肉厚实者为佳。干品香菇应放在密封罐中保存，并最好每个月取出，放置阳光下曝晒一次，可保存半年以上；鲜品香菇可用透气膜包装后，置于冰箱冷藏，可保鲜一星期左右。

营养食谱

香菇大白菜

原料 香菇100克，大白菜250克，葱花、蒜末、花椒粉、精盐、鸡精、植物油各适量。

做法 大白菜择洗干净，撕成片；香菇去蒂，洗净，切为两半。炒锅倒入植物油烧至七成熟，下入葱花、蒜末，用花椒粉、精盐调味即可。

香菇粥

原料 小米、香菇(鲜)各50克。

做法 将小米淘洗干净；香菇洗净，切碎。将小米放入锅中，加入适量清水煮成小米粥，放入香菇碎同煮即可。

烧香菇

原料 鲜香菇400克，松子仁100克，料酒、精盐、酱油、大豆油、香油、淀粉、味精各适量。

做法 将香菇去杂，洗净切片，放入开水锅中焯透，捞出备用；将松子仁用温水泡一下，去皮，用力滑拍一下，使其烂而不碎。在炒锅中加入大豆油，烧热，把松子仁在油锅中炸一下（不可炸焦），再放入香菇、料酒、酱油、姜汁、精盐，清水煮，烧透入味后用水淀粉勾芡，淋上香油即可。

蘑菇
——护肝壮骨

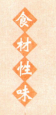

性微寒，味甘。

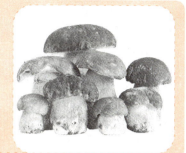

保健功效

蘑菇中所含的硒元素数量很高，而且容易被人体吸收，所以应多吃一些。尤其是喜欢喝酒的人，蘑菇能帮助其远离肝病。蘑菇中维生素D的含量比大豆高20倍，是海带的8倍。而维生素D能帮助人体吸收钙，有益于骨骼的健康。

营养成分

（每100克）

蛋白质	2.7 克	脂肪	0.1 克
碳水化合物	4.1 克	膳食纤维	2.1 克
维生素 A	2 微克	维生素 B_1	0.08 毫克
维生素 B_2	0.35 毫克	维生素 C	2 毫克
维生素 E	0.56 毫克	胡萝卜素	0.01 毫克
烟酸	4 毫克	钙	6 毫克
铁	1.2 毫克	磷	94 毫克
钾	312 毫克	钠	8.3 毫克
铜	0.49 毫克	镁	11 毫克
锌	0.92 毫克	硒	0.55 微克

食用指南

我国的毒蘑菇种类多，分布广泛，所以误食毒蘑菇的状况时有发生。鉴别毒蘑菇的方法为：煮蘑菇的适合在锅内放进几粒白米饭。如果白米饭变黑，就证明锅内的是毒蘑菇，不可食用。如果米饭没有变色，那就是无毒蘑菇，可以放心食用。

食用禁忌

对菌类过敏者忌食。

选购保存

蘑菇以菇体饱满者为佳。蘑菇最怕湿。在挑选蘑菇的时候，千万不能买太湿的。如果想让蘑菇储存得久一些，买回来后先要在阴凉处摊开，稍微晾干后再放入冰箱保存。

营养食谱

蘑菇鸡块汤

原料 鸡200克，小油菜150克，蘑菇100克，葱段、蒜、姜末、酱油、水淀粉、料酒、胡椒粉、鸡粉、耗油、白糖、香油、植物油各适量。

做法 将鸡洗净，切块，加入少许酱油、水淀粉、料酒、胡椒粉和鸡粉腌制，然后入滚油中略炸，捞出沥油；小油菜洗净焯烫后沥干；蘑菇洗净，切小片。热油锅爆香葱段、姜末及鸡块，放入耗油、料酒、白糖、水淀粉、酱油、香油，然后下蘑菇片煮约5分钟，盛入砂锅内，改中火煮至鸡熟，放入小油菜稍煮即可。

蘑菇烩海米

原料 蘑菇100克，冬瓜150克，海米30克，玉米粒、青豆、葱、姜、精盐、味精、水淀粉、胡椒粉、香油、料酒各适量。

做法 将冬瓜切条，放入水中煮熟，出锅放入凉水中浸泡；干海米加水、料酒、葱、姜蒸制备用。锅中加适量清水，加入海米、蘑菇略煮，再放入冬瓜、玉米、青豆、大火烧开后小火炖制，调入精盐、胡椒粉、水淀粉勾芡，淋香油，加味精即可。

猴头菇

食材性味：性平,味甘。

——补虚健胃

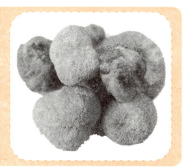

保健功效

猴头菇是一种高蛋白、低脂肪、富含矿物质和维生素的一种优良食品;含有多糖体、多肽类及脂肪物质,能抑制癌细胞中遗传物质的合成,从而预防和治疗消化道癌症与其他恶性肿瘤;含有多种氨基酸和丰富的多糖体,能助消化,对胃炎、胃癌、食道癌、胃溃疡、十二指肠溃疡等消化道疾病有食疗效果。

营养成分

（每100克）

蛋白质	2克	脂肪	0.2克
碳水化合物	4.9克	膳食纤维	4.2克
维生素B_1	0.01毫克	维生素B_2	0.04毫克
维生素B_{12}	0.6微克	维生素C	4毫克
维生素D	2微克	维生素E	0.46毫克
烟酸	0.2毫克	钙	19毫克
铁	2.8毫克	磷	37毫克
钾	8毫克	钠	175.2毫克
铜	0.06毫克	镁	5毫克
锌	1.28毫克	硒	0.06微克

食用指南

黄芪与猴头菇同食,可作为病后体弱、体虚易患感冒及营养不良、贫血、神经衰弱、慢性肾炎、糖尿病患者的滋补食疗膳食，同时具有提高身体免疫力和预防癌症的保健功效；猴头菇搭配海参、香肠共煮有补虚养身、延缓衰老的功效。

食用禁忌

腹泻患者、皮肤病患者忌食。

选购保存

购买时以个大均匀、色泽艳黄、质嫩肉厚、须刺完整、干燥无虫蛀、无杂质的猴头菇为佳。猴头菇保存至干燥、阴冷处，特别不能放在进水的地方，以免发霉变质。

营养食谱

猴头菇炖鸡

原料 鸡肉75克，猴头菇100克，植物6克，精盐、香菜、小葱各适量。

做法 将猴头菇用开水泡30分钟，用凉水洗净泥沙，用手撕开，晒干。香菜、小葱切成丝。将鸡肉洗净，切成块。炒锅烧热，放少量油，船桨热后放入葱爆炒，放入鸡肉块炒至关熟，加入精盐、猴头菇、水，汤开后用小火炖烂。将猴头菇、鸡块等捞在碗内，将锅内的汤烧开，撇去浮沫，放入味精，浇在碗内的鸡块上，上边放上香菜段即可。

猴头菜心

原料 油菜心300克，猴头菇150克，精盐、味精、酱油、蚝油、水淀粉、植物油各适量。

做法 将猴头菇去蒂，洗净，入沸水中焯熟，捞出挤净水分，顺毛切成大片，均匀地平铺在盘里；油菜心洗净，入沸水稍焯捞出，过凉沥水。将油菜心入热油锅中爆炒，加精盐、味精调味，淋入蚝油，码放到猴头菇上。锅内加入适量酱油，下入水淀粉勾芡，淋到油菜心上即可。

金针菇

——滋补肝肾

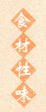

性寒,味咸。

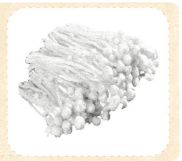

保健功效

金针菇有健脾养胃、滋补肝肾的功效,适用于神疲体倦、食欲不振、胃肠溃疡、肝脏功能不良等症。

金针菇还可以抑制血脂升高,降低胆固醇,防止心脑血管疾病。经常食用金针菇可清除重金属盐类物质及抗肿瘤。

营养成分

（每100克）

蛋白质	17.8 克	脂肪	1.3 克
碳水化合物	32.3 克	膳食纤维	2.7 克
维生素 A	5 微克	维生素 B_1	0.24 毫克
维生素 B_2	0.17 毫克	维生素 B_6	0.12 毫克
维生素 C	2 毫克	维生素 D	1 微克
维生素 E	1.14 毫克	胡萝卜素	0.03 毫克
叶酸	1.4 微克	泛酸	75 毫克
烟酸	4.1 毫克	钙	12 毫克
铁	1.4 毫克	磷	97 毫克
钾	360 毫克	钠	4.3 毫克
铜	0.14 毫克	镁	17 毫克
锌	0.39 毫克	硒	0.28 微克

食用指南

金针菇与各种蔬菜、肉类搭配食用，炒、炖、涮均可。尤其适合高血压患者、肥胖者、身体虚弱的老人和儿童；金针菇宜熟食，不宜生食；变质的金针菇不能食用，因其易引起中毒。

食用禁忌

金针菇性寒，脾胃虚寒、慢性腹泻的人应少吃；关节炎、红斑狼疮患者也要慎食，以免加重病情。

选购保存

选购金针菇时，以颜色淡黄或呈黄褐色，菌盖中央较边缘稍深，菌柄上浅下深，无异味者为佳。金针菇用热水烫一下，再放在冷水里泡凉，然后再冷藏可以保持原有的风味，0℃左右的温度可以储存10天左右。

营养食谱

金针菇炒腰花

原料 金针菇250克，猪腰子150克，精盐3克，料酒5克，酱油5克，水淀粉（豌豆）10克，葱段5克，姜片3克，植物油35克。

做法 先将猪肾对剖，去掉臊筋、洗净，斜切成花块，放入碗中，加酱油、料酒、精盐拌匀；将金针菇去杂洗净，切段。炒锅放油烧热，加入葱段、生姜片煸炒，放入腰花煸炒，炒熟入味，加入金针菇煸炒入味；用水淀粉勾芡，起锅装盘即可。

金针菇拌芹菜

原料 芹菜300克，金针菇50克，醋10克，精盐3克，高汤200毫升。

做法 芹菜洗净切段，放少许盐略腌，变软后除去水分；金针菇去根洗净，在加入少许盐的热水里焯一下，然后沥干水分；将金针菇与芹菜轻轻拌匀；最后加醋、高汤、精盐调味。

平菇
——滋补强身

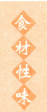

食材性味：性凉，味甘。

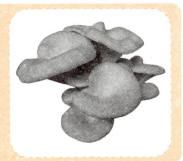

保健功效

平菇可作为体弱病人的滋补品，对肝炎、慢性肾炎、胃和十二指肠溃疡、软骨病、高血压等都有疗效。平菇还含有抗肿瘤细胞的硒、多糖体等物质，对肿瘤细胞有很强的抑制作用。而平菇所含的侧耳素和蘑菇核糖酸，则能抑制病毒素的合成和增殖。

营养成分

（每100克）

蛋白质	7.8 克	脂肪	2.3 克
碳水化合物	69 克	膳食纤维	5.6 克
维生素 A	2 微克	维生素 B_1	0.12 毫克
维生素 B_2	7.09 毫克	维生素 B_6	0.09 毫克
维生素 C	4 毫克	维生素 D	1 微克
维生素 E	0.79 毫克	胡萝卜素	0.01 毫克
叶酸	65 微克	泛酸	1.32 毫克
烟酸	6.7 毫克	钙	21 毫克
铁	3.2 毫克	磷	220 毫克
钾	258 毫克	钠	3.8 毫克
铜	0.08 毫克	镁	14 毫克
锌	0.61 毫克	硒	1.07 微克

食用指南

平菇可以炒、烩、烧。平菇最佳的食用方式是素炒或做汤；平菇可炖肉或炖鸡吃，能够益气补气，增加抵抗力。平菇口感好、营养高、不抢味，但鲜品出水较多，易被炒老，须掌握好火候。

食用禁忌

菌类过敏者忌食。

选购保存

选购平菇的时，以菇行整齐不坏，颜色正常，质地脆嫩而肥厚，气味纯正清香，无杂味，无病虫害者为佳。可以将平菇放入塑料袋中，置于干燥处保存。

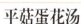

平菇蛋花汤

原料 平菇100克，紫菜20克，鸡蛋1个，精盐适量。

做法 把鸡蛋打成蛋液，加入适量的精盐；平菇去蒂，焯烫。锅内加水烧开，放入紫菜、平菇，待再烧开，淋入蛋液，关火，加入精盐调味即可。

平菇炒肉片

原料 猪肉500克，平菇200克，青椒、红椒各50克，葱、蒜、香菜、植物油、精盐、酱油、鸡精各适量。

做法 平菇洗干净，撕条，用开水烫一下，沥干水分；猪肉切小片；香菜切成末、青椒、红椒分别切丝；肉片先下锅炒七八成熟，加葱，酱油炒出香味，下平菇片爆炒片刻，放入青椒丝、红椒丝、蒜，加精盐翻炒，最后放入适量香菜末，加味精即可出锅。

杏鲍菇

食材性味：性平,味甘。

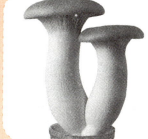

——健胃消食

保健功效

杏鲍菇中富含的蛋白质是一种重要的营养素,能够很好地维持免疫机能,此外还能够构成白细胞和抗体等。经常食用杏鲍菇能够软化毛细血管,有效降低人体中血脂和胆固醇的含量。杏鲍菇中含有的营养物质,能够刺激胃分泌出更多的胃酸,从而促进食物的消化,因此可以用来治疗饮食积滞证。

营养成分

（每100克）

蛋白质	1.3 克	脂肪	0.1 克
碳水化合物	8.3 克	膳食纤维	2.1 克
维生素 B_1	0.03 毫克	维生素 B_2	0.14 毫克
维生素 B_6	0.03 毫克	维生素 E	0.6 毫克
叶酸	42.8 微克	烟酸	3.68 毫克
钙	13 毫克	铁	0.5 毫克
磷	66 毫克	钾	242 毫克
钠	3.5 毫克	铜	0.06 毫克
镁	9 毫克	锌	0.39 毫克
硒	1.8 微克		

食用指南

杏鲍菇肉质肥嫩,适合炒、烧、烩、炖、做汤及火锅用料;杏鲍菇可以与海带等一起制作凉拌菜，营养丰富；杏鲍菇与木耳一起炒食，味道鲜美。

食用禁忌

菌类过敏者忌食；肝火旺盛者不宜多食。

选购保存

选购杏鲍菇时，以菇体匀称结实，颜色呈褐色或白色，外形圆整，没有异味者为佳。温度在15℃左右时，杏鲍菇可以保存1周左右时间，如果放在2~4℃的条件下，杏鲍菇可以保存半个月以上时间。

营养食谱

麻油杏鲍菇汤

原料 杏鲍菇150克，姜50克，枸杞子10粒，麻油、米酒、香菇素、精盐各适量。

做法 杏鲍菇以酒水洗净，沥干水分后以手撕成大长块；姜刷洗干净外皮，切片；枸杞子洗净后泡水约5分钟，沥干水分，备用。热锅倒入麻油烧热，加入姜片，以小火慢炒至姜片卷曲并释放出香味，加入杏鲍菇块拌炒均匀，沿锅边淋入米酒，续煮至酒味散发，再加入水以中火煮开，以精盐和香菇素调味，起锅前加入枸杞子拌匀即可。

干煸杏鲍菇

原料 杏鲍菇200克，洋葱100克，生抽、精盐、植物油、胡椒粉各适量。

做法 杏鲍菇洗净，切片，入沸水氽烫后滤水，加少许生抽拌匀腌制15分钟；洋葱洗净，切丝。炒锅里加入一勺油，小火将杏鲍菇片两面都煸成微黄色盛出，倒入洋葱煸出香味，倒入杏鲍菇片一起煸炒，最后加入精盐、胡椒粉调味即可。

调味品类功效全解

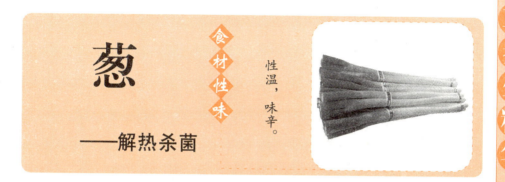

葱

食材性味：性温,味辛。

——解热杀菌

保健功效

葱的挥发油等有效成分,具有刺激身体汗腺,达到发汗散热之作用;葱油刺激上呼吸道,使黏痰易于咯出。葱还具有刺激机体消化液分泌的作用,能够健脾开胃,增进食欲。葱中所含大蒜素,具有明显的抵御细菌、病毒的作用,尤其对痢疾杆菌和皮肤真菌抑制作用更强。香葱所含果胶,可明显地减少结肠癌的发生,有抗癌作用,葱内的蒜辣素也可以抑制癌细胞的生长。

营养成分

(每100克)

蛋白质	1.7克	脂肪	0.3克
碳水化合物	5.2克	膳食纤维	1.3克
维生素B_1	0.03毫克	维生素B_2	0.05毫克
维生素P	0.5毫克	维生素C	97毫克
维生素E	0.3毫克	胡萝卜素	60微克
钙	29毫克	铁	0.7毫克
磷	38毫克	钾	144毫克

续表

钠	4.4毫克	铜	0.08毫克
镁	19毫克	锌	0.4毫克
锰	0.28毫克	硒	0.67微克

食用指南

红枣与葱一起煮粥,能和胃安神,可辅助治疗神经衰弱所致的失眠、体虚无力、食欲不振、消化不良等病症。

食用禁忌

葱性质偏温热,有辛温助热和发汗之力,体虚自汗和表虚多汗者不宜多吃。

选购保存

选购葱时,以葱白粗大者为佳。将葱根朝下,竖直插在水盆中保存,不仅不会烂空,还会继续生长。也可以将大葱的叶子晒蔫,不要去掉,捆好把,根朝下,放在阳台的暗阴处保存。

营养食谱

葱炖猪蹄

原料 葱50克,猪蹄4只,精盐适量。

做法 将猪蹄拔毛洗净,用刀划口;葱切段,与猪蹄一同放入,加水适量,入精盐少许,先用武火烧沸,后用文火炖熬,直至熟烂即成。

葱枣汤

原料 大枣20枚,葱白7根。

做法 将红枣洗净,用水泡发,入锅内,加水适量,用文火烧沸,约20分钟后,再加入洗净的葱白,继续用文火煎10分钟即成。

姜
——发汗提神

食材性味：性温,味辛。

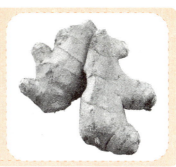

保健功效

传统医学认为,姜能增强血液循环,有刺激胃液分泌、兴奋肠管、促进消化、健胃增进食欲的作用。在炎热季节,姜有排汗降温、提神的作用,可缓解疲劳、乏力、厌食、失眠、腹胀、腹痛等症状。还有杀灭口腔致病菌和肠道致病菌的作用;用姜汤含漱能治疗口臭和牙周炎,疗效显著。用干姜泡茶,能防治食物污染引起的急性肠胃炎。日常我们吃松花蛋和虾、蟹等水产时,通常会放上一些姜末、姜汁。

营养成分

（每100克）

蛋白质	9.1 克	脂肪	3.7 克
碳水化合物	46.3 克	膳食纤维	17.7 克
维生素 B_2	0.1 毫克	胡萝卜素	6.3 微克
视黄醇当量	14.9 微克	钾	41 毫克
钠	9.9 毫克	钙	62 毫克
铁	85 毫克	锰	10.65 毫克
锌	2.3 毫克	铜	0.96 毫克
磷	22 毫克	硒	3.1 微克

食用指南

姜的吃法很多,如喝姜汤、吃姜粥,煮菜热油时放点姜丝,炖肉、煎鱼加姜片，制水饺馅时加点碎姜等；鲜嫩的姜芽可用于腌、渍、泡、酱等制法。

食用禁忌

有内热者忌食。吃姜一次不宜过多。食用过多，大量的姜辣素在经肾脏排泄过程中会刺激肾脏，并产生口干、咽痛、便秘等"上火"症状。

选购保存

选购姜时，以外皮无伤、茎块肥厚的者为佳。保存生姜鲜嫩较好的方法是将生姜洗净后埋入盛食盐的罐内，可使生姜较长时间不干，保持浓郁的姜香。

营养食谱

姜汁拌菠菜

原料 嫩菠菜400克，鲜姜40克，精盐、味精、醋、香油各适量。

做法 将菠菜洗净，放入开水内烫一下捞出，切成3厘米长的段，再用水过凉，放在盘内。然后把姜切成片，放入碗内捣成汁，加入精盐、味精、醋、香油调匀后，浇在菠菜段上面，拌匀后便可食用。

生姜粥

原料 生姜25克，大米100克，枸杞子10克。

做法 将生姜洗净去皮，切末；大米淘洗干净；枸杞子洗净，待用。锅置火上，倒入适量清水煮沸，放入大米、生姜煮沸，加入枸杞子，小火熬煮30分钟即可。

生姜大蒜红糖饮

原料 大蒜、生姜各15克，红糖适量。

做法 大蒜去皮，切片；生姜去皮，洗净，切片。将大蒜、生姜放入锅中，加适量清水煎煮，调入红糖即可。

大蒜
——抗癌杀菌

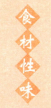食材性味:性温,味辛。

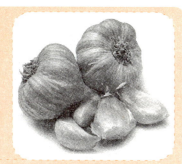

保健功效

大蒜能阻断亚硝酸盐致癌物质的合成,从而预防癌症的发生。大蒜能促进新陈代谢,降低胆固醇和三酰甘油的含量,并可防止血栓的形成,可以预防高血压、血脂异常、动脉硬化等疾病。紫皮大蒜挥发油中所含的大蒜辣素等具有明显的抗炎灭菌作用,尤其对上呼吸道和消化道感染、霉菌性角膜炎、隐孢子菌感染有显著的功效。

营养成分

(每100克)

蛋白质	4.5 克	脂肪	0.2 克
碳水化合物	26.5 克	膳食纤维	1.1 克
维生素 B_1	0.24 毫克	维生素 B_2	0.06 毫克
维生素 C	0.24 毫克	维生素 E	1.07 毫克
胡萝卜素	30 微克	烟酸	0.9 毫克
钙	39 毫克	铁	1.2 毫克
磷	117 毫克	钾	302 毫克
钠	19.6 毫克	铜	0.22 毫克
镁	21 毫克	锌	0.88 毫克
锰	0.29 毫克	硒	3.09 微克

食用指南

大蒜中的辣素怕热,遇热后很快分解,其杀菌作用就会降低,因此,预防和治疗感染性疾病应该生食大蒜。

食用禁忌

凡阴虚火旺之人,如经常出现面红,午后低热,口干便秘,烦热等忌食大蒜,因大蒜多吃可动火耗血;有胃溃疡及十二指肠溃疡或慢性胃炎的人忌食大蒜,因大蒜可刺激胃黏膜,使胃酸增多;患有眼睛、口齿、喉舌疾病者忌食大蒜。

选购保存

选购大蒜时,以蒜头大,包衣紧,蒜瓣大且均匀,味道浓厚,辛香可口,汁液黏稠者为佳。在常温下,将蒜头放网袋里悬挂于通风处即可。大蒜也可以放冰箱冷藏保存,存放时不要让大蒜发芽、受冻。

营养食谱

蒜泥菠菜

原料 菠菜250克,大蒜20克,醋、白糖、精盐、香油、味精各适量。

做法 菠菜去根、老叶,洗净,放沸水中烫熟,捞出放在凉开水中过凉,沥干,切段,放入盘中,撒精盐拌匀,备用。大蒜去皮捣碎,放碗中,加盐、白糖、味精调成蒜泥。将蒜泥浇在菠菜上,淋上醋、香油即可。

蒜泥海带丝

原料 水发海带150克,蒜泥10克,精盐、味精、香油各适量。

做法 水发海带洗净,切成细丝,入沸水中煮熟,捞出,晾凉,沥干水分。取盘,放入海带丝,用精盐、味精、蒜泥和香油调味即可。

胡椒

食材性味：性热，味辛。

——温中散寒

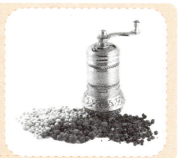

保健功效

传统医学认为，胡椒味辛、性热，入胃、大肠经，具有温中下气、消痰解毒等功效，对寒痰食积、反胃、呕吐清水、泄泻、冷痢等疾病有显著疗效。

在医学工业上，胡椒经常被用来制作健胃剂、解热剂、利尿剂等，对消化不良、寒痰、咳嗽、肠炎、感冒、风湿病等有神奇的疗效。胡椒中含有大量的胡椒碱、芳香油、粗蛋白、粗脂肪和可溶性氮，这些物质不但能够去掉食物中的油腻、腥味，还能够刺激消化液的分泌，从而有助于消化，提高食欲。此外，胡椒还可以解鱼虾肉毒；在烹饪菜肴的时候，加入胡椒，还可以防止其变质。

营养成分

（每100克）

蛋白质	9.6 克	脂肪	2.2 克
碳水化合物	74.6 克	膳食纤维	2.3 克
维生素 A	10 微克	维生素 B_1	0.09 毫克
维生素 B_2	0.06 毫克	烟酸	1.8 毫克
泛酸	60 微克	钙	2 毫克
铁	9.1 毫克	磷	172 毫克
钾	154 毫克	钠	4.9 毫克
铜	0.32 毫克	镁	2 毫克
锌	1.23 毫克	硒	7.64 微克

食用指南

在使用胡椒作调料时，最好不要经过高温油炸，否则过高的温度会使胡椒碱、挥发油、脂肪油挥发掉，从而丧失原有的效果。因此，在菜肴或者汤羹将要出锅时加入适量的胡椒效果最佳。

食用禁忌

由于胡椒性温热，因此，肝火过旺、阴虚体热的人要少食；胡椒非常容易使孕妇肠道干燥，出现便秘现象，对胎儿发育不利。因此，孕妇应少食；患有消化道溃疡、咳嗽咳血、痔、咽喉炎症、眼疾的人，要慎重食用胡椒，否则会加重病情。

选购保存

选购白胡椒时，以色灰白，种仁饱满，气味较浓者为佳；选购黑胡椒时，以果皮皱而黑，气味较淡者为佳。可将胡椒放置于玻璃瓶或者调味瓶中密封保存，避免受潮和光照。

营养食谱

胡椒炖猪肚

原料 猪肚1个，白胡椒数十粒，精盐、醋、料酒、味精各适量。

做法 将猪肚洗净，切粗丝，先加入精盐、醋，用手揉搓，去除腥味，然后用沸水烫一下；把白胡椒碾碎。在锅中加入水，放入猪肚丝，加入白胡椒粉，煲2小时，待肚烂汤稠时，加入精盐、料酒、味精即可。

胡椒牛腩煲

原料 新鲜胡椒40粒，牛腩900克，精盐1小匙，酱油3大匙。

做法 将牛腩洗净，并切成大块。再把胡椒粒洗净。将牛腩、胡椒粒放入砂锅中，加入精盐和酱油，再倒入5碗水。大火煮沸，再改为小火，慢慢煲50分钟，待肉熟透、入味即可。

桂皮

食材性味：性热,味甘、辛。

——暖胃祛寒

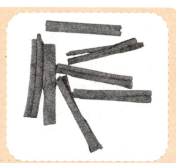

保健功效

桂皮可暖胃祛寒,对腹泻有一定疗效。桂皮可治疗妇女痛经、产后腹痛。桂皮还可祛除黄褐斑。此外,桂皮对治疗男性肾虚腰痛、遗精也有很好的效果。

营养成分

（每100克）

蛋白质	4.4克	脂肪	0.2克
碳水化合物	1.9克	膳食纤维	2.7克
维生素B_1	0.01毫克	维生素B_2	0.01毫克
维生素A	3.1微克	烟酸	1.25毫克
钙	142毫克	铁	7.6毫克
磷	25.8毫克	钾	1835毫克
钠	47.1毫克	铜	0.49毫克
镁	87毫克	锌	0.29毫克
硒	0.17微克		

食用指南

桂皮与大米一起煮粥,略加红糖,可温中补阳,散寒止痛,适用于虚寒性痛经及脾胃不振、消化不良者。

食用禁忌

桂皮辛温燥烈,易损胎气,孕妇慎食。

选购保存

桂皮以皮薄,呈卷筒状,香气浓郁者为佳。置于阴凉、干燥处保存即可。

营养食谱

桂皮红糖饮

原料 桂皮10克,红糖30克。

做法 桂皮放入锅中,加适量清水煎煮取汁,加入红糖略煮,即可。

醋——消食解毒

食材性味 性温,味苦、酸。

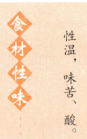 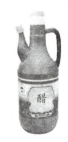

保健功效

醋所含的挥发性物质及氨基酸等能刺激人的大脑神经中枢,使消化器官分泌大理消化液,有助于消化。醋含有醋酸、苹果酸、琥珀酸等丰富的营养物质,不但能软化膳食纤维、溶解动物性食物中的骨质,还可提高肝脏的解毒及新陈代谢功能,从而减少肝病的发生。醋酸可以促进丙酮酸和草酸的结合，减少代谢产物乳酸的生成，从而减轻并消除疲劳感。

醋使人体尿液pH值趋于碱性，使乳酸和其他酸性物质减少，从而预防泌尿系统结石的发生。醋有很好的抑菌和杀菌作用，能有效预防肠道疾病、流行性感冒和呼吸道疾病，还可有效软化血管、降低胆固醇。

营养成分

(每100克)

蛋白质	2.1克	脂肪	0.3克
碳水化合物	4.9克	维生素B_1	0.03克
维生素B_2	0.05毫克	烟酸	1.4毫克
钙	17毫克	铁	6毫克
磷	96毫克	钾	351毫克
钠	262.1毫克	铜	0.04毫克
镁	13毫克	锌	1.25毫克
硒	2.43毫克		

食用指南

在烹饪菜肴时加点醋可以保护食物中的营养成分，减少烹煮造成的营养流失。

食用禁忌

服用磺胺类药、碱性药、抗生素、解表发汗的中药的人不宜食醋，胃溃疡、胃酸过多者不宜食醋。

选购保存

优质醋呈棕红色或褐色（白醋无色）、澄清、无悬浮物和沉淀物。质量差的醋颜色偏深或偏浅，混浊。醋需要密封置阴凉处保存。

营养食谱

糖醋山药块

原料 山药蛋500克，醋、白砂糖、面粉、植物油各适量。

做法 山药去皮，洗净，切滚刀块。取一碗，放入山药块、面粉，拌匀，待用。炒锅放植物油烧至六成热，放入山药块，炸至皮呈黄色，捞出控油。原炒锅加入醋、白砂糖，放适量水，大火烧沸，倒入山药块，收汁，裹匀山药块即成。

醋拌芹菜叶

原料 鲜芹菜叶100克，醋、白砂糖、香油各适量。

做法 芹菜叶洗净，放入开水中烫2分钟。取一盘，放入芹菜叶、醋、白砂糖，淋上香油，拌匀即成。

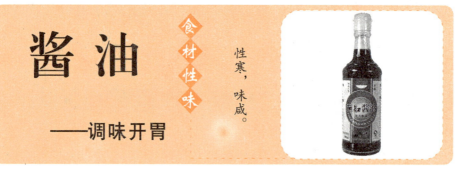

酱油
——调味开胃

食材性味 性寒，味咸。

保健功效

预防心血管病，酱油含有异黄醇，这种特殊物质可降低人体胆固醇，降低心血管疾病的发病率。酱油还能产生一种天然的抗氧化成分，有助于降低自由基对人体的危害。

营养成分

（每100克）

蛋白质	5.6 克	脂肪	0.1 克
碳水化合物	9.9 克	膳食纤维	0.2 克
维生素 B_1	0.05 毫克	维生素 B_2	0.13 毫克
烟酸	1.7 毫克	钙	66 毫克
铁	8.6 毫克	磷	204 毫克
钾	337 毫克	钠	5757 毫克
铜	0.06 毫克	镁	156 毫克
锌	1.17 毫克	硒	1.39 微克

食用指南

酱油含有多种维生素和矿物质，与营养丰富的排骨搭配，不但可以使营养更加全面，还能提味、提色。

食用禁忌

胃肠道疾病患者忌食。

选购保存

选购酱油的时候，首先要仔细查香酱油的质量指标、级别、颜色。以颜色呈红褐色或棕褐色，有光泽者为佳。将酱油放在避光处保存。

营养食谱

清酱茄子

原料 圆茄子 1000 克，水发黄豆 150 克，大葱白 100 克，烹调油、酱油、料酒、精盐、花椒、姜末、清汤各适量。

做法 茄子洗净去蒂，带皮切成斜方块，黄豆洗净，葱白洗净切成滚刀葱花共同待用。不锈钢锅（盆）刷洗干净，黄豆垫入锅底，茄子放上边，加入姜米、酱油、精盐及适量清汤，上大火烧开后用小火煮制熟透，翻抖均匀出锅，装入盘内，撒上葱花待加工。炒勺上火，加入油，下入花椒，炸制煳透，捞出花椒、油出勺，浇淋茄子、葱花上美化后即好。

酱烧猪蹄

原料 猪蹄300克，葱末、姜末各10克，酱油、白糖、精盐、水淀粉各适量。

做法 猪蹄洗净，斩块，氽烫。油锅烧热，下葱末、姜末爆香，调入白糖，下入猪蹄烧至上色，调入精盐煸炒，加入水淀粉勾芡，起锅装盘即可。

饮品类功效全解

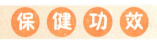

牛奶

食材性味 性平，味甘。

—— 安神助眠

保健功效

牛奶的营养价值非常高，被称为人体"白色血液"的营养品。是最理想的天然食品。牛奶中富含20多种氨基酸，能被人体的吸收率高达98%。牛奶中的物质能有效破坏人体内有致癌危险的自由基，使细胞处于防御致癌物质侵入的状态，从而起到防癌的保健功效。

此外，牛奶中包含一种色氨酸，能发挥镇静和助眠的功效。睡前饮用一杯温牛奶,可以起到镇定安神和助眠的效果。常饮牛奶还可以帮助大脑充分利用色氨酸,使人体达到平和的状态。

营养成分

（每100克）

蛋白质	3克	脂肪	3.2克
碳水化合物	3.4克	胆固醇	15毫克
维生素A	24微克	维生素B_1	0.03毫克
维生素B_2	0.14毫克	维生素C	1毫克
维生素E	0.21毫克	烟酸	0.1毫克
钙	104毫克	镁	11毫克
铁	0.3毫克	锌	0.42毫克
铜	0.02毫克	锰	0.03毫克
钾	109毫克	磷	73毫克
钠	37.2毫克	硒	1.94微克

食用指南

早晨饮用牛奶比夜晚饮用牛奶更容易被人体吸收;牛奶粳米粥,具有润五脏的保健功效。

食用禁忌

脾胃虚寒、腹胀便溏者、痰湿积饮者、胃肠手术后、食道炎、急性肾炎、胆囊炎、胰腺炎、溃疡性结肠炎患者不宜多食。

选购保存

购买时最好能选择鲜牛奶,如不能则选择加入钙、锌等微量元素的牛奶粉。鲜牛奶应该立刻放置在阴凉的地方,避免日光照射,最好放在冰箱里冷藏保存。

营养食谱

奶香玉米饼

原料 玉米粉500克,牛奶300克,豆粉、胡萝卜、白萝卜、葱末、香菜、精盐、植物油、小苏打各适量。

做法 胡萝卜、白萝卜洗净切丝;香菜洗净切末。将玉米粉、豆粉拌匀,加少许小苏打、牛奶、精盐,用水搅拌和在一起,放入葱末、香菜末、白萝卜丝、胡萝卜丝搅拌均匀,形成稠面糊状。平底锅内倒少许油,将稠面糊做成饼状,一块一块放入锅中,煎至一面定型后,翻面继续煎,煎好后盛出即可。

姜香牛奶饮

原料 牛奶225克,生姜10克,红枣15克,西米露25克,白砂糖5克。

做法 将生姜洗净,切成2片。将红枣去核,捣烂。将生姜、红枣放入牛奶中煮沸,放入西米露,小火煮沸后加入白砂糖即可。

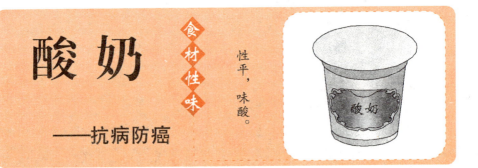

酸奶
——抗病防癌

食材性味 性平,味酸。

保健功效

酸奶味酸、性平,能促进胃液分泌,增加消化和吸收,使肠道中的弱碱性物质转变成弱酸性物质，还能产生抗菌物质，减少致癌物质的产生。长期食用酸奶有增强机体免疫力、抗病、抗衰老的功效，有益健康。

营养成分

（每100克）

蛋白质	2.5 克	脂肪	2.7 克
碳水化合物	9.3 克	胆固醇	15 毫克
维生素 A	26 微克	维生素 B_1	0.03 毫克
维生素 B_2	0.15 毫克	维生素 C	1 毫克
维生素 E	0.12 毫克	烟酸	0.2 毫克
钙	118 毫克	镁	12 毫克
铁	0.4 毫克	锌	0.53 毫克
铜	0.03 毫克	锰	0.02 毫克
钾	150 毫克	磷	85 毫克
钠	39.8 毫克	硒	1.71 微克

食用指南

饮用酸牛奶后，应该及时饮些凉开水或用漱口液漱口，以防龋齿。酸奶不要用微波加热，以免破坏酸奶中对人体有益的乳酸菌。

食用禁忌

对牛奶过敏者忌食。

选购保存

选购酸奶时，经具有酸奶特有的酸味，无酒精发酵味厂家正规者为佳。酸牛奶买回后，先存入冰箱，以防变质。

营养食谱

草莓薏仁酸奶

原料 草莓6颗，酸奶1盒，薏仁米100克。

做法 将薏仁米加水煮开，水沸

后等薏仁米熟透、汤汁呈，浓稠状即可（约1个小时）。放凉后摆冰箱备用。如果先头天泡好米，会更省时间。草莓洗净，去蒂、切半，摆入盘中。浇入酸奶、薏仁米，即可食用。

红汁黄瓜

原料 嫩黄瓜500克，鲜西红柿2个，酸奶油25克，酸奶酪25克，青蒜25克，辣酱油30克，小茴香5克，白糖，胡椒粉，精盐适量。

做法 黄瓜洗净，去蒂，消毒，切丁；鲜西红柿去皮，切块；青蒜择洗干净，切末；小茴香炒熟、压碎。将酸奶酪放碗内搅拌均匀，放酸奶油、小茴香末、黄瓜丁、西红柿块、青蒜末、胡椒粉、辣椒油、白糖、精盐拌匀，调好口味，放入冰箱中保存。随吃随取。

红茶
——提神解乏

食材性味 性凉，味甘、苦。

保健功效

红茶中的咖啡碱，能使神经中枢兴奋，达到消除疲劳、振奋精神、提高思维敏捷度、增加记忆的保健功效。同时，红茶对血管系统和心脏有兴奋作用，能起到强化心搏、加快血液循环和新陈代谢的保健功效。红茶还能促进人体发汗和排尿，加速身体排泄乳酸，消除肢体的疲劳和酸痛感。

相关研究证明，饮用红茶能增加肾脏的血液量，扩张肾微血管，提高肾脏的功能。此外，红茶中的茶多碱能吸附重金属和生物碱，并对其沉淀分解，具有解毒排毒的保健功效。中老年人饮用红茶还能起到防止衰老、调理肠胃、延缓衰老、抗癌防癌、保护心血管等保健功效。

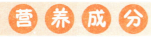

（每100克）

蛋白质	26.7克	脂肪	1.1克
碳水化合物	44.4克	膳食纤维	14.8克
维生素A	645微克	维生素B_2	0.17毫克
维生素C	8毫克	维生素E	5.47毫克
胡萝卜素	5.7毫克	视黄醇当量	7.3微克
烟酸	6.2毫克	钾	1934毫克
钠	13.6毫克	钙	378毫克
镁	183毫克	铁	28.1毫克
锰	49.8毫克	锌	3.97毫克
铜	2.56毫克	磷	390毫克
硒	56微克		

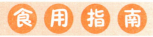

酒后饮用红茶，不仅能养胃，还能醒酒。红茶加糖、牛奶能保护肠胃黏膜，预防肠胃溃疡，具有养胃暖胃的保健功效。

食用禁忌

经期女性要尽量少喝浓红茶。

选购保存

购买时宜选择表面无白化层发酵物的红茶。用罐装或锡箔纸包装的红茶可保存3年之久，用纸袋包装的红茶可以保存2年左右时间。放置环境要求避光、干燥、密闭。

营养食谱

红茶鹌鹑蛋

原料 红茶2克,当归5克,香菇100克,红枣10克,鹌鹑蛋60克,五香粉、鸡精、酱油、胡椒粉、白砂糖各适量。

做法 用沸水冲泡一遍红茶,再放入锅内。将当归和红枣洗净,红枣去核,再放入锅内。将香菇浸泡在清水中约1个小时,再去除根部,放入锅内。将鹌鹑蛋洗净,放入锅内。加入适量的水、五香粉、鸡精、酱油、胡椒粉、少量的白砂糖,盖上锅盖煮熟。待鹌鹑蛋煮熟捞起,用铁勺子轻轻将其外壳敲裂,再放入锅内煮沸约20分钟即可。

葡萄酒
——美容活血

食材性味 性温,味甘、辛。

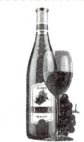

保健功效

中医学认为,葡萄酒性味甘辛、温,归肝、脾、心经,不仅可以滋阴补肾、补虚益气,保证人体处于平衡状态,还可以活血化瘀、强筋壮骨、增强人的体质。现代养生发现,葡萄酒中含有丰富的葡萄糖、果糖、维生素C和维生素B等物质,这些成分可以防止动脉和血小板凝结,能够保护和维持心脑血管系统的正常生理机能,从而起到保护心脏、防止中风的效果;葡萄酒中的抗氧化剂还可以抗老防病,经常饮用可以预防老年痴呆,非常适宜中老年人饮用。

此外,葡萄酒中含有大理的白藜芦醇,不仅能防止正常细胞的癌变,还可以抑制癌细胞的扩散,是预防癌症的佳品。除此这外,葡萄还有神奇的美容效果,长期饮用葡萄酒,可以预防衰老、减少皱纹,使皮肤嫩滑、有光泽。

营养成分

(每100克)

蛋白质	0.1 克	脂肪	0.1 克
碳水化合物	0.04 克	膳食纤维	0.01 克
维生素 A	4 毫克	维生素 B_1	8 微克
维生素 B_2	0.2 毫克	维生素 C	0.11 毫克
维生素 E	0.02 毫克	胡萝卜素	27 毫克
视黄醇当量	1.7 毫克	烟酸	0.08 毫克
钙	89 毫克	铁	6.5 毫克
磷	342 毫克	钾	1502 毫克
钠	1.3 毫克	铜	0.64 毫克
镁	140 毫克	锌	2.29 毫克
硒	3.6 微克		

食用指南

在饮用葡萄酒时,不要在酒中加入雪碧、可乐等碳酸饮料,否则会破坏葡萄酒的纯正果香;也不可以在葡萄酒中加入冰块,否则葡萄酒会被稀释,会对身体造成负担;葡萄酒在开启之后,不要立即饮用,等1小时左右,待其充分呼吸空气后饮用,效果更佳。

食用禁忌

患有糖尿病和溃疡病的患者,不宜饮用葡萄酒,葡萄酒中的糖类成分会对其身体不利,甚至加重病情。

选购保存

选择葡萄酒时,以葡萄酒清亮透明,呈现深宝石红色,没有沉淀和浑浊者为佳。如果颜色发乌,没有光泽和亮度,就说明酒的质量有问题,应谨慎购买。如果是一次未饮用完的干型葡萄酒,可用原木塞或购买的代用塞密封后存放几天,但酒质量会下降,所以最好是应尽快饮用。如果是未饮用完的甜型葡萄酒,必须用原木塞或购买的代用塞密封后于0~4℃处冷藏,也要尽快饮用,否则会变质。

营养食谱

红酒炖梨

原料 红葡萄酒500毫升,梨2个,肉桂半支,丁香适量。

做法 将梨削皮,对剖、去蒂,把种子挖出来。把肉桂切成细条状。将所有材料放入锅中,倒入红葡萄酒,加热,至红酒沸腾即可。

绿茶
——保护皮肤

食材性味:性微寒,味甘、苦。

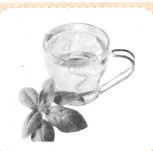

保健功效

绿茶中绿原酸能使皮肤变得细腻、白润、有光泽;茶叶中的茶多酚能减少辐射对皮肤的伤害，能杀菌、消炎、抗氧化，可阻止脂褐素形成，并能吸收人体内黑色素等毒素，将其排出体外。

营养成分

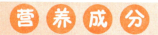

（每100克）

蛋白质	34.2 克	脂肪	2.3 克
碳水化合物	34.7 克	膳食纤维	15.6 克
维生素 A	967 微克	维生素 B_1	0.02 毫克
维生素 B_2	0.35 毫克	维生素 C	19 毫克
维生素 E	9.57 毫克	胡萝卜素	5.7 微克
视黄醇当量	7.5 微克	烟酸	8 毫克
钾	1661 毫克	钠	28.2 毫克
钙	325 毫克	镁	196 毫克
铁	14.4 毫克	锰	32.6 毫克
锌	4.34 毫克	铜	1.74 微克
磷	191 毫克	硒	3.18 微克

食用指南

绿茶与甜杏仁、蜂蜜煎汤饮用，具有清热润肺、防癌抗癌的功效，适用鼻咽癌、肺癌及乳腺癌的辅助治疗。

食用禁忌

便秘、消化道溃疡、神经衰弱者及孕妇忌饮。

选购保存

选购绿茶时，以条索明亮，大小、粗细、长短均匀，香气浓郁者为佳。买回来的绿茶必须放在干燥的地方。如果是散装茶，可以用白纸包好，置于有干燥剂的坛中，坛口盖密。如茶叶数量少而且很干燥，也可用防潮性能好的薄膜袋包装密封好，放在冰箱内，可以保存至少半年时间。

营养食谱

绿茶银耳饮

原料 绿茶2克,银耳5克,水淀粉、蜂蜜、冰糖各适量。

做法 银耳用温水泡发,放于锅中倒入热水煮至熟烂并捣碎。然后加入由绿茶泡好的茶汤、水淀粉和冰糖煮沸,待温后再调入蜂蜜即成。

菊槐绿茶饮

原料 菊花3克,黑槐3克,绿茶3克。

做法 将菊花、黑槐、绿茶以沸水沏泡。待浓后频频饮用,平时可当茶饮。

第六章
不同年龄的饮食需求

幼儿期的饮食需求

从1周岁到3周岁为幼儿期。这个时期是孩子生长发育的旺盛阶段,也是人一生中最重要的时期之一。此期小儿的食物构成逐渐由半固体过渡到固体,最后到家庭食物,并经历由奶类制品和辅食逐渐替代母乳的过渡时期。在这个时期如不重视营养供应或喂养不合理,往往会导致幼儿的体重不增或少增,甚至发生营养不良,如缺铁性贫血、佝偻病、维生素A缺乏症等。

婴幼儿时期的婴幼儿生长发育迅速,对营养的需要比成年人高。加之幼儿还不会挑食,因此家长应根据幼儿的生理特点,按其营养需要进行科学合理喂养,为儿童的生长发育打下良好基础。

从婴儿期以乳类为主食过渡到以谷类为主食,并加入蛋、肉、鱼、菜等混合食物的饮食,饮食的烹调方法及采用的食物也越来越接近家庭一般的饮食,但这种改变应与幼儿消化代谢功能的逐步完善相适应,不可操之过急,以免造成消化吸收紊乱。

总的原则是:应做到荤素平衡,干稀交替,精米面和粗粮搭配。一般情况下,每日进食主餐3次,主餐间宜进食点心2次,晚餐后除水果外不再进食,睡前尤忌甜食,以保证最佳睡眠状态并可预防龋齿发生。

饮食力求平衡

饮食所供营养素之间的比例要适合幼儿需要。蛋白质、脂肪与糖类供给量的比例要保持1∶12∶4。如断乳后只给幼儿白粥或白饭加菜汤，则易使蛋白质、脂肪供应不足，会造成生长发育迟缓，抗病力降低；如只给蛋、乳、肉类等高蛋白食物，则会造成糖类供应不足，不能保证能量需要；如很少吃蔬菜、水果，则会缺乏钙、铁、维生素C等矿物质和维生素。

选择恰当食物

幼儿胃容量有限，必须选择营养丰富、质优量少、易消化的新鲜食物，如瘦肉、禽、鱼、乳等并交替选用。绿色、红色、黄色蔬菜含维生素A、维生素C和铁较多，豆制品含蛋白质、钙、铁丰富，应多选用。但硬果类食物不适宜幼儿咀嚼消化。

花色品种多样

主食宜选用米粥、软饭、挂面、面包、馒头、包子、饺子、馄饨以及牛乳、豆浆等。幼儿大多喜食面食，辅食以菜、肉搭配为佳，如以菜肉末做肉丸、嫩菜叶炒肉丁或虾仁、清蒸鱼片、肉末蒸蛋等易被幼儿嚼碎吞咽。菜、肉、蛋混合做煨饭、煨面也为幼儿所喜爱。此外还应多采用豆腐、素鸡等豆制品和鸡血、鸭血及虾皮、紫菜、海带等富含铁、锌、钙的海产品。点心则可选择藕粉、红枣、赤豆粥或饼干、蛋糕、面包、菜肉包子及糕点配豆浆或牛乳等。饭后可进食一种时鲜水果。总体上应注意荤素平衡、干湿搭配、米面粗细粮搭配。

注意合理烹调

幼儿食物应切碎煮烂，以利于幼儿咀嚼、吞咽和消化。鱼肉要去刺，禽肉要除骨，有核的要去核，以免幼儿被哽噎或刺伤。硬果类食物如花生、黄豆等应先磨碎做成泥糊状后再喂食，以免呛入气管。烹调时应以清蒸、红煨为好，口味要清淡不可过咸，更不宜食刺激性食物如葱、姜、蒜、胡椒、辣椒等。尽量少用半成品和熟食如香肠、火腿、红肠等，少用或不用油炸食物及含味精、色素、糖精等调味品的食物。

青春期的饮食需求

青少年在青春期生长速度加快,对各种营养素的需要增加,应给予充分关注。充足的营养摄入可以保证其体格和智力的正常发育,为成人时期及至一生的健康奠定良好基础。

不可单一食素

青少年不能只吃素。鱼禽蛋奶类食物中含有多种不饱和脂肪酸,是孩子体格和智能发育的"黄金物质"。

控制味精摄入量

处于生长发育期的青少年应严格控制味精的摄入量,以免导致锌缺乏症,对骨骼生长不利。

食物宜丰富多样

多吃富含糖类和维生素的谷物、蔬菜、肉类,以及蛋白质丰富的豆制品、奶制品,做到粗细搭配,荤素搭配。谷类、豆类、乳类、动物性食物可提供丰富的蛋白质,满足青少年的蛋白质需求。小白菜、油菜、苋菜、菠菜等绿叶蔬菜以及水果是维生素C的主要来源。鱼类是维生素D的最佳来源,对青少年的智力发育大有好处,应每周吃一次。动物肝脏、鱼肝油、乳类和蛋类是维生素A的最佳来源,胡萝卜、青椒、红薯、橘子、柿子等也富含维生素A。豆类、乳类、绿叶蔬菜、虾皮、动物骨头含钙丰富,是补钙的上佳食物。

中年期的饮食需求

中年人工作紧张而忙碌,心理压力过大,营养过剩和营养缺乏两大现象

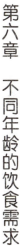

同时广泛存在，如果不注意养生保健，健康就容易遭到损害，出现肥胖、糖尿病、高血脂、高血压等疾病。因此，人到中年，为了预防这些疾病，必须建立健康的生活方式。要养成良好的饮食习惯，科学地调配饮食结构，保持营养平衡，合理安排一日三餐。

中年人对各类营养素需求的总原则是：应该根据生理的改变，在达到营养平衡的前提下，保持饮食结构的合理。在营养的摄入量上，该增则增，该减则减。概括地说就是：低脂肪、低胆固醇、充足的优质蛋白质、丰富的维生素和无机盐、膳食纤维和适量的糖类。

晨起喝杯水

中年人早起晨练前应先喝杯温开水，以补充水分。早餐要选择营养丰富易消化的食物，如牛奶、鸡蛋、豆浆、面条、稀粥等，并应有定量的蔬菜，不要进食煎炸、干硬、油腻的食物，否则会导致食滞，引起消化不良。

多摄入食物纤维

食物纤维对中年人有重要作用，不仅能防止便秘，而且能增加胆固醇的排泄量，降低血液中的胆固醇含量，有防治高血脂、动脉粥样硬化、胆结石和糖尿病的作用。因此，中年人的饮食中应适量增加含纤维的食物，做到粗细搭配，不要只吃精米、精面，也要吃糙米、粗粮，因为稻、麦子、麸皮中不仅有纤维素，而且还含有多种微量元素，如铬和锰，若加工过精，就会失去这部分营养，如果缺乏这2种元素，就易发生动脉硬化。

晚餐不宜太丰盛

中年人的晚餐必须科学进食。现代家庭中，白天上班工作繁忙，晚上全家团聚，晚餐自然比较丰盛。一日三餐的热量几乎50%都集中在晚餐里，这样会使血脂骤然升高，再加上夜晚入睡后，人的血流减缓，大量血脂容易沉积在血管壁上，造成血管粥样硬化，从而引发冠心病。另外，晚餐食品质优量多，会刺激肝脏，造成低密度脂蛋白和极低密度脂蛋白把血清胆固醇运载到动脉管壁堆积起来，促使动脉硬化，诱发冠心病。大部分热量集中在晚餐的这种进餐方式，还会加速糖耐量的降低，易诱发糖尿病。

少盐少糖

中年人不宜过多吃糖，以免增加胰腺负担。也要少吃盐，每天不得超过5

克,以免引起高血压和脑血管疾病。

常吃护心食物

据统计,中年期出现心脏病的人数在逐年增加。因此,中年人要常吃护心食物,保护心脏,消除疾患。护心食物首推鱼类,因鱼类含丰富的双碳6烯酸,坚持每天吃鱼50克,可减少心脏病发生的危险;其次是红葡萄酒,因其含有多量的水杨酸,而水杨酸有预防血栓形成和心肌梗塞的功效,但不宜滥饮,以每2天1小杯为宜;马齿苋含有丰富的$\Omega-3$脂肪酸,能抑制人体内血浆胆固醇和三酰甘油的生成,而且能使血管内细胞合成的前列腺素增多,血栓素A2减少,使血液黏度下降,能防止血小板聚集、冠状动脉痉挛和血栓形成,进而有效地预防冠心病。

孕产期的饮食需求

养育一个健康聪明的宝宝,是每一对夫妇、每一个家庭甚至家族的热切期望。妊娠和分娩是女人一生中最崇高而自然的工作,也是女人一生中最难忘、最幸福的时期。我国每年约有2000万女性正常怀孕,并有相同数量的婴儿出生。育龄妇女自妊娠开始到产后哺乳终止,均为需要加强营养的特殊生理过程。在此过程之中,既要提供能满足胎儿生长发育和乳汁分泌所必要的各种营养素,又要满足自身的营养需求,达到预防可能出现的母体和胎儿营养缺乏及某些并发症发生的目的。

由于乳母要分泌乳汁、喂养婴儿,所消耗的能量与各种营养素较多,因此乳母的膳食供给要合理调配,做到品种多样、数量充足、营养价值高,以保证婴儿与乳母都能获得足够的营养。

食物种类要齐全

除谷类食物外,副食应多样化,一日以4~5餐为宜。膳食中的主食不能单一,尽量少吃精加工的米、面,应选食中等加工的米、面、杂粮和干豆类,并适当调配些杂粮、燕麦、小米、赤小豆、绿豆等,既可保证各种营养素供给，有利于多摄取维生素和微量元素，还可使蛋白质起到互补作用，提高其营养价值，防止营养缺乏症。

优质蛋白质要充足

要保证乳母每日摄入的蛋白质有 1/3 以上属于优质蛋白。动物性食品如鸡蛋、禽肉、鱼等宜多食用。大豆类食品能提供质量较好的蛋白质和钙质，也要充分加以利用。每日宜进食牛奶 250 克、鸡蛋 2 个，尤其是多吃海鱼以补充不饱和脂肪酸，满足胎儿大脑发育的需要。

食物含钙和铁要丰富

哺乳期间乳母对钙需要量增加，需特别注意补充。可食用乳及乳制品（如牛奶、酸奶、奶酪等）。应多摄入含铁高的食物如动物的肝脏、肉类、鱼类、某些蔬菜（如油菜、菠菜）、大豆及其制品等，以预防缺铁和缺铁性贫血。

摄入新鲜的蔬菜、水果和海藻类

新鲜蔬菜和水果可以提供多种维生素、矿物质、纤维素、果胶、有机酸等成分，海藻类可以供给适量的碘。这些食物对增进食欲、防止便秘，促进泌乳也是不可缺少的，每日要保证供应 500 克以上。可多进食水果、蔬菜，不但可补充维生素 A、维生素 B 族、维生素 C、维生素 E 以及叶酸和烟酸，还有助于调节体内的酸碱平衡。

宜多进食酸味食品

因酸味能刺激胃液分泌，提高消化酶的活力，促进胃肠蠕动，增加食欲，有利于食物的消化吸收，对孕妇早期恶心、呕吐的症状会有不同程度改善。从营养学角度出发，孕妇喜吃酸味食物还能满足母体与胎儿营养的需要，有利于纠正或防止妊娠贫血。而且酸味食物一般含维生素 C 比较丰富，对胎儿细胞基质形成、结缔组织产生、心血管的生长发育和造血系统的健全都有着重要的作用。市场上出售的山楂片虽然酸甜可口，但会加速子宫收缩甚至引起流产，故孕妇不宜多食。

更年期的饮食需求

女性在40~50岁之间会停经,这时卵巢功能逐渐退化,女性荷尔蒙合成也日渐减少,造成女性体内种种生理变化及一些不舒服的症状,如脸潮红、盗汗、上半身发热、月经不规则、血压上升,以及时有疲倦、头晕、呼吸不顺畅、胸口郁闷、焦虑不安、脾气暴躁或失眠等情形发生。这些情形一般称为"更年期症候群"或"停经症候群"。

更年期虽然是女性的自然生理过程,但更年期症状却因人而异,有的女性症状较轻,有的症状较严重。近年来,医学界认为,更年期女性如果能注意饮食,许多不适的症状都有可能改善,安然度过更年期。症状较重者有时需用药物改善症状。

女性在进入更年期后,由于卵巢萎缩,雌激素分泌量减少,也很容易出现血脂异常、高血压及冠心病等。女性更年期的饮食养生、营养调节是预防和调治更年期生理功能变化,以及保持老年阶段健康的重要保证。

少喝咖啡

研究表明,咖啡因能引起潮热,因为它会扩张血管。此外,长期喝咖啡也是骨质疏松的诱发因素。因此更年期女性不宜喝咖啡。

降低盐摄入量

更年期女性由于内分泌的改变,可能会出现水肿、高血压,因此更应该严格限盐,每天食盐摄入量最好能控制在3~5克。

不宜过多食用甜食

更年期女性也应少吃甜食,这是因为更年期女性内分泌改变,糖代谢、脂肪代谢也常紊乱,易发生血糖升高、血脂升高、体趋肥胖,以及罹患糖尿病,因此应该控制糖的摄取,少吃甜食。

增加钙铁摄入量

因激素水平低,骨质的钙成分大量丢失,因此更年期女性容易发生骨质疏松,增加骨折的发生率。所以应多吃含钙高的食物如鱼、牛奶、虾皮、海带、豆芽、芝麻酱等，它们都含有丰富的钙。

不食用动物油

更年期女性烹调食物应选择植物油而不应用动物油。植物油不仅能促进胆固醇的代谢，还能供给人体多种不饱和脂肪酸，如葵花子油、菜子油、豆油等都是很好的选择。

多吃蔬果和粗粮

更年期女性还应摄取足够的含维生素B族的食物，如麦片、燕麦、玉米等五谷杂粮，绿叶蔬菜如菠菜等均含有丰富的维生素B族。其他如洋葱、大蒜等不但含有丰富维生素B族，还含有矿物质，又有良好的降脂作用，也可多吃。此外，新鲜蔬菜、水果等维生素高、胆固醇少的食物也应多吃，水果中的猕猴桃、苹果、菠萝等尤其可多食用。另外，洋葱、大蒜有良好降脂助食作用。木耳、香菇能补气强身，益气助食。此外，主食应粗细粮搭配，保证维生素B族的摄取。

老年期的饮食需求

当人进入老年期，身体的消化功能会降低，心血管系统及其他器官上都有不同程度的变化。为了使老年人保持健康的体魄，饮食和营养摄取就需要特别照顾。而且，在影响老年人健康的诸多因素中，合理营养是极其重要的因素之一。

饮食有节，忌暴饮暴食

老年人因消化能力减退，胃肠适应能力较差，暴饮暴食，不但会造成消化不良，而且还是诱发心肌梗塞的主要原因之一。因此，老年人饮食要有规律，尽可能少食多餐，不饥饿、不过饱，要定时定量。《养生避忌》中说："故善养生者，先饥而食，食无令饱；先渴而饮，饮勿过冷。食欲少而数，不欲顿而多。"《备急千金方》指出："饮食以时，饥饿适中。"《寿世保元》也指出："大渴不大喝，大饥不大食。"以上都是告诫人们应饮食有节，不暴饮暴食。此外，老年人还应养成细嚼慢咽的习惯。《养病庸言》中说："无论粥饭点心，皆宜嚼得极细咽下。"《医说》中云："食不欲急，急则损脾，法当熟嚼令细。"

忌食太多肥甘厚味

所谓肥甘厚味，就是中医所说的膏粱厚味，一般是指非常油腻、甜腻的精细食物。这类食物脂肪和糖的含量都很高，容易造成老年肥胖。再者，过食油腻食物，对消化功能减弱的老年人来说，还可造成消化不良及胃肠功能紊乱，从而影响老人对营养的正常吸收。因此，古人对此早有论述，如《韩非子》中说："香美脆味，厚酒肥肉，甘口而病形。"明代养生专书《寿世保元》中也说："善养生者养内，不善养生者养外，养内者以活脏腑，调顺血脉，使一身流行冲和，百病不作。养外者恣口腹之欲，极滋味之美，穷饮食之乐，虽肌体充腴，容色悦泽，而酷烈之气，内浊脏腑，精神虚矣，安能保全太和。"所以，老年人应多吃蔬菜水果，少吃膏粱厚味，以使神清体健，而达到益寿延年的目的。

不可偏食

老年人饮食宜保持多样化，不要偏食、偏嗜。因为各种食物都有它固有的营养素，饮食多样化，才能保证营养平衡。如偏食、偏嗜，就会造成某种营养缺乏而导致疾病。《保生要录》中说："凡所好之物，不可偏耽，耽则伤而生痰；所恶之物，不可全弃，弃则脏气不均。"《黄帝内经》中也说："五谷为养，五果为助，五畜为益，五菜为充，气味合而服之，以补益精气。"均说明必须合理饮食，不可偏嗜。

不要勉强进食

老年人的厌食，一般有生理性厌食、心理性厌食和病理性厌食等几种，无论出现哪一种厌食，只要没有食欲，就不要勉强进餐。积极的办法是调整饮食，加强体力活动，保持愉快的心境，创造轻松的进餐环境，烹调出色、香、味、形俱全的、能诱人食欲的饭菜。因为勉强进食，可伤人脾胃。梁代陶弘景的《养生延命录》曾指出"不渴强饮则胃胀"，"不饥强食则脾劳"。中医认为，脾胃是人体健康长寿的"后天之本"。所以，注意节食，保护脾胃，实是保证健康长寿的重要环节。

忌怒后进食

孙思邈说："人之当食，须去烦恼。"古人还有"食后不可便怒，怒后不可便食"之说。是说进食应保持心平气和、专心致志，才能有利于脾胃的消化吸收。

忌过冷或过热饮食

老年人宜适温而食。过冷过热饮食会损伤消化道黏膜，特别是食道黏膜，久之可引起食道癌。过食生冷还会损伤脾胃。老年人还应多吃易于消化的食物，食物应切细煮软，应多吃蔬菜、水果等富含维生素的食物。

饮食忌过咸，宜清淡

中医自古以来主张老年人的饮食宜清淡，忌过咸。如饮食过咸，摄入盐量过多，易造成高血压病，进而影响心肾功能。《内经》中说："味过于咸，大骨，气劳，短肌，心气抑。"饮食除应少盐外，还应在食物的加工上多采用清蒸、炖等方式，多吃汤、粥，少用油煎炸等烹调方法。此外，有饮酒嗜好的老人，还应忌酒。

注意餐后养生

《千金方》中云："食毕当漱口污，令人牙齿不败，口香"。"食饱令行百步，常以手摩腹数百遍，叩齿三十六，津令满口，则食易消，益人无百病。饱食则卧，食不消成积，乃生百病。"明闻尤《茶笺》记载："用浓茶漱口，可去烦腻，健胃，又可坚齿。"古人的这些饮食养生原则，不仅给我们以启示，而且也被现代科学证明，是行之有效的保健益寿良方。

第七章 不同体质的饮食调养

各类体质的特点

体质是机体在功能活动、代谢过程、形体结构上相对稳定的特征。

体质的"体",指形体、身体,可引伸为躯体和生理;"质",指"特质"、"性质"。体质是指人群中的个体在其生长、发育过程中,在形态、结构、机能、代谢、对外界刺激的反应性等方面所形成的个体差异性。

中医学对人体质差异早有认识,曾从许多方面就有关体质问题,作过比较深刻的论述,十分重视体质与禀赋、体质与疾病的关系,认为人的体质决定着正气的强弱,体质不同,对病邪作用于人体的反应状态和转化规律不同,因而疾病的发生、发展变化及其转归,必然受到病人体质的影响。

关注体质,围绕体质进行食疗,把握整体,抓住根本,进行体质调整、是中医食疗的重要内容。

以下是现代人几种常见体质:

阳虚体质

形体特征表现为肌肉松软不实。阳气不足,以畏寒怕冷、手足不温等虚寒表现为主要特征。平素畏冷,手足不温,喜热饮食,精神不振,舌淡胖嫩,脉沉迟。

阴虚体质

体形瘦小，面色多偏红或有颧红，常有灼热感。手足心热，口燥咽干。多喜冷饮，唇红微干，冬寒易过，难耐夏热，舌红少苔或无苔，脉细弦或数。

血瘀体质

面色晦滞，口唇色暗，肌肤甲错，常有出血倾向。皮肤有瘀斑，或身体某部刺痛固定不移，或有包块推之不动。舌质有瘀斑或瘀点，脉细涩或结代。

痰湿体质

体形肥胖或嗜食肥甘。食量较大，多汗，既畏热，又怕冷，适应能力差，女性白带过多。苔多腻，常见灰黑，或舌面罩一层黏液，脉濡或滑。

气郁体质

体形消瘦或偏胖，面色萎黄或发暗，平素性情急躁易怒，容易激动，或忧郁寡欢，胸闷不舒，时欲太息。

阳虚体质的饮食调养

以中医学来说，体质大致上可分为实证和虚证，而虚证又可分为阴虚、血虚、气虚、阳虚四种。其中阴虚属于燥性体质，而阳虚则是属于寒性体质。

简单来说，阳虚体质的人就是体内缺少了阳气。阳气就像是身体的一股暖流，是脏腑生理活动的原动力。阳虚体质常见舌体胖大娇嫩，脉象沉细。舌头看上去很嫩，就像婴儿的舌一样；脉象很沉细，一开始摸的时候，好像都摸不到脉，再往下深摸，才发现脉藏在里面，这是因为阳气鼓动力不够。

形成阳虚体质的大多数原因是因为先天上体质较弱，脏腑功能不佳，导致抗寒能力低弱。而后天的饮食、生活习惯，也会导致阳虚体质的产生。如果你常常吃冰冷的食物、工作过量或爱吃油腻不易消化的食物，就很有可能成为阳虚体质。那么，阳虚体质吃什么食疗功效最好？

多吃温热之性的食物

果品类有荔枝、榴莲、樱桃以及龙眼肉、板栗、大枣、核桃、腰果、松子等。干果中最典型的就是核桃，可以温肾阳，最适合腰膝酸软、夜尿多的人；蔬菜类包含生姜、韭菜、辣椒、南瓜、胡萝卜、山药、黄豆芽等，山药以河南出的铁棍山药最好。阳虚、气虚体质者秋冬季经常喝些山药板栗红枣糯米粥，不仅暖身暖胃，还能补阳气；肉食类有羊肉、牛肉、狗肉、鹿肉、鸡肉等。羊肉性温顺、柔和，补阳、补气又补血。在煲羊肉汤的时候，里边可以放一些当归、白芍，吃起来又补阳气又补血。一到冬天就手脚冷麻的人，可以喝当归生姜羊肉汤，这是东汉张仲景的食疗方子。狗肉性烈、刚燥，阳虚的人，如果吃太多狗肉，虽然能补充阳气，但是也会把虚火补出来。所以狗肉只能适当吃一些，不能多吃；水产类有虾、黄鳝、海参、鲍鱼、淡菜等；调料类有麦芽糖、红茶、花椒、姜、茴香、桂皮等。冬季用花椒、生姜、茴香、桂皮等炖肉食较好。

减少食盐的摄入

阳虚的人，容易水肿。因为阳虚，水不能被阳气蒸腾向上弥散，而是往低处流了，于是停滞于局部，形成水肿，尤其是下肢踝关节上下。如果饮食中摄入过多盐，很容易引起肥胖、肿胀、小便不利，甚至高血压。因此，对每日摄入盐的量要严加控制。

不吃生冷食物

寒性明显的食品对阳虚体质的影响较大。饮品方面有冰镇饮料、冰镇果汁和新鲜椰子汁；新鲜水果和蔬菜方面有柑橘、柚子、香蕉、西瓜、甜瓜、火龙果、马蹄、梨子、柿子、枇杷、甘蔗、苦瓜、黄瓜、丝瓜、芹菜、竹笋；其他还有绿豆、绿茶、海带、紫菜、田螺、螃蟹等。如果嘴馋很想吃上述食物，一要量少，二是可以配温热食物，三是蔬菜尽量不要凉拌生吃，最好在开水中淖一淖或者炖、蒸、煮。

调整烹调方式

在体质出现较为明显的寒热虚实偏颇时，最好选择焖、蒸、炖、煮的烹调方法。首先，这些方法能够保证食物的天然冲和之味，也就是鲜味。其次，这些烹调方式能够平抑食物的寒热之性。因此，阳虚体质者吃寒性食物或者热性体质者吃热性食物时，应选择焖、蒸、炖、煮的方法，以减寒热之性。

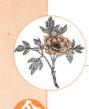

阴虚体质的饮食调养

人体阴液的主要功能除了滋养、濡润脏腑外，还负责制约阳气。《黄帝内经·素问·宝命全形论》中说："人生有形，不离阴阳。"这就是说，人体内部的阴阳既统一又对立，若阴分缺失，阳气相对旺盛，人体就会出现虚热的状态。

阴虚体质者的表现症状为脸色暗淡无光或潮红，有时会有烘热感，口舌容易干燥，干咳或咳中带血，声音嘶哑，大便偏干，小便短少，头晕目眩，失眠多梦，潮热盗汗，久病不愈，身体消瘦，易烦易怒，舌红少苔、脉象细数。

阴虚体质的进补关键在于补阴。阴虚体质的人要遵循"滋阴清热，滋养肝、肾"的养生原则。五脏之中肝藏血，肾藏精，同居下焦，所以，以滋养肝、肾二脏为要。

那么阴虚应该吃什么，不能吃什么？

饮食宜清淡

阴虚体质的人宜食味甘、性凉寒平的食物，如麦苗、醋、绿豆、豌豆、菠菜、竹笋、空心菜、冬瓜、莲藕、百合、丝瓜、番茄、胡瓜、苦瓜、紫菜、梨、柳橙、柚子、西瓜、白萝卜、椰子、豆腐、豆浆、山东大白菜、菱白笋等。忌食大蒜、辣椒、胡椒、咖啡、榴莲、荔枝、龙眼、樱桃、核桃、赤小豆、韭菜、大蒜、生姜等，都适宜阴虚体质者食用。

忌食燥烈之品

阴虚体质者应少吃肥腻厚味、燥烈之品，如狗肉、羊肉、雀肉、海马、海龙、獐肉、锅粑、炒花生、炒黄豆、炒瓜子、爆米花、荔枝、龙眼肉、佛手柑、杨梅、大蒜、韭菜、芥菜、辣椒、薤白、胡椒、砂仁、荜拨、草豆蔻、花椒、肉桂、白豆蔻、大茴香、小茴香、丁香、薄荷、白酒、香烟、红参、肉苁蓉、锁阳等。

适当吃些酸、甘、寒性食物

酸甘可化阴,甘寒可清热,如石榴、葡萄、枸杞子、柠檬、苹果、梨、柑橘、香蕉、枇杷、桑葚、西瓜、甘蔗、冬瓜、丝瓜、苦瓜、黄瓜、银耳、百合、燕窝等,都比较适合阴虚体质者食用。不过不能无节制地吃寒凉的食物,否则会伤及脾胃。

选择优质蛋白

阴虚体质者宜吃优质蛋白,如新鲜的猪肉、兔肉、鸭肉、牡蛎、海参、小银鱼、鲍鱼等。

注意秋季食疗

进入秋季,许多阴虚体质者感觉皮肤发紧、口干舌燥,即使整天抱着水杯,嘴唇还是会脱皮。有人总觉得鼻子像冒烟一样,不经意间就会流鼻血。更多的人会觉得喉咙发干,时不时地咳几下。五脏中秋季与肺相应,肺与大肠相表里,阴虚体质者在秋季饮食养生的关键在于润肺降,以防秋燥,应多呼吸新鲜空气,多吃一些泽润的食物,比如沙参、麦冬、玉竹、百合、雪梨、柿子等。像瓜子、巧克力、咖啡等食物就要少吃,辛辣煎炸的食物更要避开,最好白天能喝些淡盐水,晚上喝一杯蜂蜜水。

血瘀体质的饮食调养

血瘀体质者的主要表现症状为:平素面色晦暗,皮肤偏暗或色素觉着,容易出现瘀斑、歇患疼痛,口唇暗淡或紫,舌质暗有点、片状瘀斑,舌下静脉曲张,脉象细涩或结代,眼眶黯黑,鼻部暗滞,发易脱落,肌肤干,或有出血倾向、吐血,女性多见痛经、闭经,或经血中多凝血块,或经色紫黑有块、崩漏。

血瘀体质对人的寿命、健康的影响巨大,是一个要引起高度注意的体质,因为血瘀体质后续带来的疾病是不容忽视的。如果血脉不畅通,血液就会黏在血管壁上,一点一点,缓慢地,如同瘀泥一样,越积越多,最后就形成瘀血，阻塞在血管里，引发高血脂、动脉粥样硬化、心肌梗死等，这些都是会危及我们生命的疾病。血瘀体质的饮食调养原则是："宜温散、祛瘀，忌生冷"。

利用五谷调养身体

在五谷杂粮中，黑豆、黑米应是血瘀体质者的首选。明朝李时珍在《本草纲目》中说：豆子有五种颜色，每种颜色各入五脏。黑豆味甘性平，入肾经。有利水、消胀、下气、活血、解毒的功效，常食黑豆，可预防百病。黑豆是植物中营养最丰富的保健佳品，经常吃黑豆具有活血祛瘀、补肾养血、强身美容、延年益寿和预防疾病的效果。《医林纂要》中说：红糖能暖胃补脾、缓肝祛瘀、活血、润肠。《随息居饮食谱》中也说：红糖散寒活血，舒筋止痛。所以血瘀体质的人应多吃点黑豆、黑米、红糖。

适宜食用的荤菜

比较适合血瘀体质者吃的荤菜有羊肉、牛肉、猪肉、鸡肉、鹌鹑、对虾、龙虾。因为虾是偏温性的，所以比较适合血瘀体质者的人吃。螃蟹是属于凉性的，血瘀体质的人不适合食用。

多吃有化瘀作用的蔬菜

适合血瘀体质者食用的食物有洋葱、韭菜、葱、黄花菜、香菇、金针菇、猴头菇、紫菜、海带、葛粉、魔芋、金针菇、油菜、菠萝等。黄花菜又叫忘忧草，它的作用主要是从疏肝理气来的，因为气行血才能行。油菜又名芸苔、寒菜，是春季时人们常食的蔬菜之一。《随息居饮食谱》中说：芸苔，辛滑甘温，能散血消肿，破结通肠。紫菜是旺血的，有行气化瘀的作用。所以这几样菜很适合血瘀体质的人吃。

利用水果化瘀

山楂、桃子、桂圆、金橘、橙、柚、李子苹果、樱桃、橘子、番木瓜等水果，具有活血散瘀、通经活络的效果，可以酌情选用。在具有活血化瘀作用水果中，要特别说说山楂。现代研究发现，山楂中含有山萜类及黄铜类等有效成分，具有活血化瘀、软化血管、减少血栓形成、扩张血管及降压的良好作用。山楂有很多吃法，可以泡水喝，可以在煮肉的时候放一些山楂，肉还特别容易熟而且不腻。现在市场上出售的山楂糕、山楂片，都可以吃。柚子味甘、酸，性凉，能生津止渴、健脾止痛、助消化、和胃气、去口臭，治疗牙龈肿痛和牙龈出血。柚子还能降低血液中的胆固醇和血糖，防治心脑血管疾病，是血瘀体质者的最佳食疗水果。

适量饮用花茶

中医认为，花类气味香郁，用来泡茶饮用，非常适合气滞血瘀、气血虚弱、肝气郁结所引起的血瘀体质的人，特别是成年女性有痛经、面色发黄或面有色斑者。如三七花、月季花、绿梅花、甘草、红花等，都具有良好的行气祛瘀的效果。

不宜饮酒

血瘀体质的人一定要少喝酒，酒虽然有活血作用，但是伤肝。活血短暂，伤肝永久，要论取舍，少喝为佳。可以少量地饮用红葡萄酒、糯米甜酒，既可活血化瘀，对肝脏又构不成严重影响，尤其适合面色口唇晦暗、黄褐斑等的女性，冬天吃会觉得很舒服，吃完以后周身通泰，还能够美容。整个冬天经常吃的话，到春天的时候，就会面色红润，痛经也会明显减轻，舌象也不是那么紫了。而春夏秋季不冷时吃，容易上火。而且不适合湿热、阴虚内热的人。

痰湿体质的饮食调养

中医认为，痰是机体水、液、津代谢障碍所形成的病理产物。人的水液代谢是由五脏共同调节完成的。具体过程是：水液进入人体后通过脾的升清和肝的疏泄作用，向上转输到心肺，同时未被吸收的部分水液与食物残渣一起下传于大肠。肺接受了脾上输的大量水液，一部分水液经肺的宣发作用，濡养肌肉、皮肤，代谢废物即变为汗液等排出体外；另一部分水液经肺的肃降作用，以心脏为动力，濡养脏腑、骨节、脑髓，脏腑组织利用后的废液下输于肾。肾发挥气化作用，将清液向上输送到肺，将浊液向下输送至膀胱，排出体外。若人体水液的运行、输布、传化失调，使水湿停留于体内，则水湿凝聚成痰。也就是说痰是人体水液的病理产物。

中医认为痰湿有狭义和广义、有形和无形之分。狭义的痰湿是指肺部渗出物和呼吸道的分泌物。广义的痰湿是指机体水液代谢失常，形成的病理产物、疾病变化过程和临床症状。有形的痰湿是指我们寻常可见的咳出的痰。无形的痰湿是指因痰湿作用于人体产生的各种症状和体征，如心悸气短、恶心呕吐等现象。水液代谢失常、水湿停滞、脾肾功能失常最易形成痰湿体质。因此痰湿体质者选择食物调养身体时，应以健脾化湿为主要原则。

一定要吃早餐

痰湿体质的养生关键在于"脾"，因为脾为后天之本，主运化水湿。在饮食上要注意控制食量，不要暴饮暴食，吃饭速度不宜过快，口味要清淡，还有尽量不要吃夜宵。此外，一定要吃好早餐——这是改善痰湿体质的第一步，因为不吃早餐会使肝胆疏泄功能受阻，影响脾胃，加重痰湿。

吃健脾化湿的食物

痰湿体质的人应选择具有健脾利湿的怀山药、薏苡仁、茯苓、扁豆、红小豆、蚕豆、甘蓝、菠菜、韭菜、芹菜、胡萝卜、南瓜、干辣椒、番茄等。

适宜食用的肉类

比较适合痰湿体质者吃的肉类有：鹿肉、黄牛肉、鸡肉、鹅肉等。因为痰湿体质的人常同时存在气虚、阳虚体质，而且寒性食物易伤阳留湿，所以不宜服食鸭肉、蟹等偏寒性食物。

不宜吃过甜食物

痰湿体质的人选择水果时，要多吃点偏温健脾益肾的低糖水果或干果，注意不要吃甜度高的水果，特别是在炎热的夏天。因为过食太甜的水果会影响食欲，让人不想吃饭，口里发淡，舌苔很厚很腻。应多吃些含糖分比较低的水果，比如黄瓜、西红柿、火龙果、猕猴桃、榴莲、柠檬、樱桃、木瓜等。

少吃酸性食物

中医认为"酸甘化阴"，阴就是津液，痰湿体质本来就是津液多，再吃一些酸性的东西，痰湿会更加严重。比如山楂是酸的，酸的食物能够降血脂，但是不能多吃，要适可而止，痰湿情况严重的人食用过多，不仅不能祛血脂、降体重，反而还会伤脾胃，加重痰湿。

每餐吃七八分饱

痰湿体质的人多形体肥胖，身重易倦，易患糖尿病、中风、心脑血管疾病。日常饮食应以清淡为主，每餐宜吃七八分饱。

气郁体质的饮食调养

中医认为，气是决定人生死的基本物质，是人体生命活动的根本和动力。生命活动的维持、血液的运行，都必须依靠气的推动。人体内的气机只有有条不紊地发挥作用，人才得以生存。气旺则健康，气衰则生病，气散人也就失去了生命。当人体气机运行不畅，聚结于体内时，便形成"气郁"。气郁体质是由于长期情志不畅、气机郁滞而形成的以性格内向不稳定、忧郁脆弱、敏感多疑为主要特征的体质状态。

气郁体质的人形体消瘦或偏胖，舌淡红，苍白，脉弦。面色苍暗或者萎黄，性情急躁易怒，易激动，常不由自主地唉声叹气，女性多为月经不调。

气郁体质的饮食调养原则是："宜疏散，忌温热、油腻"，宜吃清淡疏散的食物。因为气郁日久容易化火，出现心烦易怒，口干舌燥的证候，所以不宜吃温热、油腻之品。

多食行气的食物

气郁体质的人应多吃一些行气解郁、调理脾胃功能的食物，谷物可以选择小麦、荞麦、大麦、高粱、秫米、刀豆等；水果类可以选择金橘、山楂等具有理气解郁、消食醒脾、化痰止渴、养神止痛功效的食物；蔬菜类可多吃萝卜、胡萝卜、香菇、蘑菇、西红柿、洋葱、香菜、黄花菜、佛手、海带、等具有行气、解郁、消食、醒神作用的食物。其中，香菜是一种行气效果很好的食物，因为香菜味辛，性温，归肺、脾经，能补五脏，消"不正"之气。气郁体质者可用其煮汤，也可将香菜制成馅，或做成多种佳肴。

选好肉类食物

气郁体质的人多数体型偏瘦，气郁时间长了会引起内热，所以气郁体质的人应该选择性平或者偏凉的荤菜。适合气郁体质的人选择的肉类食物有：猪肉、驴肉、兔肉、鹅肉、鸭肉、甲鱼、海参、淡菜、牡蛎等。

少吃收敛酸涩的食品

气郁体质的人不适合吃乌梅、酸枣、杨桃、柠檬等食物，避免冰激凌等寒凉及咖啡、可乐、茶饮等醒脑提神类食品。

多吃补肝血的食物

气郁体质的关键在补益肝血。如果肝血不足，就很容易过度疏泄或者疏泄不足。如果疏泄不足，气会郁结在体内，甚至干脆不疏泄了，这种情况初期就是气郁。反之，如果疏泄过度，则肝阳暴张，人出现性情急躁、易怒，面目发红，头晕耳鸣等症状。因此，肝血一定要充足，肝脏才能够疏泄、收放自如。如橙子、橘子、柚子、陈皮、洋葱、丝瓜、包心菜、香菜、萝卜、槟榔、玫瑰花、茉莉花等食物，以及龙眼、红枣、葡萄干、蛋黄等食物都可以补肝血。何首乌、阿胶、白芍、当归、枸杞子等中药的效果也不错，当气郁比较明显的时候，可以吃这些食物来调整。

第八章
不同人群怎样吃最健康

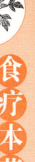

脑力劳动者怎么吃

脑力劳动者主要指从事脑力工作的人，一般脑力活动多、肌肉活动少，如领导者、机关工作人员、公司经理、职员、教师等。与体力劳动者相比，脑力劳动者对饮食的营养质量要求会更高一些。

充足的能量

人的大脑是产生思维和意识的中枢，被誉为运筹帷幄的司令部。大脑结构复杂、任务繁忙、新陈代谢十分旺盛，对能源物质的取舍也有明显选择。虽然人脑重量不过1.4千克，但脑细胞是全身耗氧量的"大户"，约占全身耗氧量的1/5甚至1/4。特别是当脑力活动紧张时，所需的糖量和耗氧量都会相应增加。而脑本身并不能储备更多的能源，所需能量都需要由糖类来供给。所以，每日膳食必须保证充足的糖类的补给。同时大脑的主要成分是蛋白质、脂类（主要是磷脂），因此在满足糖类供给的情况下，还应供给足够的蛋白质和脂类，以使其更好地发挥作用。

优质的蛋白质

蛋白质是构成大脑的重要物质，也是大脑智力活动与功能的物质基础。脑细胞的代谢需要蛋白质来维持各种运动状态，如参与神经传导、负责信息传递的化学物质——神经递质，就是由蛋白质的分解产物——氨基酸或其衍生物所构成的。而氨基酸的平衡是维持大脑正常活动与功能的重要条件。实验证明，食入不同含量的蛋白质食物对大脑活动有显著影响。如增加食物中蛋白质的含量，能增强大脑皮质的兴奋和抑制作用，而且蛋白质中的合氨酸还能消除脑细胞在代谢中产生的氨的毒性，有保护大脑的作用。因此在脑力劳动者的饮食中，瘦肉、鱼、蛋、乳以及大豆和豆制品是不可缺少的物质，同时要保证优质蛋白质的供应量占全日蛋白质总量的1/2以上，以提供给大脑丰富的必需氨基酸。在动物性蛋白中，鱼与肉应保持在1∶1的比例为宜。

高质量的脂类

不饱和脂肪酸、磷脂、胆固醇等脂类是构成细胞膜的基本成分，二十二碳六烯酸（DHA）等是健脑的重要物质，磷脂代谢后分解出的胆碱是合成乙酰胆碱（神经递质）的重要原料。同时脂类还可以促进脑细胞发育和神经髓鞘的形成，并保证其维持良好的功能。而卵磷脂被誉为维持聪明的"电池"，有助于增强记忆力。所以脑力劳动者膳食脂肪的摄入，应选择富含健脑的脂质食物，如鱼、瘦肉、蛋、奶和核桃、芝麻、松子、葵花子、西瓜子、南瓜子、花生、杏仁、鱼油等含有丰富蛋白质、不饱和脂肪酸、卵磷脂、维生素和矿物质的食物，以维护脑功能、增强记忆力。

足量的维生素

维生素是维护身体健康，提高智力活动、改善脑疲劳的重要营养素之一。另外，科学家研究发现，人在长期从事紧张的脑力劳动时，机体可出现脂质代谢障碍，使血清胆固醇含量增高，引起高脂血症和肥胖症。紧张的神经活动还能增加机体对维生素C、维生素B族、维生素E的需要量。如维生素C是保护脑功能的重要物质，能保护生物膜防止神经管被堵塞或变形，使在脑力活动过程中的各种营养物质能顺利通过并及时供应，从而保证大脑发挥其正常功能。如缺乏会使细胞结构变得疏松或萎缩，而导致脑功能发挥不良。维生素B族对脑的功能更是不可忽视。如维生素B_1参与糖类代谢产生能量，保证神经系统的正常功能，如缺乏可出现神经衰弱及全身乏力、思维迟钝、记忆力减退等症状；烟酸缺乏可引起抑郁、焦虑、记忆力减退，严重者可发生精神错乱或痴呆。维生素B_6、维生素B_{12}和叶酸都与脑功能的健全有一定的关系。维生素E能维持脑细胞活力，抵抗不饱和脂肪酸过氧化物对脑神经细胞的损害，并能预防脑细胞衰退及脑力疲劳。

必需的矿物质

物质和微量元素在脑中含量的变化直接影响着脑和神经系统的功能，特别是钙、镁、钠、钾的协同作用能维持神经肌肉的应激性。如钙能保证脑力旺盛、工作持久、头脑冷静并提高人的判断力。钙和其他碱性元素能维持体液酸碱平衡，避免因饮食不当而形成酸性体质，使人感到疲倦。而磷是脑力活动中的重要元素之一，参与生物氧化、调节能量和物质代谢。同时，磷的化合物是体内的"储能器"，是构成卵磷脂、脑磷脂等的重要成分，对维护大脑和神经细胞的结构与功能起着十分重要的作用。

在日常饮食上，每天应吃444～644克粮食，要粗细搭配、品种多样。副食应选用大豆和豆制品、鸡蛋、鱼类、肉类；多食蔬菜，每天应该吃500克左右；多食花生仁、核桃仁、葵花子、松子、芝麻等，因为这些食物中含有丰富的蛋白质、不饱和脂肪酸、卵磷脂、维生素和矿物质等。

体力劳动者怎么吃

体力劳动者能量消耗多，需氧量高，物质代谢旺盛。一般中等强度的体力劳动者每天可消耗2000～2600千卡的热量，重体力劳动者每天消耗热量达3000～4000千卡，其消耗的热量比脑力劳动者高出1000～1500千卡。另外，有些体力劳动者还可能身处某种有害的环境，如化学毒物、有害粉尘以及高温、高湿等，通过合理膳食，这些有害物质能在一定程度上得到消除或减轻。

体力劳动者的饮食应注意以下几点：

增加主食的摄入量

热量主要源于粮食和其他食物。要满足热量的供给，必须加大主食的分量。主食可以粗细粮搭配，花样翻新，以增加食欲，满足机体对热量的需求，如水饺、包子、糖炸糕、肉卷等。要多吃一些含热量高的食物。

增加蛋白质摄入

体力劳动者要适当增加蛋白质摄入。蛋白质除了可以满足身体的需要，还能增强对各种毒物的抵抗力，多吃些含蛋白质的食物对体力劳动者也是十分必要的。例如，从事汞作业的人，富含蛋白质的食物可以使体内含硫基酶免受汞的毒害。还要多吃些豆腐或豆制品。最好每天吃1~2个鸡蛋，再适当吃些肉类、鱼类、牛奶、豆浆等。

多吃些新鲜蔬菜和水果

要保证充足的维生素和微量元素供给。从事高温作业的人往往大汗淋漓，身体容易缺乏维生素C、维生素B族以及氯、钠等，造成营养素比例失调。这些人应该多吃些新鲜蔬菜和水果，以及咸蛋、咸菜、盐汽水等，以补充维生素C、维生素B族以及氯、钠。从事铅作业的人，为了防止铅中毒，每天需要补充150毫克左右的维生素C。在膳食中要增加新鲜蔬菜和水果，同时选择低钙、正常磷的膳食，以减少铅在体内的蓄积。

"夜猫族"怎么吃

当今社会，"夜猫族"越来越多。或者是加班加点地工作，或者是苦于升学压力夜以继日地学习，每个人的生活方式不相同，但熬夜族们如同猫头鹰一样，潜伏于城市的黑夜中，似乎熬夜已成了习惯。殊不知，熬夜会使身体的正常节律性发生紊乱。那么，经常熬夜的在饮食上应该注意哪些方面呢呢？

少喝或不喝咖啡

熬夜的人，最先想到的就是喝咖啡提神。不过，咖啡因虽然会让人精神振奋，但在提神的同时也会相对地会消耗体内与神经、肌肉协调有关的维生素B族。缺乏维生素B族的人本来就比较容易疲劳，可能因此形成恶性循环，形成嗜爱咖啡的习惯，需要量愈来愈多，效果却愈来愈差。因此，夜猫族最好少喝或不喝咖啡。

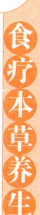

甜食是熬夜大忌

熬夜时，有人认为吃甜食可以补充热量，其实甜食也是熬夜大忌。晚餐后或熬夜时，不要吃太多甜食，高糖虽有高热量，吃后让人心情愉悦，但是甜食中的糖类必须得通过运动来代谢，所以晚上吃甜食容易引来肥胖问题。

多吃富含维生素 B 族的食物

维生素 B 族包括叶酸、烟酸、维生素 B_6、维生素 B_{12} 等，它们不仅参与新陈代谢，提供能量，保护神经组织细胞，对安定神经、舒缓焦虑紧也有助益。深绿色叶菜类及豆类植物都含丰富叶酸，有助于细胞修补，预防感染和贫血；肝脏、鱼、全谷类、大豆食品、蔬果中有维生素 B_6 或烟酸，可以维持皮肤健康、减缓老化；维生素 B_{12} 可以提高记忆力，广泛存在于红肉、牛奶、乳酪中。

忌吃完就睡

有些人加班到后半夜，觉得肚子饿了，便饱餐一顿随后上床睡觉了，这种行为是有伤身体的。因为胃黏膜上皮细胞的寿命很短，2～3天就要新生一次，而这一再生修复过程一般是在夜间胃肠道休息时进行的。如果经常在夜间进餐，胃肠道在这段时间内也就不能很好地休息和调整，胃黏膜的再生和修复就不能顺利进行。吃过夜宵再睡觉，食物会较长时间在胃内停留，这可促进胃液的刺激。久而久之，就会出现胃黏膜糜烂、溃疡，抵抗力减弱，从而增加患胃癌的风险。因此，最好在吃东西1～2个小时之后再上床，以免刺激肠胃。

不吃高脂高热食物

高热量、高脂肪、不易消化的食物并不适合作为夜宵食用，如方便面、炸鸡等快餐、烤串、臭豆腐、涮肉等，要坚决避免摄入。

适合"夜猫族"的食物

清淡、松软、易消化，是食物选择的原则，如奶制品、粥、馄饨、麦片等。粥的淀粉能充分与水分结合，营养丰富又易于消化，八宝粥、糯米粥、鱼片粥等都不错。如果再搭配一些水果，不但饱腹，还营养均衡。

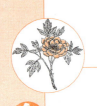

"电脑族"怎么吃

在现代生活中,当我们享受着电脑为我们带来的种种便利时,各种健康问题也随之而来。据调查,常用电脑的人群中感到眼睛疲劳的占83%,肩酸腰痛的占63.9%,头痛和食欲不振的则占56.1%和54.4%,其他不良反应还包括自律神经失调、忧郁症、动脉硬化性精神病等等。为了减轻长期使用电脑对健康造成的种种损害,合理膳食,及时补充营养,刷新自己的饮食菜单,已经成为电脑族不得不抓牢的"救生圈"。

选择益阴养肝的食物

中医认为,"久视伤肝,久坐伤骨"。电脑一族长期坐在电脑前,眼睛盯着显示屏,长时间如此将会出现头昏、头痛的现象。如果肝气不舒,人的周身气血运行便会紊乱,出现高血压、消化系统紊乱等疾病,妇女还会出现月经不调的症状。所以说,电脑族养肝护肝很重要。

可适当吃些荞麦、荠菜、菠菜、芹菜、菊花菜、莴笋、茄子、马蹄、黄瓜、蘑菇等,这些食物均性凉味甘,有益阴养肝的功效。适时服用银耳之类的滋补品,少吃酸味、多吃甘味的食物,对防病保健大有裨益。

多吃明目食物

长时间注视电脑荧光屏,视网膜上的感光物质视紫红质消耗加快,若未能及时补充其合成物质维生素A和相关营养素,会导致视力下降、眼痛、怕光、暗适应能力降低等等。维生素A和β-胡萝卜素有助于补肝明目,缓解眼睛疲劳。维生素A主要存在于各种动物的肝脏、鱼肝油、蛋黄中,植物性食物只能提供维生素A原。β-胡萝卜素主要存在于胡萝卜、西红柿、菠菜等蔬果中。维生素C对眼睛也十分有益。人眼中维生素C的含量比血液中高出数倍。随着年龄增长,维生素C含量明显下降,晶状体营养不良,久而久之会引起晶状体变性。所以要多吃维生素C含量丰富的蔬菜、水果。

适当摄入钙质

电脑族在工作时有高速、单一、重复的特点,长期处于强迫体位易导致腰、颈、肩、肘、腕等肌肉骨骼系统的疾患。因此，在饮食方面，电脑族要多吃含钙量高、有益骨骼的食物，比如牛奶，不仅含钙量高，而且其中的乳酸能促进钙的吸收，是最好的天然钙源。另外，奶酪、酸奶、海米、油菜、黑芝麻、黄豆等食物中钙的含量也很高，经常食用，可有效减轻电脑操作对肌肤、骨骼的伤害。

吃水果首选红色水果

电脑族终日面对电脑，这样辐射入侵身体，很容易造成身体各种疾病，而消除辐射，可以多吃红色的水果。红色水果在生活中很常见，是惹人喜爱、色彩鲜艳、诱人食欲的一类水果。这类水果中富含维生素C、维生素E，它们都是人体所需的抗氧化物质，可以减轻电脑辐射导致的过氧化反应，给我们的身体穿上"防弹衣"，从而减轻辐射对于皮肤的损害。此外，科学研究发现，水果中的化学物质——槲皮素，可有效抵抗辐射为机体带来的不良影响，这种防护作用与其可清除机体的自由基并增强机体的免疫力有关。

"外食族"怎么吃

很多人都知道高热量、高脂肪的食物对人体有非常大的危害，可是他们在工作过程中难免有应酬，比如一些企业的老板、销售人员等，几乎天天都要外出赴宴，只要有饭局就不可能遵守健康的饮食规则，热量和脂肪都不能很好的控制。对于经常在外吃饭的人群，营养专家给出了"四多四少"的饮食建议。

少吃多尝

酒席上丰盛的食物对人体的健康极为不利。面对这些食品要少吃多尝，以免一吃就超量。要像蜻蜓点水一样多样化地品尝一点，选择性地少吃一些。这样既饱了口福，也不至于超量。

少荤多素

在外吃饭，很多人会选择大鱼大肉，动物油的含量较高，而且烹调中多采用油炸、煎炒等方式，这样脂肪含量更高。高脂肪膳食不仅会增加体重，还会升高血糖和血脂，进而诱发高血脂、糖尿病等慢性疾病，所以，在外吃饭要多选择蔬菜类、菌类、豆制品等食物。

少精多粗

饭店或酒店中的主食大多是精细面粉制作，有的在其中添加了奶油、糖、蜂蜜、肉末、果酱等物质，故尽量少用。应多食用一些富含膳食纤维的粗粮，如全麦粉、莜麦、荞麦、煮玉米、高粱米等。这些食物不仅可以增加人体的饱腹感，还可以排除人体内积存的废物。

少酒多茶

由于工作缘故，很多外食族在吃饭时常常以酒助兴，但饮酒对人体健康弊多利少。酒精热量高，大量饮酒往往影响正常进食，引起血糖波动。长期饮酒还会引起血脂升高、动脉硬化、脂肪肝等，故建议不饮为佳。不过，也许这样做在饭桌上会扫了其他人的兴致，这个时候可以饮1小杯干红或啤酒，同时减去半两（25克）主食。最好是以茶代酒，提倡喝绿茶，绿茶中的单宁物质有类似维生素E的功能，能增加微血管的弹性。

综上所述，外食族在外吃饭要遵守"四少四多"的饮食规则，做到"多中取少，高中取低"，在众多高热量的的食物中尽量吃一些热量相对偏低的食物。

吸烟者怎么吃

吸烟已成为一个世界性的公共卫生问题。众所周知，吸烟有害健康，长期吸烟可能会引起多种疾病，也是引发冠心病的主要危险因素之一。为了身体健康，吸烟者应戒除香烟。如果一时难以戒掉，应在饮食方面加以调理，尽量减少吸烟对身体的伤害。

多吃碱性食物

营养专家研究发现，当人的体液呈碱性时，会迅速除去尼古丁。吸烟者宜多吃一些诸如牛奶、水果、蔬菜、大豆等碱性食物，以利于戒烟。同时，这些食物还可刺激胃液分泌，增加胃肠蠕动，防止在吸烟者中较为常见的消化不良、腹胀及高血脂等症的发生。

多吃降胆固醇食物

因为吸烟可使血管中的胆固醇及脂肪沉积量加大，大脑供血量减少，易致脑萎缩，加速大脑老化等。所以，吸烟者应少吃含脂肪酸的肥肉等，而应相应增加一些能够降低或抑制胆固醇合成的食物，如牛肉、鱼类、豆制品及一些高纤维食物，如辣椒粉、肉桂及水果、蔬菜的皮壳等。

多吃含硒食物

研究表明，吸烟可导致人体血液中的硒元素含量偏低，而硒是防癌抗癌不可缺少的一种微量元素。因此，吸烟者宜经常吃些含硒丰富的食物，如动物的肝脏、海藻及虾等。

经常喝牛奶

牛奶除了可以给吸烟者补充所需的多种维生素、降低胆固醇、降低血压外，还能明显降低吸烟者支气管发炎的可能性。另外，牛奶还有降低吸烟者的癌症病死率及减轻化疗副作用的功效。

补充维生素

因烟雾中的某些化合物可使维生素A、维生素B族、维生素C、维生素D、维生素E等的活性大为降低，并使体内的这些维生素大量消耗。因此，吸烟者宜经常吃一些富合这些维生素的食物，如牛肉、胡萝卜、花生、玉米面、豆芽、绿叶蔬菜、水果、植物油等。这样既可补充由于吸烟所引起的维生素缺乏，同时还可增强人体自身的免疫力。

多喝茶

烟雾中的一些化合物可以导致动脉内膜增厚、胃酸分泌量显著减少、血糖增高等。茶叶中含有的儿茶素则可防止胆固醇在血管壁沉积、增加胃肠蠕动、降低血糖、尿糖等。因此，吸烟者宜经常喝茶，以预防这些疾病的发生。同时茶有利尿解毒作用，可促进烟中的一些有毒物随尿排出，缩短其在体内的停留时间。

不过，以上几种饮食调理法只能改善吸烟带来的种种健康问题，而不能从根本上解决它们。只有下定决心，对香烟说"不"，才能彻底远离香烟带来的危害。

身处污染环境怎么吃

一些特殊行业的从业者不可避免地要在污染的环境中工作，现代都市中空气、水污染比较严重，食物也受到不同程度的污染。我们平时也要注意身体的排毒解毒。

要注意多喝水，多吃粗粮和素食，少喝甜饮料，适当增加维生素D、维生素E、维生素C、维生素B_{15}，以及矿物质硒、硫的摄取，还要积极采取排毒措施，清除体内垃圾。

排毒健体的食物

绿豆、绿豆芽、动物血、海蜇、黑木耳、蕨菜、芦荟、萝卜、芹菜、竹笋和茶叶都是很好的排毒健体食物。

增强机体免疫力的食物

薪鲜的蔬菜与水果能提供充足的巧维生素C，糙米、坚果、魔芋、啤酒酵母等含有维生素B_{15}，魔芋、鲑鱼子酱、猪腰、海鲜、西兰花、洋葱、西红柿等富含硒，萝卜、圆白菜、干豆类、贝类等含硫。这些食物都可增强人体抗病能力，在污染环境下工作或生活的人应多加食用。

保护肺脏的食物

肝脏、鱼肝油、蛋黄、乳品（脱脂奶除外）、鱼等对浓烟污染地区的人有益。各种植物油、鲜酵母、坚果、未精制的谷物及其胚芽、绿色蔬菜、肉、奶、鳗鱼、乌贼等可保护肺组织免受空气污染，提高机体免疫力。青蒜能有效预防流感、肠炎等因环境污染引起的疾病。苹果可改善呼吸系统和肺功能，保护肺部免受污染和烟尘的影响。

第九章
亚健康的饮食调理法

便秘的饮食疗法

便秘是指大便次数明显减少，或排出困难，也指粪便坚硬或有排便不尽的感觉。一般来说，如粪便在肠内停留过久并超过48小时以上者，即可认定便秘。根据有无器质性病变，可将便秘分为器质性便秘和功能性便秘两种。器质性便秘可由多种器质性病变引起，如结肠、直肠及肛门病变，老年营养不良、全身衰竭、内分泌及代谢疾病等均可引起便秘；功能性便秘则多由功能性疾病如肠道易激综合征、滥用药物及饮食失节、排便、生活习惯所致。便秘的临床表现除有大便秘结不能排出以外，还可伴见腹胀、腹痛、食欲减退、嗳气反胃等症状。

一般来说，短期便秘对人体的影响不大；但便秘长期得不到纠正，直肠内的有害物质不能及时排除，就会对人体产生不良影响。由于这些影响是逐渐产生的，不容易立即引起重视，发现后再治疗时已是积习难返。有些人不把便秘当回事，其实，便秘可以引起早衰、营养不良、肥胖、肠癌及某些精神障碍等病。老年人便秘还会诱发和加重心绞痛、脑出血、肺气肿、痔疮、肛裂等症。

祖国传统医学一般将便秘分为实秘和虚秘两大类，其中实秘又可细分为热秘和气秘，虚秘可细分为气虚秘、血虚秘、阴虚秘、阳虚秘等。

秘者多吃凉性食物

热秘主要表现为大便干结，小便短赤，面红心烦或口干、口臭，腹满胀痛，舌红苔黄。此型病人应忌食辛辣厚味，如辣椒、姜、羊肉、狗肉、鸡、鱼、酒等，因为此类食物多"助火邪"、"耗真阴"，使津液亏少、大便燥结。但应该多吃清凉润滑的食物，如梨、黄瓜、苦瓜、萝卜、芹菜、莴苣等。气秘表现为排便困难，腹部胀气甚至胀痛，这类患者应少吃白果、莲子、芡实、栗子、石榴等具有收敛作用的食物，多吃能行气、软坚、润肠的食物，如橘子、香蕉、海带、竹笋等。《食医金鉴》中的郁李仁粥，就适于气秘者，颇有效果。可用郁李仁10~15克，粳米100克，将郁李仁捣碎，同粳米煮粥，代早餐服食。

气虚秘者多吃山药扁豆

在虚秘中，气虚秘的特点是虽有便意，但排便困难，使劲用力则汗出气短，便后疲乏；阳虚秘主要表现为大便干或不干，排出困难，腹中冷痛。这两类人应少吃有顺气作用的食物，如佛手、萝卜、杏仁、芥菜、橘子等；宜多吃健脾、益气、润肠的食物，如山药、扁豆、无花果、胡桃、芋头等。用胡萝卜、白术、甘薯煮粥，既是香甜可口之饭食，又是益气润肠之佳品。

血虚者多吃芝麻花生

血虚秘的特点是大便干燥，面色无华，心悸眩晕；阴虚秘表现为大便干结如羊屎状，形体消瘦、头晕耳鸣、心烦少眠、盗汗等症状。血虚、阴虚的患者，应忌辣椒、羊肉、五香调料等，以免加重便秘；宜用滋阴养血，润燥之物，如桑葚、蜂蜜、芝麻、花生等。将黑芝麻、花生捣碎，与小米做粥服食，既增加了稀粥之香味，又达到了养血润燥的目的。还可将等份黑芝麻、松子仁、核桃仁研细，稍加白蜜冲服。

饮食不可过于精细

便秘者摄入的食物不可过于精细，应增加食物纤维含量，采用粗粮代替精细米面，多吃豆类、新鲜蔬菜及带皮水果，必要时可在饮食中增加琼脂、魔芋精粉等，利用其吸水性，使肠内容物体积增加，促进肠蠕动，以利排便。对于老年体弱而便秘者，可采用香蕉、蜂蜜、芝麻等食品。更不能偏食，增加膳食中的纤维素含量，如五谷杂粮、蔬菜（萝卜、韭菜、生蒜等）、水果（苹果、红枣、香蕉、梨等）。

摄取足够水分

水分如补充不足，便秘就会加重，因为水分不足，粪便就无法形成，而粪便太少，就无法刺激直肠产生收缩，也就没有便意产生。所以，补充水分是减轻便秘的重要方法。便秘者每日至少喝2000毫升水。每天清晨空腹饮1~2杯淡盐水或开水或蜂蜜水，均能防治便秘。

口臭如何用食物治疗

可分为单纯性和继发性两大类。单纯性多由口腔不洁或不良生活习惯引起，如不能坚持正常刷牙、漱口，牙结石过多，不注意假牙的清洁，爱吃零食等均可导致。

人到中年后，唾液分泌减少，降低了口腔的自洁作用，所以中老年人更容易出现。此外，大量抽烟者的门、鼻中会有烟臭味，也属于此类。引起继发性的原因很多，常见的有：口腔及口腔邻近器官的疾病，如齿槽溢脓、牙龈炎及唾液腺炎、化脓性上颌窦炎、萎缩性鼻炎等。

消化系统疾病，如慢性患者口中常出现酸臭味，幽门梗阻，晚期病人常出现臭鸭蛋味，严重便秘的病人常出现粪臭味。

呼吸系统疾病，如肺脓肿患者常出现腐酸性口臭，肺结核、咯血者常出现血腥味，晚期肺癌患者常于口腔中及呼气中出现腐腥臭。

另外，一些全身性疾病也可导致口臭，如糖尿病患者口中可出烂苹果味、酮味。尿毒症病人口中及呼气中可有氨臭，肝昏迷者可出现肝臭。

由于各种疾病所引起的口臭，最重要的是治疗原发病。原发病一旦治愈，多能消除。

防治单纯性口臭，最重要的是要保持口腔清洁。饭后漱口，睡前刷牙，养成良好的口腔卫生习惯。进餐不宜过饱，尤其是晚餐，睡前不吃零食，饮食宜清淡，少吃辛辣等刺激性食物。少饮酒，戒烟。防治便秘，保持大便通畅。

食物用维生素 C 含量丰富的食物

维生素 C 与胶原的合成，是维护牙龈健康所必需的抗氧化剂，可防止牙龈流血。同时，还有助于清除引起口臭的毒素和过多的黏膜分泌物。草莓、猕猴桃、青椒、西红柿等食品中，维生素 C 的含量较为丰富。

维生素 B_6 不可缺少

维生素 B_6 可以活化多种酶，以帮助食肭的消化吸收，有助于口臭的预防。胡萝卜、菠菜、香蕉、马铃薯等食品中，维生素 B_6 的含量较高。

补充烟酸

烟酸能改善血液循环、预防感染，具有一定的防治口臭作用。胡萝卜、玉米粉、马铃薯、西红柿、绿豆等食品中，含有较多的烟酸。

摄入富含维生素 E 的食物

维生素 E 能够改善血液循环，促进组织的修复，对口臭的防治有益。玉米粉、燕麦、坚果类、绿叶蔬菜、南瓜、小麦胚芽等食品中，维生素 E 的含量较高。

利用食物缓解眼疲劳

使用电脑、看书、看电视时，是否常觉得眼睛干涩、酸痛、疲劳？长时间使用眼睛而造成用眼过度，是眼睛疲劳的一大主因。眼睛疲劳的一般症状是视物稍久则模糊，有的甚至无法写作或阅读，眼睛干涩、头昏痛，严重时可出现恶心、呕吐等。另外，视疲劳还导致成年人发生近视或提前花眼，白内障、青光眼、视网膜剥离等眼疾也会伴随着用眼过度而来。

眼睛是心灵的窗户，拥有一双明亮的眼睛，是每个人的追求。保护眼睛、防止视力伤害、减缓眼疲劳，除了光线适宜、保持正确的操作姿势、保证休息和做眼保健操之外，还有一条非常重要，那就是要给眼睛补充营养。

补充维生素 A、维生素 B

现代医学研究表明，维生素与眼疾的发生、视力的好坏有着非常密切的关系。用眼过多者，需要更多的眼睛所需的维生素及矿物质。合理补充眼睛所需的营养素，对保护眼睛、防止视力伤害、防治眼疾、提高视力非常重要。补充维生素 A 是预防眼干、视力衰退、夜盲症的良方，胡萝卜及红枣中含量最多。维生素 B 是视觉神经的营养来源之一，维生素 B_1 不足，眼睛容易疲劳，维生素 B_2 不足，容易引起角膜炎。

从饮食当中摄取叶黄素

深绿色蔬果是叶黄素、玉米黄素含量最高的食物，例如菠菜、甘蓝菜、绿花椰菜等。而高丽菜、南瓜等黄色的蔬菜含量也很丰富。在一天的饮食中，我们可以选择两种深绿色蔬菜及一种黄色蔬菜来做搭配，每一种摄取一盘左右，就能够摄取到一天人体所需的叶黄素及玉米黄素。由于叶黄素属于脂溶性物质，因此在蔬菜中加油烹煮或打成汁来食用时，其吸收率会比直接生吃来得高。

促进视力健康的食物

平常饮食中可促进视力健康的食物，可归纳为红、黄、橘、紫等四色蔬果，其中红色如番茄、红葡萄柚、西瓜等拥有丰富的茄红素；紫色的食物如黑莓、蓝梅、樱桃、蔓越莓等，含有丰富的花青素；橘色的食物，比如红萝卜、南瓜、甘薯等，则含有丰富的β-胡萝卜素；而黄色的食物，如柑橘、柳橙、花椰菜、小黄瓜、奇异果等，富含着叶黄素。眼球后壁视网膜上担负感光重任的视紫质，是由蛋白质和维生素 A 合成的。如体内缺乏蛋白质，有可能导致视紫质合成不足，进而出现视力障碍。

补充钙和磷

钙和磷可使巩膜坚韧，并参与视神经的生理活动，体内钙和磷缺乏易发生视神经疲劳、注意力分散，引起近视。同时，钙还能消除眼睛紧张。豆腐含有丰富的植物蛋白，豆腐还能提供多种维生素和矿物质，尤以钙、磷为多。

口腔溃疡吃什么

可能很多人会有这样的体会,春风得意的时候会觉得耳聪目明、吃得香睡得着,碰上一堆烦心事时,动不动就头昏脑涨、吃饭不香、牙龈上火。这是因为,口腔疾病和亚健康的关系非常密切。

人的身体是一个有机的整体,不管是身体的哪些机能出现隐患,都会带来负面影响。出现亚健康的时候,未必会马上发展成器质性的病变,但是肯定会出现种种不适,而口腔问题首当其冲。换言之,如果出现了口腔溃疡,也就提示此时人的免疫力比较低。

多食含锌食物

锌的生理功能是参与酶的组成,并与脱氧核糖核酸(DNA)、核糖核酸(RNA)的合成有密切关系,其可以促进性器官发育,维持正常的性功能,促进创伤愈合及组织再生。人体缺锌可表现出味觉减退、口腔溃疡。富含锌的食物有牡蛎、胰脏、肝脏、肉类、鱼类食物,整谷、粗粮(多存在于胚芽、麦麸中)、干豆、硬果、蛋中含量也较高,多以在日常生活中饮食搭配要均衡,这样才能避免得口腔溃疡。

补充维生素

英国的一些研究发现,口腔溃疡者都普遍缺乏维生素 B_1、维生素 B_2、维生素 B_6、维生素 B_{12}、铁、叶酸等营养物质。因此,患了口腔溃疡的人应在饮食中着重摄入维生素。平时多吃新鲜蔬菜和水果,如番茄、茄子、胡萝卜、白萝卜、白菜、菠菜等食物,可以促进溃疡愈合。

平时多喝水

要预防口腔溃疡,每天经常喝水是必不可少的。经常喝水能够有效地缓解燥热,大大减缓减慢细菌和病毒的滋生速度。若是在多喝一些柠檬水或是菊花茶,对抑制口腔溃疡的疗效更为显著。

避免摄入刺激性食物

口腔溃疡者适宜清淡饮食,多吃新鲜清淡菜肴,忌食一些辛辣、香燥、酸、碱、温热、动火的食物，如葱、姜、韭、蒜、辣椒、胡椒、牛羊、狗肉，也忌用烟、酒、咖啡及刺激性饮料。

选对食物，不再抑郁

抑郁症在生理上一般表现为头疼、神经衰弱等症状。目前由于生活节奏较快，抑郁症患者人数有增多之势，但出于各种顾虑，国内许多抑郁症患者不愿意承认自己患有此病。抑郁症可以比喻成"精神上的感冒"，人的一生很有可能得好几次这样的"精神上的感冒"。只要及时用饮食调理，注意营养的摄取，多数抑郁者会减轻或康复。

食物以高蛋白、高纤维、高热能为主

长期的抑郁使人消耗大量的能量，及时补充营养有利于疾病的康复，建议高蛋白、高纤维、高热能饮食为主，并注意服食润肠的食物，以保持大便的通畅。

补充足量的水分

多喝水可以维持脏腑的正常需要，润滑肠道，利二便，促进体内有害物质的排泄。

忌食辛辣、腌熏的食物

忌食过量辛、辣、腌、熏类等有刺激性的食物，因引发抑郁的病因较多，所以抑郁者应按自己的体质有选择地选用适合自己的食物。

摄入富含硒、锌、铜含量的食物

含微量元素硒、锌、铜丰富的食品，对这类抑郁的效果十分显著。食物中含锌量最高的是牡蛎，动物肝肾、奶制品中也有分布。体内缺铜也会使神经细胞的内抑制过程失调，使内分泌系统处于兴奋状态而失眠。乌贼、虾、羊肉、蘑菇等均含铜丰富。硒的丰富来源有干果、鸡肉、海鲜、谷类等。复合性的糖类，如全麦面包、苏打饼干也能改善情绪。

补充维生素B族

营养学家建议有轻度抑郁的人多吃一些富含维生素B族的食物，比如粗

粮、鱼等。同时，抑郁者每天最好适量服用复合维生素 B 族，对缓解自身的症状很有疗效。

多吃红色蔬果

红色食物是抑郁症患者的首选之一，这类食物最典型的优势就在于它们都是富含天然铁质的食物，比如苹果在所有红色的果蔬中最典型的一种。因为苹果含有各种维生素和微量元素，是所有的水果中最接近完美的一个。还有西红柿、红辣椒等，都是可以改善抑郁情绪的天然药物。

食物是最天然的助眠药

失眠指睡眠不足或睡不深熟。有几种形式：一是于入睡起始就失眠；二是睡眠浅而易于惊醒间断失眠；三是睡眠持续时间少于正常，早醒后不能再入睡（早醒失眠）。引起失眠的主要原因是精神过度紧张或兴奋，并伴以头昏脑胀、头痛、多梦、记忆力减退、神倦胸闷、注意力不集中、食欲不振、手足发冷等，常见于神经官能症、神经衰弱等；如失眠伴以情绪不稳、过敏、潮热、出汗、头痛头晕、血压波动、月经紊乱等，年龄在 45～55 岁间的可能是更年期综合症；如因环境嘈杂或服用浓茶、饮料、药物、心中有事、忧郁不结、疼痛等各种原因引起的，均应根据病因，镇定安眠，心理调节。

失眠的饮食治疗原则如下：

睡前 2 小时不可过量食肉

肉类中含有丰富的蛋白质，蛋白质其中的一种必需的氨基酸——酪氨酸经肠道吸收后，随血液循环至脑部，会合成神经传递物——多巴氨及正肾上腺素，此两种物质都是负责思考敏捷，及应付紧急状况的重要物质，使血压上升、体温增加、精神兴奋，睡意全消。

选择富色氨酸的食物

色氨酸是人体必需的氨基酸之一，色氨酸会转换成与调节睡眠有关的神经传递物质——血清素使饭后产生饱足感及诱发睡意。色氨酸含量比例高的食物包括小米、芡实、荞麦仁、葵瓜子、南瓜子、腰果、开心果、火鸡肉。

摄取足够糖类食物

色氨酸必须搭配糖类食物一起食用，因为糖类会刺激胰岛素分泌，当胰岛素分泌时，会协助让较多的色氨酸进入脑中合成血清素，而帮助入眠。

饮食中不可缺少钙及镁

钙具有放松肌肉、安定神经的功能。镁摄取不足易发生焦虑不安现象而影响睡眠。牛奶及黄豆是钙质最佳来源，睡前喝一杯温牛奶加少许蜂蜜，或添加燕麦片、芝麻粉可助眠。

避免饮用含酒精或咖啡因的饮料

咖啡因使肾上腺过度活动影响睡眠，易失眠者不宜于睡前使用富含咖啡因之饮料，如茶、咖啡、可乐、巧克力。晚上临睡前可以喝一杯牛奶，最好加一点蜂蜜，有安神催眠之功效，牛奶之所以具有镇静安神作用还在于其含有两种可抑制神经兴奋的成分。

避免刺激性饮食

尽量避免晚上大量饮用咖啡、巧克力、可乐、茶和酒等，以免因精神兴奋或尿频而影响睡眠。

多食能促进睡眠的食物

常用的红枣、百合、茯神、芡实、桂圆、莲子、藕粉都具有安神镇定功效。可以饮用或煮粥皆有很好效果。

解决食欲不振吃什么

食欲不振是指缺乏进食的欲望。下丘脑含有食欲中枢，可对食欲进行调节。由于某种原因，导致食欲中枢的调节机能障碍，即可导致食欲低下。

食欲不振往往与精神紧张或精神创伤有关，也有一部分患者是由于肠胃消化吸收能力较弱所致。此外，夏乏、缺乏运动、生活不规律，睡眠不足、身体疲劳等，也可导致食欲不振。

如果是疾病所致的食欲不振，应积极治疗原发病；如果是身心不调所致的食欲下降，则应好好休息，缓解各种压力。同时应尽可能进食，以补充血糖，避免脂肪的大量分解。

因为脂肪分解会产生大量的酮体，使人产生疲倦感，并可进一步影响食欲，从而形成恶性循环。另外，血液中酮体含量过高，严重者还可导致酮症酸中毒。

摄入维生素丰富的食物

维生素C参与肾上腺皮质激素的合成，能够消除疲劳，促进食欲的恢复。草莓、西红柿、猕猴桃、柑橘类水果等食物中，维生素C的含量较高。

摄入维生素B_1丰富的食物

维生素B_1参与能量代谢，有利于维护神经系统的功能，保持良好的精神状态，改善肠胃功能，增进食欲。猪肉、动物肝脏、大蒜、山药等食品中，维生素B_1的含量较为丰富。

防止烟酸、维生素B_{12}缺乏

烟酸和维生素B_{12}缺乏，也会导致食欲不振。动物肝脏、鸡脯肉等食品中，烟酸的含量较高；蛤仔、牡蛎、动物肝脏、蚬等食品中，维生素B_{12}含量较为丰富。

阳痿的饮食保健

阳痿是指在性生活中男子虽有性欲，但阴茎不能勃起，或能勃起但不坚硬，从而不能插入阴道进行性交的一种性功能障碍。阳痿可由器质性病变或精神心理因素造成。一般认为，器质性病变引起的阳痿仅占10%～15%，这种阳痿往往属于原发性阳痿，表现为阴茎在任何时候都不能勃起。造成的原因很多，包括生殖系统疾病、全身性疾病、药物因素、血管疾病等。精神心理因素引起的阳痿，又称为功能性阳痿，这是最常见的一种性功能障碍，占

85%～90%。这种阳痿属于继发性阳痿，患者经检查并没有引起性功能障碍的器质性疾病。精神性阳痿常与某一次精神创伤有关，常以突然发病为特点，有的刚接触配偶时能勃起，但欲性交时却又立即萎缩，有时发病为一过性或暂时性，经过治疗多数可恢复。这种阳痿是由于大脑皮质抑制作用增强，使大脑性中枢得不到足够的兴奋所造成。

食疗对于治疗疾病的作用是不可忽视的，对于阳痿也是如此。阳痿的中医治疗食疗配方有很多种，一般只要科学搭配、合理膳食，注意饮食的宜忌，就会为阳痿的治疗带来益处。

那么，患上阳痿的人怎么利用食物来增强性功能呢？

多吃壮阳食物

壮阳食物主要有狗肉、羊肉、麻雀、核桃、牛鞭、羊肾等。动物内脏因为含有大量的性激素和肾上腺皮质激素，能增强精子活力，提高性欲，也属壮阳之品。还可以多吃些荔枝、枸杞、香蕉、松子、坚果、樱桃，这些食物都有壮阳功效。但需注意的是。荔枝可改善人的性功能，用于治疗遗精、阳痿、早泄、阴冷等症，但荔枝属于火气大的水果。肝火旺者不宜吃，以免"上火"。

摄入含锌丰富的食物

锌是人体必需的微量元素，可促进精子的活动力，能防止精子过早解体，利于与卵子结合，对生育有重大影响。阳痿者应多食含锌丰富的食物，如牡蛎、牛肉、鸡肝、鸡蛋、花生米、猪肉、鸡肉等。

选择含硒的食物

硒也是人体不可少的微量元素，硒缺乏症与男性生育能力下降的风险有很大联系。硒能提高与改善性功能，帮助有阳痿、早泄、性功能低下的人逐渐恢复正常。我们日常食用的大米中富含硒，此外，胡萝卜、香菇、油菜、茶叶、黑花生等食材里也是硒的来源，适宜阳痿者经常食用。

忌吃生冷食物

阳痿者忌吃生冷性寒的各种食物，比如田螺、蟹、柿子、鸭子、冬瓜、黄瓜、茄子、绿豆、绿豆芽、豆腐、地瓜、丝瓜、生萝卜、苦瓜、荸荠、柿饼、莼菜、马兰头、竹笋、瓠子、地耳、菜瓜、菊花脑、金银花、薄荷、西瓜、香蕉、柚子、西洋参、生地黄、白菊花、莴苣、芹菜、蚬肉、螺蛳、牡蛎、肉等。此外，也不宜饮用各种损伤阳气的冷饮。

戒烟

很多研究表示，烟草中的尼古丁、一氧化碳和焦油中的芦丁蛋白等有害物质能摧毁人体血管内壁组织，使动脉血管内壁增厚，会堵塞男性阴茎部位的小血管，进而影响阴茎部位的血液流通，从而会影响阴茎勃起。因此，阳痿者应该尽早戒烟。

防治骨质疏松的吃法

骨质疏松症是中老年人最常见的骨骼疾病，其导致的疼痛、骨折，是老年人生活质量下降、寿命缩短的重要原因。虽然遗传因素是骨骼质量的主要决定因素，但生活方式对骨骼质量同样有重要影响。大家都知道充足的营养是人生长发育的关键条件，对于骨骼也是如此。在儿童期、青少年期均衡的饮食可促进骨骼的良好发育，减少老年后发生骨质疏松症的风险；对于中老年人，合理饮食可以帮助保持骨量，减慢骨质流失；对于已经发生骨折的患者，科学饮食可促进创伤愈合，预防二次骨折。

摄入足够的钙质

含钙丰富是促进骨骼健康的饮食的关键。奶制品中有丰富的钙质，每100毫升牛奶（包括全脂、脱脂牛奶及酸奶）中就含有大约120毫克的钙，每天喝500毫升牛奶大概能满足身体钙需要量的一半，所以推荐大家多喝牛奶或食用其他奶制品。豆制品含钙量也较为丰富，特别是石膏豆腐，100克中就含有510毫克的钙。海产品的含钙量也是很丰富的，例如牡蛎、海鲈、文蛤、青蟹及虾等。其他含钙丰富的食物还有沙丁鱼（连骨）、三文鱼、银鱼、西兰花、上海青（又称瓢儿白）等，还有杏仁、芝麻、巴西坚果等干果，以及无花果、杏、橘子等水果。

补充维生素D

维生素D也是对骨骼健康非常重要的营养元素，可以帮助钙吸收。但我们日常饮食中所含的维生素 D 非常少，从饮食中摄入足量维生素 D 基本是不可能的。维生素 D 的主要来源是通过日光照射后由皮肤进行合成，所以充分的日晒是补充维生素 D 最为经济方便的办法。许多地方如四川盆地日照不充分，更不易获得足量的维生素 D。以后我们会再具体讨论维生素 D 的问题。

摄入优质蛋白质

摄入充足的优质蛋白质可以帮助儿童和青少年获得更优化的峰值骨量，更可帮助骨折患者的恢复。但是如果饮食成分不均衡，例如以肉食为主的饮食，过多的蛋白质则会导致钙从尿液中丢失。因此需要搭配新鲜的水果和蔬菜，并适当补充维生素 K、维生素 A、维生素 B 族及锌、镁等微量元素。根据最新的研究报道，经常吃蔬菜、水果和全谷物的人发生骨折的风险更低。

饮食不可太甜、太咸

多吃糖能影响钙质的吸收，间接地导致骨质疏松。也不宜吃得过咸。吃盐过多，也会增加钙的流失，会使骨质疏松症症状加重。在实验中发现，每日摄取盐量为 0.5 克，尿中钙量不变，若增加为 5 克，则尿中钙量显著增加。

不宜喝咖啡

嗜好喝咖啡者较不喝者易流失钙。实验发现，一组停经妇女患有骨质疏松症的患者中，有 31% 的人每天喝 4 杯以上的咖啡；而另一组骨质正常者中只有 19% 的人每天喝 4 杯以上的咖啡。

不宜用各种利尿药

这些药物包括抗癫痫药、甲状腺旁素、可的松等，这些药物可直接或间接影响维生素 D 的活化，加快钙盐的排泄，妨碍钙盐在骨内沉淀。因此，骨质疏松症者必须严格禁止使用上述药物。如因别的疾病需要用，也必须在医师的指导下用药。

排除肠毒，一身轻松

生活中的毒害无所不在，无法样样避免的状况下，我们可以做到的是勤打扫人体排毒管道，管道通畅时，毒素停留在体内的时间变短，对人体的影响自然大幅减少。

人体排毒有七大管道，分别是皮肤、肺脏、肝脏、心脏、肾脏、血液、大肠、淋巴系统，各有所思、各有所长，大肠就像人体的下水道，是废物、残渣的排泄管道，只有做好肠排毒，才能让人体真正通体顺畅。

补充五大营养素

宿便、肠毒的排除需要许多营养素的配合，最主要有水分、乳酸菌、纤维素、酵素、维生素 B 群等五大营养素，进行肠道排毒的过程别忘了这些营养的补充。

忌食生冷食物

人体的肠胃需要暖的环境，当吃进生冷食物会让肠胃处于气血不足的状态，造成冬眠般的效果，因而减缓肠胃道的蠕动。许多人喜欢早上喝蔬果汁或精力汤，也算生冷饮食，建议可以加些坚果类打成汁；或是改用经过科学萃取的粉状精力汤，加上一两种蔬果打成汁，方便又营养充分。

吃饭要细嚼慢咽

生活步调的快速让人连吃东西也草草了事，囫囵吞枣的结果是，食物很难完整被消化，未消化完的食物停留在肠道发酵，毒素因此而来，想要清洁肠道，第一步就是充分地咀嚼食物。

不要强忍便意

当忍住便意的时候，身体会不断的吸收毒素，并且将这些毒素带入血液。而许多研究也显示，肠道毒素与健康问题关系密切。国际医学期刊《刺胳针》、《美国健康期刊》也都有报导指出，科学研究显示，肠道问题更与乳房疾病相关，有便秘、排便困难、排便次数少的女性较易罹患乳癌。

吃饭时不宜大量喝水

吃饭时饮用大量的液体会稀释掉消化液与消化酵素，当胃酸被稀释，胃部会误以为消化工作已经完成，过早把食物推往小肠，但小肠并无法代替胃部的消化工作，也是食物消化不完全的原因。建议饭前半小时、饭后一小时不要大量饮用水分。

第十章 摆脱常见病的困扰

适宜肥胖症的食疗方

现在人们的物质生活越来越好，可是患肥胖病的人也越来越多。有些人怀着大腹便便的"将军肚"，貌似一副福相，其实路也不能走，山也不能爬，接踵而来的将是心脑血管疾病丛生，福相变成苦相。所以，物质生活富裕了的人，要当心防肥胖病。

在医学上，将肥胖病归属于新陈代谢障碍性疾病范畴，大多数肥胖病是由于进食过量和人体代谢调节过程受到障碍所致。也就是说：当进食的热量物质超过能够消耗的热能物质量，供过于求，多余的热能物质就会主动转化为脂肪蓄积在人体内，形成肥胖，如果不断地大量蓄积就会形成病态。蓄积型肥胖，分为内脏脂肪蓄积型和皮下脂肪蓄积型。

无论是内脏脂肪蓄积型肥胖，还是皮下脂肪蓄积型肥胖，都与糖尿病、冠心病和高血压等疾病的发生有着密切的关系，相比之下，内脏型肥胖发生率更高，往往为皮下型的 2～3 倍。

中年人的蓄积型肥胖，男性较女性多见，且年龄偏轻，一般于 40 岁后便逐渐增多，而女性则于闭经后才逐渐增多。由此提示这种肥胖可能与体内某些激素（尤其是睾酮）变化有关，与中年后易形成高胰岛素血症有关。

研究表明，若给予机体以胰岛素时，内脏脂肪细胞合成中性脂肪的能力比皮下脂肪细胞更为亢进，这似可说明胰岛素血症使中年人易发生内脏乃至腹部皮下脂肪蓄积的机制。研究还进一步表明，高胰岛素血症的存在，还将促进高血压、糖尿病、动脉粥样硬化等成人病的发生与发展。

尽管中年人好发脂肪蓄积肥胖的原因和机制尚需深入探讨，但目前可以肯定的减肥及改变不良生活方式，是防治蓄积型肥胖病的最佳选择。

众所周知，肥胖是脂肪蓄积的结果，而脂肪蓄积的根本原因在于总热量过多。所以，减肥要从两方面着手：一方面要适当控制热量物质的摄入，另一方面要设法消耗体内过剩的热能物质，保持供需平衡。因此，中年人要使自己每日膳食热量控制在2500卡左右，切实限制糖类和脂肪类食品的过多摄入，增加蛋白质及含丰富维生素食品的摄入量。同时要积极参加各种体育运动锻炼，坚持不懈，持之以恒，久而久之可见明显成效，否则难以奏效。

吸烟、偏食、饮酒以及生活缺乏规律等不良生活方式，都可增加中年人脂肪蓄积型肥胖的发生率，也是不少疾病发生的危险因素。因此，中年人应当戒烟忌酒，饮食多样化，以使机体营养平衡，在日常生活中根据个人实际情况，要养成良好的生活规律，如按时进餐、睡眠与觉醒、以步当车等，均有利于避免肥胖，减少疾病的侵袭。

香椿拌豆腐

原料 豆腐400克，香椿嫩芽50克，精盐、味精、鲜汤、麻油各适量。

做法 将豆腐放入碗内，隔水蒸半小时，取出切成1~2厘米见方的块放入盘中。香椿嫩芽洗净后用沸水焯一下，捞出切细，放在豆腐上。取精盐、味精、鲜汤、麻油放入碗中，调匀制成调味汁，浇在豆腐上即成。

功效 可清热解毒，减肥轻身。

二笋炒豆芽

原料 芦笋、竹笋、绿豆芽、食用油、精盐、酱油各适量。

做法 将二笋洗净，切细，加食盐少许腌成片，豆芽菜择洗干净，与二笋同置热油锅中爆炒片刻，而后加精盐、酱油调味即成。每日1剂。

功效 可清热利湿，通便降脂。

竹笋炒茄子

原料 竹笋、茄子、食用油、

葱、姜、淀粉、麻油各适量。

做法 将竹笋、茄子洗净，切丝，放入热油锅内翻炒至快熟时，调入葱、姜、淀粉等，翻炒片刻，滴些麻油即可，每日1剂。

功效 可润肠通便，降脂减肥。

清炒蕹菜

原料 蕹菜250克，辣椒、葱、姜、精盐各适量。

做法 将蕹菜洗净，切段；辣椒洗净，切丝；锅中放植物油适量烧热后，下葱、姜爆香，而后下蕹菜、辣椒煸炒片刻，再下精盐调味，炒至蕹菜熟后即成，每日1剂。

功效 可降脂降压，通便消腻。

胡萝卜炒鳝鱼

原料 胡萝卜、鳝鱼肉、葱、姜、辣椒、淀粉、料酒、食用油、精盐、味精各适量。

做法 将鳝鱼肉洗净，切丝，用葱、姜、辣椒、淀粉、料酒等浸渍备用。胡萝卜洗净，切丝。锅中放素油适量烧热后，下葱、姜爆香，而后下鳝鱼肉煸炒，再下胡萝卜、辣椒等，炒至熟时，下精盐、味精等调味即成，每周2~3剂。

功效 可补益肝肾，降脂减肥。

茭白土豆丝

原料 茭白、土豆、葱、姜、精盐、味精各适量。

做法 将茭白、土豆洗净，土豆去外皮，切丝；锅中放素油烧热后，放葱、姜爆香，而后放入土豆、茭白同炒待熟时，调入精盐、味精，炒熟服食。

功效 可健脾养胃，消腻祛脂。

慢性鼻炎吃什么好

慢性鼻炎又称"鼻窒"，是鼻黏膜的慢性炎症。本病的主要症状为鼻塞、鼻内分泌物增多。鼻阻塞常为间歇性，患者会感到鼻子不适，嗅觉欠敏，常感头痛。如不及时治疗可反复发作，甚至导致嗅觉失灵。

慢性鼻炎主要因伤风鼻塞（上呼吸道感染），反复发作或治疗不彻底而致。邻近组织的慢性炎症以及分泌物长期刺激，鼻腔用药不当，长期吸入有害气体或粉尘，生活和工作环境中温、湿度急剧变化及某些慢性疾病等，均可引起本病。

根据其临床表现的不同，本病可分为肺脾气虚与气滞血瘀两大证型。

鼻炎患者可常食鲫鱼、玉米须、丝瓜藤、羊肉、猪羊脑、当归、生姜等食物。对治疗本病有利。

枣姜汤

原料 红枣（焙干去核）500克，生姜50克，甘草（炒）60克，精盐60克。

做法 上4物合而为末，每日晨起空腹用滚开水冲服6～10克。

功效 可补中益气、散寒通窍。适用于肺脾气虚之慢性鼻炎。

红糖芫荽饮

原料 红糖60克，芫荽适量。

做法 将芫荽洗净，切碎，与红糖一起用沸水浸泡，热饮。

功效 可疏风散邪、益脾通窍。适用于肺脾气虚之慢性鼻炎。

枣泥豆包

原料 大枣（大核）250克，白扁豆1000克，面粉1000克。

做法 扁豆水煮，软时加入大枣再煮，至水将尽豆能捣碎时离火，趁热将扁豆、大枣杵成泥状，做馅。面粉和好发酵，发好后加适量苏打或碱揉匀，擀皮，包进扁豆枣泥，做成豆包（大小不拘）蒸熟，做主食。

功效 可健脾利湿、养胃利窍。适用于肺脾气虚之慢性鼻炎。

参枣苍耳汤

原料 党参15克，大枣10枚，苍耳子6克。

做法 上3味，水煎，每日2次，服服。

功效 可补脾益肺、祛风通窍。适用于肺脾气虚之慢性鼻炎。

当归生姜炖羊肉

原料 当归30克，生姜15克，羊肉250克。

做法 加水适量，放入砂锅内炖熟。每天食1次。

瓜藤猪肉汤

原料 连根的丝瓜藤 2 米，猪瘦肉 60 克，精盐、味精各适量。

做法 将丝瓜藤洗净切段，放锅中煮 20 分钟，取汁放入猪瘦肉同煮，肉熟后加精盐、味精调味即可，喝汤吃肉。每天 1 次，5 次为 1 个疗程，连用 3 个疗程。

功效 适用于慢性鼻炎。

川芎辛夷猪脑汤

原料 川芎、白芷各 10 克，辛夷 15 克，猪脑（或羊脑）2 个。

做法 将猪脑洗净，剔去红筋，备用。将川芎、白芷、辛夷同放入砂锅中，加清水 1000 毫升，煎取 500 毫升。将药汁放锅内，加猪脑炖熟1成。每天 1 剂，吃猪脑喝汤。

功效 适用于慢性鼻炎。

鲫鱼汤

原料 灯心草 15 克，鲫鱼 1 条，姜丝、葱末、精盐、料酒、味精、酱油、胡椒粉、香菜末适量。

做法 将灯心草洗净，用纱布包好；鲫鱼宰杀，去鳞、鳃及内脏，洗净，切成段，备用。锅内加水适量，放入灯心草袋、鲫鱼、姜丝、葱末、料酒，用旺火烧沸，改用文火煮约 20 分钟，拣出灯心草袋，加入精盐、味精、酱油、胡椒粉，撒上香菜末即成。

功效 适用于慢性单纯性鼻炎患者。

辛夷苍耳蒸鸡蛋

原料 辛夷、苍耳子各 6 克，鸡蛋 2 个，精盐适量。

做法 辛夷、苍耳子煎水取汁，鸡蛋去壳搅匀调入煎汁。加精盐调味，蒸熟，分 2 次吃。

功效 可益脾补虚、祛风通窍。适用于肺脾气虚之慢性鼻炎。

小麦荷叶粥

原料 新小麦 50 克，荷叶 1 张。

做法 小麦去皮淘净，加水如常法煮粥，将熟时把荷叶覆上再煮至熟。

功效 可温补脾肺、益气清鼻。适用于肺脾气虚之慢性鼻炎。

橘红酒

原料 白酒 500 克，橘红 30 克。

做法 橘红浸入白酒中，封固 1 个月。每晚睡前服 1 小盅（约 20 毫升）。

功效 可以行气、活络、通窍。适用于气滞血瘀之慢性鼻炎。

川芎猪脑汤

原料 猪脑2副，川芎15克，辛夷花10克，精盐、胡椒适量。

做法 猪脑洗净，剔去筋膜，将川芎、辛夷花煎水取汁，入猪脑和盐、胡椒，炖熟，分两次吃。

功效 可行气活血、补脑通窍。适用于气滞血瘀之慢性鼻炎。

山楂川芎茶

原料 山楂10枚，川芎10克，辛夷5克。

做法 3味煎水，代茶饮。

功效 可活血行气、散邪通窍。适用于气滞血瘀之慢性鼻炎。

山药芫荽粥

原料 山药60克，葱白、芫荽各10克，粳米100克。

做法 将山药研末，同粳米煮粥，葱白、芫荽切细。粥熟时放入，搅匀，煮沸，分1~2次吃。

功效 可补益脾肺、散寒通窍。适用于肺脾气虚之慢性鼻炎。

桃仁鲢鱼

原料 桃仁6克，泽泻10克，鲢鱼100克，葱、姜等作料适量。

做法 3者同煮，加葱、姜等作料，炖熟，吃鱼喝汤。

功效 可活血化瘀、补气通窍。适用于气滞血瘀之慢性鼻炎。

党参紫苏饮

原料 党参15克。紫苏10克，陈皮10克，石菖蒲10克（或用葱10克）。

做法 先煎煮党参，后下其他几味，煎成去渣，代茶饮。

功效 可益气健脾、散寒通窍。适用于肺脾气虚之慢性鼻炎。

蘑菇炖鸭

原料 蘑菇500克，鸭1只（约1000克），紫苏10克，精盐适量。

做法 鸭去毛净膛，与蘑菇同放入锅中，加水及精盐炖，将熟时下紫苏，再炖至熟，食肉喝汤。

功效 可补虚散邪、理气通窍。适用于肺脾气虚之慢性鼻炎。

哮喘的饮食治疗

哮喘是因气管和支气管对各种刺激物的刺激不能适应，而引起的支气管平滑肌痉挛、黏膜肿胀、分泌物增加，从而导致支气管管腔狭窄。喘证以呼吸困难，甚至张口抬肩，鼻翼扇动，不能平卧为特征；哮证是一种发作性的痰鸣气喘疾患，发作时喉中哮鸣有声、呼吸气促困难，甚则喘息难以平卧。由于哮必兼喘，故又称作哮喘。哮喘包括支气管哮喘、哮喘性支气管炎等。

砂锅杏仁豆腐

原料 优质豆腐120克，杏仁15克，麻黄3克，精盐、味精、芝麻油各适量。

做法 先将杏仁、麻黄洗净，共装入纱布袋，用线将口扎紧；然后将豆腐切成3厘米见方块和药袋一起放入砂锅，加适量水，先用旺火烧开，后改用文火，共煮1小时，最后捞出药袋，后加入精盐、味精、芝麻油调味即成。食豆腐、喝汤，一天分2次食用。连服3日为1疗程。

功效 润肺滑肠，发汗定喘。适于受凉发作者食用，疗效显著。

鱼腥草丝瓜汤

原料 鱼腥草50克，丝瓜50克，精盐适量。

做法 将丝瓜切片，鱼腥草寸段，用常法加精盐制成汤，即可食用。

功效 宣肺清热，化痰止哮。鱼腥草味辛性微寒，能清肺热并解毒，通利小便；丝瓜甘凉，能清热化痰，对哮喘有很好的疗效。

南瓜大枣汤

原料 大枣15~20枚，南瓜500克。

做法 将南瓜洗净，去皮切块，大枣洗净去核，共置锅内，加水煮烂食用。每日1剂。

功效 益气定喘。对支气管哮喘有疗效。

杏仁薄荷粥

原料 杏仁30克（去皮尖），鲜

薄荷10克,粳米50克。

做法 将杏仁放入沸水中煮到七分熟,放入粳米同煮,将要熟时,放入薄荷,煮熟即可。

功效 辛散透表,温肺止喘。杏仁苦温,能祛痰理气,止咳平喘;加薄荷辛散,驱除表邪;粳米补脾气。

生姜大枣糯米粥

原料 生姜15克,大枣3枚,糯米150克。

做法 按常法煮粥食用。每日1剂。

功效 温中散寒,益气化痰。适用于老年人寒喘,证见喘促气短,喉中喘鸣,痰液稀白,恶寒无汗,头痛身酸,舌苔薄白。

虾仁炒芹菜

原料 大虾仁50克,鲜嫩芹菜250克,熟猪油、料酒、精盐、味精、猪骨汤各适量。

做法 将芹菜洗净切段,入沸水锅中焯一下。捞出过凉,沥干水分;虾仁用清水浸软,去杂洗净,备用。炒锅上火,加油烧热,下虾仁煎至色黄,加入芹菜段、猪骨汤,煸炒片刻,烹入料酒,加入精盐、味精,炒匀即成。

功效 辛散透表,利湿化痰,温肺平喘。本方适用于冷哮发作期,证见喘息频作,喉中哮鸣,咳痰清稀,呈泡沫状,胸闷如窒,面青肢冷,口不渴,或渴喜热饮等。

桂花核桃冻

原料 石花菜15克,核桃仁250克,白糖、糖桂花、菠萝蜜各适量,奶油100克。

做法 将核桃仁加水磨浆。石花菜加水250毫升在锅中烧至熔化,加入白糖搅匀,将核桃仁浆再放入搅匀,再放入奶油和匀,置火上加热至沸,出锅倒入铝盒中,待冷后再放入冰箱冻结,撒上糖桂花,淋上菠萝蜜,切块即可食用。

功效 温肾纳气,补肺定喘。核桃仁甘温,可补肾养血,润肺纳气,润肠止带,补肺定喘。与奶油同用,营养价值更高;与石花菜同熬,胶黏成冻,再添桂花、菠萝蜜则馨香诱人,对肺虚不足的虚喘证有一定的功效。

山楂胡桃茶

原料 胡桃仁150克,白砂糖200克,山楂50克。

做法 将山楂加入适量清水中，用中火煎熬3次，每次20分钟，过滤，去渣，取汁浓缩至1000毫升。胡桃仁加水浸泡半小时，用石磨将其磨成茸浆，加适量水调匀。最后将山楂汁、白砂糖、胡桃仁浆放在一起搅拌均匀，烧至微沸，即可食用。

功效 补益肺肾，润肠消食。胡桃仁与山楂、白砂糖同用，能补肺肾、润肠燥、消饮食、活血脉、生津液，其味酸甜相合，酸不伤齿、甜不觉腻，对于哮喘有一定的功效。

蛤蚧人参粥

原料 蛤蚧粉2克，人参粉3克，糯米75克。

做法 先将糯米煮粥，待熟时加入蛤蚧粉、人参粉搅匀，趁热服之。

功效 补益肺肾，纳气定喘。蛤蚧咸平，可补肺气、定喘嗽、助肾阳、益精血，配人参补脾益肺，大补元气。因此本粥对肺虚、肾虚引起的哮喘有很好的疗效。

虫草炖肉

原料 冬虫夏草10克，瘦猪肉150克，精盐适量。

做法 将瘦猪肉切块，开水焯一次，放入锅内，加虫草及精盐，急火煮沸，慢火炖煮，肉烂汤浓为止，肉、药、汤俱服。

功效 补肾益肺，止咳定喘。冬虫夏草甘温，可补肾益肺，止咳平喘，猪肉甘咸平，可滋阴润燥，对老年哮喘有很好的功效。

腐竹拌鲜菇

原料 鲜蘑菇100克，腐竹150克，黄瓜50克，芝麻油、精盐、味精各少许。

做法 黄瓜洗净后切成菱形小块，腐竹水发后切成短节，鲜蘑菇洗净后撕成小朵；然后将三者一起入沸水锅中烫熟，凉后捞出沥干水分装盘，再将芝麻油加热浇入，并用碗焖片刻后，加入精盐、味精调味即可食用。一日食完。连服10日为1疗程。

功效 滋阴健脾，止咳平喘。适于脾虚型哮喘病人服用。

蚕豆炖花生仁

原料 蚕豆150克，花生仁100克，红糖适量。

做法 将蚕豆洗净，泡胀；花生仁洗净。砂锅中放入蚕豆、花生仁，加水上火煮开后，改用文火炖烂，加少许红糖即可食用。

功效 润肺化痰，利水消肿。蚕豆有健脾开胃、利水消肿的作用，花生仁能润肺化痰、润肠通便。二者合用，适用于哮喘者，可减轻其咳嗽、气短等症状。

萝卜汁炖豆腐

原料 白萝卜1000克，豆腐500克，白糖50克。

做法 将生白萝卜洗净，去皮，榨汁，装入杯中待用。豆腐切成小块，在开水锅中氽一下捞出。将豆腐、白萝卜汁同放入锅内，上火煮开5分钟。加入白糖，再烧开即可食用。

功效 清热润肺，止咳平喘。豆腐有清前热、止痰饮之功效；萝卜也有清热生津、化痰止咳等功效；白糖有清热生津、止咳等作用。三者合用对治疗老年哮喘有效。

合理饮食，远离糖尿病

糖尿病又称消渴证，是一种由胰岛素相对分泌不足或胰岛血糖素不适当地分泌过多而引起的以糖代谢紊乱、血糖增高为主要特征的全身慢性代谢性疾病。

此病早期无症状，随其发展可出现多尿、多饮、多食、疲乏、消瘦，尿液中血糖含量增高，或并发急性感染、肺结核、动脉粥样硬化、末梢神经炎、趾端坏死等。早期诊断依靠化验尿糖和空腹血糖及葡萄糖耐量试验。此病重者可发生动脉硬化、白内障、酮中毒症等。按病情可采用饮食控制、胰岛素等降血糖药治疗，避免精神紧张，加强体育锻炼等也有利于预防本病的发生、发展。

中医认为本病是由于饮食不节、情志不调、恣性纵欲、热病火燥等原因造成。本病多见于40岁以上喜欢吃甜食而肥胖的病人，脑力劳动者居多。创伤、精神刺激、多次妊娠以及某些药物（如肾上腺糖类皮质激素、女性避孕药等）是诱发或加重此病的因素。发病时伴有四肢酸痛、麻木感、视力模糊、肝肿大等症。

饮食治疗是治疗糖尿病的基础。病情较轻者，经饮食调治后，病情可以改善，甚至不需用药物治疗；病情较重者，亦可稳定病情，并能正确评估药物疗效及有效剂量，避免用药偏差。饮食治疗还有利于调整患者的体重，使超重者减肥，使消瘦者增重。

素炒南瓜丝

原料 嫩南瓜 500 克，菜油 100 毫升，精盐 5 克，酱油 15 毫升，豆瓣 15 克，泡海椒 5 克，葱白 10 克，水淀粉 10 克。

做法 将嫩南瓜洗净，切成约 5 厘米长的丝，放入精盐 2 克，拌匀码味；泡海椒和葱白切成同样长的丝；豆瓣剁细。菜油下锅，烧至七成热，放入豆瓣烧香，再放入南瓜丝和泡海椒、葱白丝炒匀，放入精盐、酱油、水淀粉，收浓起锅即可。

功效 南瓜味甘性温，有补中益气、解毒杀虫、消炎止痛等功效。现代医学研究证实，南瓜中所含的成分可促进人体内胰岛素的分泌，改善糖尿病患者的症状。

绿茶蒸鲫鱼

原料 鲫鱼 500 克，绿茶适量。

做法 将鲫鱼去鳃、内脏，留下鱼鳞，腹内装满绿茶，放盘中，上蒸锅清蒸透即可。每日 1 次，淡食鱼肉。

功效 补虚，止消渴。适用于糖尿病口渴多饮不止以及热病伤阴。

玉竹粥

原料 玉竹 20 克，粳米 100 克，甜叶菊糖（不含糖）适量。

做法 玉竹洗净切片，加水煮汁去渣滓。粳米淘净，加玉竹汁及适量清水煮粥，将熟入甜叶菊糖，稍煮待溶即成。每日 1 次，连服 5~6 周。

功效 玉竹味甘微苦，为气平质润之品，善润肺补脾；粳米得天地中和之气，色白入肺，益气清热，除烦止渴；佐以甜叶菊糖甘凉润肺，兼能调味。三味相合，为滋阴润肺、生津止渴之膳食。

瓜蒌羹

原料 鲜瓜蒌根 250 克，冬瓜 250 克，淡豆豉、精盐适量。

做法 将鲜栝楼根、冬瓜分别洗

净去皮，冬瓜去子切成片，与豆豉同放锅内加水煮至瓜烂时加盐少许即成。可适量食之。连服3～4周。

功效 瓜蒌根能生津止渴，润燥降火；冬瓜清热止渴；豆豉解表除烦。三味合用其润肺化燥、生津止渴之效更佳，是治疗糖尿病症状的良方。

鲜奶玉露

原料 鲜牛奶1000克，炸核桃肉40克，生核桃肉20克，粳米50克。

做法 粳米淘净，用水浸泡1小时，捞起沥干水分。将四物放在一起搅拌均匀，用小石磨磨细，再用细筛滤出细蓉待用。锅内加水煮沸，将牛奶核桃蓉慢慢倒入锅内，边倒边搅拌，稍沸即成。酌量服食，连服3～4周。

功效 核桃能滋肾润燥，双补阴阳；粳米清热止渴；鲜奶甘润益阴，善理虚羸。四味同食，可润燥滋阴，补脾益肾，清热止渴，而理久病之体虚。

帮助预防高血压的食谱

高血压是一种以动脉压升高为特征，可伴有心脏、血管、脑和肾脏等器官功能性或器质性改变的全身性疾病，它有原发性高血压和继发性高血压之分。现代社会，高血压发病率也呈现出向上攀升的趋势。专家指出，高血压并不可怕，除了药物治疗高血压外，人们只要在生活中注意形成良好的生活习惯，注意饮食，就可以起到预防和协助治疗高血压的作用。

家常公鸡

原料 嫩公鸡250克，芹菜75克，冬笋100克，辣椒50克，瘦肉汤、姜、豆瓣酱、植物油、淀粉各适量。

做法 鸡肉切小块，水焯；芹菜切断，冬笋切丝，辣椒剁碎，姜取其末，淀粉调成水淀粉备用。油加热，先煸鸡块至鸡肉变白，水分将干时，放进冬笋、豆瓣酱、姜等用大火急炒至九成熟，加入切好的芹菜，略炒一会儿，倒入调好的淀粉，随炒随搅至熟起锅即成。

功效 温中补虚、降压安神。用于预防高血压。

口蘑白菜

原料 白菜250克，干口蘑3克，酱油、白糖、精盐各适量。

做法 白菜切段，口蘑泡发。油烧热后，将白菜入锅炒至七成熟，再将口蘑、酱油、白糖、精盐入锅炒熟即成。

功效 清热除烦、益胃气、降血脂。可有效防治高血压、冠心病、牙龈出血。

鸡汤鱼卷

原料 活鲤鱼250克，瘦猪肉30克，鸡蛋清、豌豆各10克，火腿8克，冬笋、鸡汤、淀粉、酱油、料酒、味精、姜末各适量。

做法 火腿、冬笋切丝；姜、瘦肉剁成末；淀粉水调；鱼去骨，片成长方形鱼片；肉末加酱油、半个蛋清和料酒、味精、姜末及水淀粉搅拌成馅；剩下的蛋清与水淀粉调成糊状，把鱼平放案板上，先抹上一层糊，再放上肉馅，把鱼片卷起来。将鸡汤旺火烧开，改小火，将鱼卷下入锅内氽一下，待鱼卷熟后，再把切好的火腿、冬笋和其他作料加入汤内，烧开即成。

功效 滋阴润燥、清热利湿。适用于防治高血压、冠心病、脑血管病等。

冰糖醋酸饮

原料 镇江陈醋100毫升，冰糖500克。

做法 将冰糖放入醋中，拌和使之溶化，贮瓶中备食用。每次饮用时取出2汤匙，放入冰块适量，慢慢饮服。

功效 养阴平肝，祛瘀通脉，用于伏暑清凉降压，较为适宜。

山楂荷叶茶

原料 山楂15克，荷叶12克。

做法 将上述食材煎水，代茶饮用。

功效 山楂有扩张冠状动脉、舒张血管、降脂、降压等多方面的功效，荷叶能清热解暑、健脾开胃。此茶可用于预防高血压。

高血脂的食物保健

血脂增高是脂质代谢紊乱的结果。临床上常以胆固醇和三酰甘油的含量作为代表,只要其中一种高出限度。便可视为高脂血。

引起高脂血的主要原因是遗传、环境、饮食失调。有时,高脂血的发生也与某些疾病有关,这些疾病是肝炎、肾脏疾病、糖尿病、甲状腺及性腺功能减退等。

高脂血可分为原发性和继发性两种。原发性高脂血症病人常出现肌腱黄色瘤、皮下结节状黄色瘤、皮疹样黄色瘤等症状,继发性病人可有肝脾肿大、腹痛等症状。本病可引起冠心病、脑动脉硬化、肾功能减退、高血压等疾病。

西医治疗高脂血,主要是控制人们对脂肪、糖类的摄入。中医则认为,高脂血症是肝、肾、脾三脏虚损,痰瘀内积引起的。于是采取调理三脏功能、行瘀化痰的方法,以降低脂肪。

山楂茶

原料 山楂20克,茶叶5克。

做法 将山楂洗净。水煮取汁,趁热加入茶叶。闷泡片刻,即可饮用。

功效 可消食化积、散瘀行滞。适用于高血脂、高血压,可防止动脉硬化。

降脂饮

原料 鲜山楂30克,生槐米5克,嫩荷叶15克,草决明10克,白糖适量。

做法 将以上几味放入砂锅中煎煮,至山楂酥烂时,用汤勺将山楂捣碎再煮10分钟,滤取,加入适量白糖即成,不限时,可频频饮服。

功效 可行瘀化滞。适用于高血脂。

芝麻桑葚糊

原料 黑芝麻60克,桑葚60克,大米30克,白糖10克。

做法 将黑芝麻、桑葚、大米分别洗净,一同放入沙钵中捣烂,另在砂锅中盛三碗水,煮沸后加入白糖,待水再沸时，徐徐加入捣烂的黑芝麻、桑葚、大米，煮成糊状即可食用。

功效 可滋阴散热，润肠通便。适用于高血脂。

芹枣饮

原料 芹菜根10棵，大枣10枚。

做法 芹菜根洗净，捣烂，和大枣一起放入砂锅中，加水煎煮半小时，饮汤吃枣，每日1剂，分两次服，连服15天。

功效 可平肝清热。适用于高血脂、动脉硬化、冠心病。

山楂排骨汤

原料 山楂30克，芹菜叶5克，猪排骨、精盐各适量。

做法 将猪排骨洗净砍成小块，加水400毫升，小火炖至酥烂，加入芹菜叶和精盐，再炖片刻。分1～2次趁热时吃肉、喝汤。

功效 适用于高血脂、高血压、食欲不振。

玉米木耳粥

原料 玉米粒150克，黑木耳10克（冷水浸泡）。

做法 将玉米粒放于压力锅内，加水300毫升煮至将烂时，改用普通锅。放入木耳一同煮为粥，放盐，调匀。每日早、晚空腹服。

功效 适用于高血脂、冠心病。

紫菜芦笋汤

原料 紫菜20克，芦笋100克，香菇50克，精盐、味精、麻油各适量。

做法 将紫菜用温水泡发、洗净，芦笋、香菇分别洗净切片，放入400毫升烧开的水中，煮至熟透，放精盐、味精，淋麻油，调匀。分1～2次趁热吃菜喝汤。

功效 适用于高血脂、高血压，可预防老年人动脉硬化。

莼菜肉片汤

原料 猪瘦肉50克，竹荪30克，莼菜100克，精盐、味精、芝麻油各适量。

做法 锅中加入适量清水，先投入猪瘦肉片，烧沸后再放入竹荪和莼菜，煮至熟透，加入姜丝、精盐、味精，淋入芝麻油调匀即成。

功效 适用于高血脂、肺结核。

灵芝田七瘦肉汤

原料 猪瘦肉250克，龙眼肉15

克,田七6克,灵芝30克,生姜4片,精盐适量。

做法 将灵芝刮去杂质洗净,切成小块,田七、龙眼肉洗净,猪瘦肉洗净,切块。将全部用料放入锅内,加清水适量,武火煎煮后,文火煮2~3小时,用精盐调味即可食用。

功效 适用于气滞血瘀、高血脂。

银耳山楂羹

原料 银耳20克,山楂片40克,白糖适量。

做法 将银耳择洗干净,用冷水浸泡1天,全部发透,放入砂锅中,并倒入适量的水。山楂片与白糖一同放入砂锅内,炖大约30分钟。

功效 适用于高血脂。

山楂粥

原料 干山楂30~40克(鲜果60~90克),大米100克,砂糖10克。

做法 将干山楂水煎后取汁,加大米一同煮成稀粥,待熟时调入砂糖,稍煮即可。

功效 适用于高血脂、高血压。

脂肪肝及饮食疗法

很多人在风华正茂之年却受到脂肪肝的困扰。茶余饭后,经常听到某某得了脂肪肝的话题,但由于脂肪肝早期常没有症状,偶有疲劳倦怠、食欲不振等,也往往被误认为劳累、感冒所致,所以不少人对它熟视无睹,尤其是自以为身体强壮的中年人。其实脂肪肝已经对一些人虎视眈眈了,尤其瞄准了那些生活无规律、整天酒席应酬,而活动很少的中年人。长期饮酒和肥胖都是脂肪肝的高危因素。脂肪肝不但引起消化不良、心脑血管疾病、性功能低下、视力下降,而且可诱发肝纤维化和肝硬化,甚至助长肝癌的发生,已成为中青年男性健康的头号杀手。脂肪肝不可小视!

脂肪肝,顾名思义就是肝细胞内有过多的脂肪堆积。正常肝组织中含有少量脂肪,如三酰甘油、磷脂、糖脂和胆固醇等,其重量约为肝脏湿重的

3%~5%，如果肝细胞内的脂肪含量超过肝湿重的5%，或是组织学上50%以上的肝实质脂肪化时，即称为脂肪肝。

肝脏是人体内一个复杂的器官，它好像一个化工厂，能把各种原料合成人体所需要的物质；又像一个废物处理厂，能把进人体内的或者体内代谢产生的有害物质变成无害物质。我们一日三餐吃进去的营养物质都必须依靠肝脏进行加工，如肝脏通过合成、储存和分解糖原，调节糖类的代谢；在蛋白质的合成和降解中起核心作用，同样，脂类代谢主要也在肝脏进行。肝脏一方面吸收体内游离的脂肪酸，将其合成三酰甘油；另一方面又以脂蛋白的形式把合成的三酰甘油缓慢地送进血液，使其成为人体活动的重要能源。正常生理情况下，肝脏脂类代谢处于动态平衡，一旦肝脏摄取和转运脂类的过程发生故障，就会造成脂肪在肝内堆积，当脂肪超过肝湿重的5%，就形成了脂肪肝。

菠菜蛋汤

原料 菠菜200克，鸡蛋2枚，精盐、味精各适量。

做法 将菠菜洗净，入锅内煸炒，加水适量，煮沸后，打入鸡蛋，加精盐、味精调味，佐餐。

功效 保肝降脂。适用于各型脂肪肝。

何首乌粥

原料 何首乌20克，粳米50克，红枣2枚。

做法 何首乌洗净，晒干、打碎备用。将粳米、红枣加清水600毫升煮成稀粥，对入何首乌末搅匀，文火煮沸，早晨空腹温热服食。

功效 本品养肝补血，益肾抗老。适用于老年肝肾不足，阴血亏损，头晕耳鸣，头发早白，贫血，神经衰弱以及老年性高血脂，血管硬化，大便干燥等病症。

灵芝河蚌煮冰糖

原料 灵芝20克，河蚌250克，冰糖60克。

做法 将河蚌去壳取肉，用清水洗净待用。灵芝入砂锅加水煎煮约1小时，取浓汁加入蚌肉再煮，放入冰糖，待溶化即成，饮汤吃肉。

功效 本品对脂肪肝、高脂血症有较好的疗效，对冠心病、高血压合并脂肪肝者尤为适宜。

兔肉煨山药

原料 兔肉500克，怀山药50克，精盐适量。

做法 将兔肉洗净切块，与怀山药共煮，沸后改用文火煨，直至烂熟，加精盐调味，饮汤吃肉。

功效 兔肉煨山药是一款适宜老人、女性，也适宜肥胖者和肝病、心血管病、糖尿病患者的理想膳食。

脊骨海带汤

原料 海带丝50克、猪脊骨100克，精盐、醋、味精各适量。

做法 将海带丝洗净，先蒸一下；将猪脊骨炖汤，汤开后去浮沫，投入海带丝炖烂，加入精盐、醋、味精调味即可。

功效 本品对防治脂肪肝、高脂血症均有良好的作用。

冠心病的日常饮食

冠心病即冠状动脉粥样硬化性心脏病，指冠状动脉粥样硬化，使血管腔狭窄，导致心肌缺血缺氧而引起的心脏病。冠状动脉粥样硬化性心脏病是动脉粥样硬化导致器官病变的最常见类型，也是严重危害人体健康的常见病。其主要临床表现为心前区常发生疼痛或压榨感，疼痛可向左肩或左上肢前内侧放射，多伴有面色苍白、胸闷憋气、呼吸困难等症状，一般历时1~5分钟，休息或含服硝酸甘油可迅速缓解，常因劳累、情绪激动、受寒、饱餐、吸烟等因素而诱发。

本病的发病机制目前尚未完全清楚，但通过广泛的研究，发现了一些危险因素，如高血脂、高血压、吸烟、糖尿病、缺乏体力活动、肥胖等。

心绞痛和心肌梗死是本病临床上很常见的类型，多发生于40岁以后，男性多于女性，脑力劳动者较多。心绞痛是指急性暂时性心肌缺血、缺氧所引起的症候群；心肌梗死是冠状动脉闭塞，血流中断，使部分心肌因严重持久的缺血而发生局部坏死。

冠心病属中医"胸痹"、"真心痛"、"厥心痛"、"心悸"等病证的范畴，中医认为本病的发生多与寒邪内侵、饮食不当、情志失调、年老体虚等因素有关，发作期应及时抢救，缓解期可酌情选用食疗进行调养，以减少发作。

若本病的防治不当，往往会造成比较严重的后果，如心源性休克、心力衰竭、肺水肿、猝死等，所以应引起重视，除选用适当的药物治疗及食疗外，还应注意避免情绪激动、避免劳累等，并注意减少油脂类食物的摄入以控制体重。

素有冠心病的患者一旦出现突然胸闷、心前区疼痛或压榨感、呼吸困难、极度乏力等表现时，应想到心肌梗死的可能性，赶紧坐下或躺下，请人帮忙叫急救车去医院确诊、抢救，千万不要慌张，不要活动，以减少心肌耗氧，减缓心肌细胞的坏死，给抢救赢得宝贵的时间。

洋葱兔肉汤

原料 洋葱1个，兔肉100克，食用油、姜丝、蒜末、料酒、香菜末、精盐、味精各适量。

做法 将洋葱剥去外皮，洗净切碎；兔肉切丝，备用；锅内加入食用油烧热，投入姜丝、葱末炝锅，下兔肉略炒，烹入料酒，加入洋葱、清水适量，大火烧沸，改用文火煮15分钟，调入精盐、味精，撒上香菜末即成。

功效 清热解毒，活血化瘀。洋葱所含的前列腺素可降低心脏冠状动脉的阻力，增加冠状动脉的血流量，有利于冠心病的治疗；兔肉有清热解毒、祛湿利肠、益气、凉血等功效。本品可作为冠心病、糖尿病、高血压等症患者的保健食品。

豆浆粥

原料 豆浆500毫升，粳米50克，白糖适量。

做法 将豆浆、粳米同入砂锅内，煮至粥稠，以表面有粥油为度，加入白糖调味即可食用，每日早、晚餐温热食之。

功效 补虚润燥。适用于冠心病、动脉硬化、高血压、高脂血症。

参麦粥

原料 人参6克，丹参、麦冬各

15克，五味子10克，粳米100克，白糖适量。

做法 先将麦冬、五味子、丹参洗净煎取浓汁，人参切成薄片，与洗净的粳米同煮成粥，粥将熟时，兑入药汁、白糖，再煮沸即可，每日分2次，温热服。

功效 益气养阴，敛汗安身，活血化瘀。适用于冠心病、心绞痛、心肌梗死、心律失常及低血压属气阴两虚的病人。

木耳粥

原料 黑木耳、籼米各100克，猪肉末、白菜心各50克，虾米、香油各25克，精盐、味精各适量。

做法 将黑木耳用温水浸泡洗净、切丝，白菜心洗净、切细丝，虾米洗净；将锅烧热，入香油，再加白菜心、猪肉末、黑木耳、虾米煸炒，调入精盐、味精盛出备用；将洗净的籼米入锅，加水煮粥，粥成后加入木耳、白菜炒猪肉即成，每日1剂，分数次服用。

功效 适用于冠心病、高血压、便秘等。黑木耳性平，味甘，可凉血、止血，有清肺益气、镇痛止痛的作用，可降低血脂、血压、有活血通络之效。

洋葱炒猪肉

原料 洋葱150克，瘦猪肉50克，酱油、味精、花生油、精盐各适量。

做法 先将猪肉洗净，切丝；洋葱洗净，切丝备用；将花生油少许倒入锅内烧至八成热，放入猪肉翻炒，再将洋葱下锅与肉同炒片刻，倒入各种调料，翻炒即成。

功效 有预防动脉粥样硬化的作用。

木耳卷心菜

原料 卷心菜250克，水发黑木耳100克，色拉油、姜丝、精盐、酱油、白糖、米醋、香油、水淀粉各适量。

做法 将卷心菜洗净，撕成片状；黑木耳洗净、撕碎备用；炒锅上火，加油烧热，下姜丝煸香，放入卷心菜、黑木耳及清水适量，大火快炒，加入精盐、酱油、白糖，翻炒入味后用水淀粉勾薄芡，烹入米醋、淋入香油，推匀即成。

功效 有降低血脂、预防动脉粥样硬化的作用。

瓜葛红花酒

原料 瓜蒌皮25克，葛根25

克，红花15克，延胡索20克，桃仁20克，丹参30克，檀香5克，高粱酒800毫升。

做法 将上药拣净装一大瓶内，加入高粱酒，泡1个月后取酒内服，每晚服用，每次10毫升。

功效 化痰化瘀，通络定痛。用于冠心病心绞痛的辅助食疗。

山楂荸荠炒肉片

原料 猪后腿肉200克，山楂片100克，荸荠100克，鸡蛋清2个，淀粉15克，面粉15克，白糖20克，花生油500克，精盐、味精、清汤各适量。

做法 山楂片去核，水煎取浓缩汁100毫升；将肉切成3厘米长、1厘米宽的薄片；将蛋清、淀粉放入碗内，用筷子调成白湖，再加入面粉和匀待用；荸荠切厚片；锅中加入花生油，烧至五成热，将肉片逐片蘸糊下锅炸制，见肉片胀起呈黄白色时起锅滤出油，再将锅放在火上，填水半勺，加入白糖，用勺搅匀，见糖汁浓时，下山楂浓缩汁，随将荸荠片和肉片下锅，多翻几次，见红汁包住肉片时盛盘即可。

功效 健脾开胃，活血化瘀。山楂性微温味酸甘，可用于治疗消化不良、高血压、冠心病诸症；荸荠性寒味甘，有清热凉肝、益气生津之效；猪肉滋阴养血，与山楂、荸荠合食，可滋阴健脾、开胃消食、活血化瘀，对冠心病有很好的疗效。

丹参茶

原料 丹参9克，绿茶3克。

做法 将丹参制成粗末，与茶叶以沸水冲泡15分钟，即可饮用。

功效 活血祛瘀，止痛除烦，用于瘀血阻络的冠心病，见胸闷刺痛、心烦不安者。

薤白粥

原料 薤白10克，葱白2根，香菜适量，粳米100克。

做法 将薤白、葱白切成3厘米的小段，与粳米同放锅内，加清水适量，文火煮粥，粥成后加入切碎的香菜末，稍煮即可。

功效 通阳散寒，行气导滞。用于冠心病遇寒诱发、手足不温者。

改善脑卒中后遗症的膳食

脑卒中是中医学的一个病名,也是人们对急性脑血管疾病的统称和俗称。它是以猝然昏倒,不省人事,伴发口眼歪斜、语言不利、半身不遂或无昏倒而突然出现半身不遂为主要症状的一类疾病。包括西医的脑出血、蛛网膜下隙出血、脑梗死、脑血栓、短暂性脑缺血发作等。

卒中的根源是高血压、脑动脉硬化,以及先天性脑血管畸形等,情绪激动、用力太过或血压降低、血液凝固性增高等为常见发病诱因。一旦发生脑卒中,病情一般均较严重,即使经过积极抢救而幸存者,也约有半数患者会出现不同程度的后遗症,如半身不遂、口歪舌偏、讲话困难等,给家庭、个人和社会带来重大损失。

在中医辨证施治的原则下,选用中药口服、针灸、按摩等治疗,对脑卒中后遗症有明显疗效,配合食疗药膳方,可提高临床疗效,促进患者功能恢复,可选用下列药膳食疗方。

杞菊饮

原料 枸杞子30克,菊花10克。

做法 将二药煎水代茶饮,1日服完。

功效 滋阴补肾,疏风清肝。枸杞子味甘性凉,滋补肝肾;菊花味甘、苦,性微寒,平肝明目。二药相配,一补一清,对中风后血压偏高,头晕目眩者用之有效。

黄芪桂枝粥

原料 黄芪20克,炒白药、桂枝各13.5克,生姜3片,大枣5枚,大米135克。

做法 将前4味水煎取汁,同大米、大枣同煮为稀粥服食,每日1剂,3周为1疗程,连续2~3个疗程。

功效 益气养血、温经通络。适用于气虚血瘀所致的肢体麻木、半身不遂等。

杞子羊肾粥

原料 枸杞子30克,羊肾1个,羊肉50克,粳米50克,葱、五香粉各适量。

做法 先将羊肾、羊肉洗净切

片，与枸杞子并入葱、五香粉先煮20分钟，再将淘洗干净的粳米入锅，熬煮成稀粥。每日晨起作早餐服用。

功效 益气、补虚、通脉。适用于脑卒中后遗症。

地龙红花饼

原料 黄芪100克，干地龙（酒浸）30克，红花、赤芍各20克，当归50克，川芎10克，桃仁（去皮尖、略炒）15克，玉米面400克，小麦面100克，白糖适量。

做法 将地龙烘干研粉；将黄芪、红花、当归、赤芍、川芎浓煎取汁；将地龙粉、白糖、玉米面、小麦面混匀并以药汁调和成面团，分制为20个小饼；将桃仁匀布饼上，入笼中蒸熟（或用烧箱烤熟）。每次食饼1~2枚，每日2次。

功效 益气活血、通络起痿。黄芪补气振痿；当归、赤芍、川芎、桃仁、红花及地龙活血通络。本方是治疗脑卒中后遗症患者的有效良方，应长期坚持食用。但血压偏高的脑出血患者不宜多食。

有助于改善肾炎的膳食

肾炎包括急性肾炎和慢性肾炎，即急性肾小球肾炎和慢性肾小球肾炎。急性肾炎起病急，病情轻重不一，大多数预后良好，常在一年内痊愈，常有蛋白尿、血尿、管型尿，常有水肿、高血压或短暂的氮质血症，B超检查肾脏无缩小，部分病人有急性链球菌感染史，于感染后1~3周发病；慢性肾炎起病缓慢，病情迁延，时轻时重，肾功能逐渐减退，后期可出现贫血、视网膜病变及尿毒症，可有不同程度的蛋白尿、血尿、水肿及高血压等，病程中可因呼吸道感染等原因诱发急性发作，出现类似急性肾炎表现，也有部分病人可有自动缓解期。

肾炎属于中医学"水肿"、"腰痛"、"血尿"、"虚劳"等病证范畴。中医学认为本病多因脾、肾亏损加之感受外邪，以致机体气化失司，水湿停聚，泛滥肌肤，日久或湿郁化热，或湿瘀互结。根据临床常见症状一般分为脾虚水泛、脾肾阳虚、气阴两虚、肝肾阴亏、肺肾两虚等证型。

急性肾炎以及慢性肾炎急性发作，蛋白尿、血尿、水肿、高血压明显者，还是应该去医院就医，接受系统治疗，食疗只能起到辅助治疗的作用；而慢性肾炎，虽迁延不愈但症状不严重者，可以选择恰当的食疗，慢慢调理。

泥鳅炖豆腐

原料 泥鳅（去内脏）100克，鲜豆腐100克。

做法 去内脏的泥鳅洗净，与鲜豆腐及适量水共煮熟，食泥鳅、豆腐，喝汤。

功效 健脾益气，利湿热。泥鳅性平味甘，补脾胃、利水湿，尤宜湿邪偏盛而兼脾虚者；和清热之豆腐共用，可增强健脾利湿之功。二者合用，适用于肾炎初期。

凉拌翡翠

原料 芹菜250克，苦瓜250克，白糖、香油、味精各适量。

做法 芹菜切段，苦瓜去瓤去子切片；将芹菜、苦瓜用沸水焯过，待凉加白糖、香油、味精调味即成。

功效 清热解毒，利湿消肿。芹菜清热利湿、平肝凉血，配伍苦瓜清热利湿解毒。适宜肾炎水肿经常疮疡泛发、咽喉肿痛患者服用。

番茄烧牛肉

原料 牛肉150克，番茄150克，酱油50克，白糖10克，精盐5克，葱花、料酒各3克，姜丝、花生油各适量。

做法 把牛肉洗净，切成方块；番茄洗净，去皮去子，切成块；锅置火上，放花生油烧热，放姜、葱煸炒，下入牛肉煸炒几下，烹入料酒，加入水（浸没牛肉），放精盐、白糖，烧至熟，再加入番茄烧至入味，出锅即成。

功效 番茄性凉味酸、甘，有清热解毒、凉血平肝、生津止渴、健胃消食等功效；牛肉营养丰富，性温味甘、咸，有补脾和胃、益气增血、强筋健骨等功效。将二者配合烹食，可平肝清热、滋养强壮，对慢性肾炎有疗效。

鲤鱼生姜桂皮汤

原料 鲤鱼1条，生姜30克，

桂皮 3 克，葱 3 根，精盐、料酒各适量。

做法 将鲤鱼去鳞及肠杂，和生姜、桂皮、葱，后加精盐、料酒少许清炖，吃鱼喝汤。

功效 辛温解表，利水消肿。生姜、桂皮辛而微温，能发汗解表；葱白能驱除外感风寒之邪；鲤鱼能补益。合而为膳，可加强发汗效果又可利水消肿。

白茅根粥

原料 鲜白茅根 100 克，粳米 30 克，冰糖适量。

做法 取鲜白茅根去节间小根，洗净、切碎，入砂锅内煮取汁，去渣，入粳米、冰糖煮至粥熟即可，空腹服食。

功效 凉血止血，清热利尿。适用急性肾炎，小便不利，尿血等症。

浮萍姜皮冬瓜汤

原料 浮萍 10 克，生姜皮 10 克，带皮冬瓜 500 克，精盐、香油各适量。

做法 将冬瓜洗净、切片，浮萍布包。与生姜皮、冬瓜同煮至瓜熟，加精盐、香油调味后温服，吃瓜喝汤。

功效 清热解表，发汗利尿。浮萍发汗祛风、利水消肿；生姜皮、带皮冬瓜清热利尿。三者同煮成汤，宜急性肾炎或慢性肾炎急性发作水肿明显者食用。

莲子红糖茶

原料 莲子 50 克，茶叶 3 克，红糖 30 克。

做法 将茶叶泡茶备用；莲子用温水浸泡 5 分钟左右，捞出后放入砂锅中，加红糖和适量的水，煮烂后再加入茶水，即可饮用，每日 1 剂。

功效 养心健脾，益肾固精。适用于肾炎水肿症，此方对肾炎水肿兼见血瘀症的患者有益，但要坚持饮用，才能见效。

黑豆鸡蛋粥

原料 鸡蛋 2 个，黑豆 30 克，粟米 90 克。

做法 鸡蛋洗净后与黑大豆先煮，蛋熟去壳，入粟米、清水适量同煮，至粥成即可，每日临睡前食用，以服后微汗出为佳。

功效 温肾行水，健脾益气。用于脾肾阳虚的慢性肾炎，见面色黄白、神疲倦怠、形寒肢冷者。

葫芦双皮汤

原料 葫芦壳50克，冬瓜皮、西瓜皮各30克，红枣10克。

做法 上各味加水约500毫升，煎至约200毫升，去渣即成，每日1剂，服至浮肿消退为度。

功效 健脾利湿，消肿，用于脾、肾阳虚的慢性肾炎。

慢性胃炎如何饮食调养

慢性胃炎是由于长期受到伤害性刺激、反复摩擦损伤、饮食无规律、情绪不佳等原因引起的一种胃黏膜炎性病变。

本病病程较长，症状持续或反复发作，且无典型症状。主要表现为食欲减退、上腹部不适，或隐痛嗳气泛酸、恶心呕吐、食欲减退。若病情严重，还会呕出胆汁或血样液体，同时可伴有呕吐、腹泻。

中医认为，本病多因饮食失调、肝气犯胃、脾胃虚弱等，致使胃气滞寒、升降失常、胃络失养，故当以健脾养胃、疏肝、行气为治。

由于本病是慢性病，故预防至关重要。平时尽量做到进食有规律、充分咀嚼、进食易消化食物、避免刺激性食物、注意饥饱不节和暴饮暴食等，避免精神过度紧张和疲劳。还应常食补益脾胃的食物，以增强胃壁的营养，减少胃病的发生。

砂仁肚条

原料 砂仁10克，猪肚1000克，花椒、胡椒末、葱白、生姜、味精各适量。

做法 将猪肚洗净，用沸水烫一下，刮去内膜，放入砂锅内，加水、花椒、生姜、葱白，煮熟后捞起猪肚晾凉切条，再将原汁烧开下肚条、砂仁、胡椒末、味精等调料，文火炖煮20分钟即成，喝汤吃肚。

功效 可温中化湿、行气止痛。适用于慢性胃炎。胃及十二指肠溃疡。

灵芝粉蒸肉

原料 灵芝3克，猪瘦肉100克，精盐、味精各适量。

做法 灵芝研末，猪瘦肉洗净，剁成肉酱，加灵芝末、精盐、味精，拌匀做成肉饼放入碗中，上笼蒸熟。佐餐服。

功效 可以益气、养阴安神。适用于慢性胃炎、消化不良。

韭菜子蒸猪肚

原料 韭菜子9克，猪肚1副，精盐适量。

做法 猪肚洗净，将韭菜子放入肚内，置于碗中加精盐调味，上笼蒸至烂熟，常服。

功效 可温中行气、健脾和胃。适用于慢性胃炎。

扁豆陈皮煎

原料 白扁豆25克，大枣20克，白芍5克，陈皮5克。

做法 将白扁豆、大枣洗净，与白芍、陈皮同放入砂锅中，加水1000毫升，文火煎煮至500毫升即可温服。

功效 可益气健中、运脾化湿。适用于慢性胃炎、慢性肠炎。

无花果炖瘦猪肉

原料 无花果干品60克，瘦猪肉100～120克，精盐适量。

做法 将无花果、瘦猪肉加清水适量，放在盅内隔水炖熟，用精盐调味食用。

功效 可健胃理肠、解毒。适用于慢性胃炎。

白胡椒炖猪肚

原料 白胡椒15克，猪肚1副，精盐适量。

做法 将白胡椒打碎。猪肚洗净去油，放入白胡椒，扎好开口处，文火炖烂，加精盐调味。当菜肴食用。

功效 适用于虚寒型慢性胃炎，以及胃及十二指肠溃疡病。吐血患者不宜服用。

胡椒陈皮鹿肉汤

原料 鹿肉10克，胡椒10克，陈皮6克，生姜15克，食用油、精盐各适量。

做法 将鹿肉洗净、切块，起锅下鹿肉爆干水取起；然后下少许油、姜，再下鹿肉爆至香气大出，取起备用。把胡椒、陈皮、生姜洗净，与鹿肉一齐放入锅内,加清水适量。武火煮沸后。文火煮1~2小时。用精盐调味即可。随量饮汤食肉。

功效 可温中助阳、散寒止痛。适用于溃疡病、慢性胃炎属脾胃虚寒者。症见胃脘冷痛、得温则舒、口淡不渴、时泛清涎、补疲休倦、畏寒肢冷、四肢不温、大便溏薄,甚至泄泻、舌淡苔白、脉沉细。

藿菜鲫鱼汤

原料 藿菜120克,鲫鱼250克,生姜4片,精盐、胡椒粉各适量。

做法 将鲫鱼活杀,去鳞、腮及肠杂;洗净;藿菜洗净,切段。起油锅,用姜将鱼爆至微黄,加开水适量,煮半小时再下菜煮熟,下胡椒粉、精盐调味即可。随量食菜和鱼肉,饮汤。

功效 可益气健脾、开胃消食。适用于溃疡病、慢性胃炎属脾胃气虚者。症见食欲不振、食入不化、胃脘饱胀、大便溏薄。

佛手柑粳米粥

原料 佛手柑25克,粳米120克。

做法 先把佛手柑煎汤去渣,再将粳米煮成粥,随后将佛手柑汤倒入,共煮10分钟左右,即可食用。每天服用2次,连服10天。

功效 适用于慢性胃炎。

羊肉粳米粥

原料 精羊肉300克,粳米100克。

做法 精羊肉剁成肉酱,加水煮成烂肉汤,再放入粳米同煮。煮熟后。每天食用2次。连服1周。

功效 适用于慢性胃炎。

韭菜汁

原料 生韭菜500克。

做法 把生韭菜切碎,捣成汁。每次服汁40毫升。每天3次,连服10天。

功效 适用于慢性胃炎。

砂仁粳米粥

原料 粳米80克,砂仁5克。

做法 粳米入锅煮成粥,再放入砂仁,连续煮15分钟。每天服用2次,连服7天。

功效 适用于慢性胃炎。

生姜米醋炖木瓜

原料 生姜5克,木瓜100克,

米醋适量。

做法 木瓜洗净切块，生姜洗净切片一同放入砂锅内，加米醋和水文火炖煮，至木瓜熟即可喝汤吃木瓜。

功效 可补气益血、解郁调中、祛风散寒、消积解毒。适用于慢性胃炎、产后缺乳、病后体弱。

更年期综合征食疗有方

更年期为妇女卵巢功能逐渐消退至完全消失的一个过渡时期，在更年期的过程中月经停止来潮，称绝经。一般发生于45～55岁之间。妇女在绝经期前后，出现月经紊乱，潮热、汗出，头晕耳鸣，心悸失眠，烦躁易怒，五心烦热，失眠多梦等月经方面、神经精神方面、心血管方面、新陈代谢及泌尿、消化等方面的障碍，称之为更年期综合征。

中医认为，本病病因主要为绝经前后肾气渐衰，冲任二脉益弱，天癸渐竭，生殖能力降低或消失，部分妇女由于素体差异及生活环境影响，不能适应这种生理变化，使阴阳失去平衡、脏腑气血不相协调而致。

本综合征有偏肾阴虚或肾阳虚之不同，治疗总以调节阴阳和脏腑气血之平衡为原则。

冬虫夏草炖鸭肝

原料 冬虫夏草15克，鸭肝60克。

做法 将冬虫夏草用冷水浸15分钟，略洗一下，鸭肝洗净切片，与冬虫夏草一起放入加盖的炖罐内，加开水750毫升，小火炖1小时即可食用。每日1剂，连服5～7日，吃鸭肝，饮汤。

功效 适用于肾阴虚型更年期综合征。

山楂荷叶茶

原料 山楂20克，荷叶15克。

做法 将上2味水煎取汁，代茶饮用。每日2剂。

功效 活血散瘀，清热安神。适用于更年期综合征之头胀、心悸、失眠等。

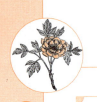

生地黄精粥

原料 生地30克,黄精(制)30克,粳米30克,白糖适量。

做法 先将前2味水煎去渣取汁,用药汁煮粳米为粥,早、晚服。食时可加白糖少许。

功效 滋阴清热,补气养血。生地甘寒,滋阴清热;黄精甘平,补中益气,润心肺,安五脏,填精髓,助筋骨。凡诸因所致阴阳气血不足者,都可服食。

枸杞莲心茶

原料 枸杞子10克,白菊花3克,莲心1克,苦丁茶3克。

做法 上4味同放入杯中,用沸水冲泡,加盖闷10分钟,即可开始当茶频频饮用。一般可冲泡3～5次。

功效 滋阴清热,养肝益肾。主治更年期综合征,月经不调,头晕失眠,腰膝酸软,五心烦热,急躁易怒,口干苦燥,舌红少苔。

大枣银耳汤

原料 大枣60克,银耳20克,白糖适量。

做法 将大枣洗净,去核;银耳用温水泡发,去杂洗净,撕成小片,备用。锅内加水适量,放入大枣,大火烧沸,改用文火煮10分钟,加入银耳片,再煮2～3分钟,调入白糖即成。每天1剂,连服10～15天。

功效 大枣补中气、健脾养胃、养血安神;银耳滋阴清热、益气和血、强心补脑。合而为汤,可奏滋阴润燥、养血安神之效。适用于更年期综合征之阴虚火旺、心烦内躁、潮热盗汗、心悸、失眠等。

海参猪肉饼

原料 海参(干品)300克,冬菇200克,鸡蛋1个,猪瘦肉600克,豆粉、酱油、白糖、精盐、芝麻油、菜油各适量。

做法 将干海参、冬菇用温水泡发。洗净。猪瘦肉剁烂,放在碗内,加入豆粉、白糖、盐、油、打散的鸡蛋,共拌匀,分作3份,蘸以豆粉入油锅炸至金黄色。锅中留底油,将海参、冬菇略煸一下,放入炸过的肉饼同焖,当水干时,加入芝麻油、酱油和豆粉汁翻匀即成。每日2次,每次50～100克。

功效 滋肾阴,补气血,健脾胃。适用于更年期综合征,症见月经先后不定、量或多或少、经色鲜红,伴见头晕耳鸣、腰酸软、烦热汗出、头面烘热等。

枸杞炒肉丝

原料 枸杞子30克，瘦猪肉100克，青笋30克，猪油、精盐、味精、酱油、淀粉各适量。

做法 先将肉、笋切成丝，枸杞子洗净，将锅烘热，放入猪油烧热，投入肉丝和青笋爆炒至熟，放入其他佐料即可。每日1次。

功效 滋补肝肾。适用于肾阴虚型更年期综合征。

柴胡当归粥

原料 柴胡、香附、枳壳、白芍各9克，合欢花12克，当归、沉香、路路通、川芎各6克，粳米150克，白糖适量。

做法 将以上9味药放入砂锅中加水煎汁，去渣，汁留用；粳米淘洗干净。锅上火，加入适量清水，放入粳米烧开，用小火煮粥，粥将熟时，下入药汁和白糖，稍煮即成。

功效 疏肝理气，解郁宁神。适用于妇女更年期脾肾不足、精神不振、失眠多梦、食少便溏、腰酸痛等症。

麻雀炖淡菜

原料 麻雀1只，淡菜30克。

做法 将淡菜洗净；麻雀剖杀，去毛及内脏，与淡菜一同入锅，炖至麻雀肉熟烂即成。1次服完，每日1次。7天为1疗程。

功效 滋养脾胃，暖肾壮阳。适用于更年期综合征，症见时而畏寒、时而烘热，头晕耳鸣，腰酸乏力，脉细等。

枸杞子百合羹

原料 枸杞子30克，百合100克，鸡蛋2枚，冰糖15克。

做法 枸杞子、百合同放入砂锅，加水适量，煮至百合酥烂，边搅拌边调入鸡蛋糊，煨煮成羹，加冰糖溶化即成，早、晚2次分服。

功效 滋养肝肾。主治更年期综合征，月经不调，头晕耳鸣，腰膝酸痛，五心烦热，烦躁易怒，盗汗，舌红苔少，脉细弦数。

小麦山药粥

原料 干山药片30克，小麦、糯米各50克，砂糖适量。

做法 山药、小麦、糯米加适量砂糖同煮为稀粥。早、晚餐食用，温热服。

功效 补脾胃，安心神，补肾固精。适用于妇女更年期综合征，脾肾……不足、精神不振、失眠多梦、食少便溏、腰酸痛等。

决明烧茄子

原料 草决明30克，茄子500克，豆油250克，蒜片、葱、姜、淀粉、明油、精盐各适量。

做法 将草决明捣碎加水适量，煎30分钟左右。去药渣后浓缩至2茶匙待用。再把茄子洗净切成斜片。把豆油250克放入铁锅烧热，再将茄子放入油锅内炸至两面焦黄，捞出控油。另将铁锅内余油留下3克再放在火上，用蒜片炝锅后把炸好的茄片入锅，即可把葱、姜和用草决明药汁调匀的淀粉倒入锅内翻炒一会，点几滴明油，加入精盐，颠翻几下后即可出锅。佐餐食。

功效 清肝降逆，润肠通便。适用于高血压、高脂血症及妇女更年期综合征等。

二仙烧羊肉

原料 仙茅15克，仙灵脾15克，生姜15克，羊肉250克，精盐、食油、味精各适量。

做法 先将羊肉切片，放砂锅内入清水适量，再将仙茅、仙灵脾、生姜用纱布裹好，放入锅中，文火烧羊肉烂熟，入佐料即成。食时去药包，食肉饮汤。

功效 温补肾阳。适用于肾阳虚型更年期综合征。二仙温肾阳；羊肉性甘温，有补益精气的作用。全方既能温阳散寒，又健脾益气。凡下焦虚寒者即可辅食之。

附片栗子羊肉汤

原料 白附片15克，栗子（去壳、衣）50克，薏苡仁50克，羊肉500克，生姜、葱、胡椒、精盐各适量。

做法 将羊肉置沸水中略煮，取出羊肉切成小块，与白附片、栗子、薏苡仁及姜片、葱段、胡椒共炖至羊肉熟烂，再入精盐少许调味。食羊肉饮汤，分3~4次服食。

功效 温肾助阳，补血益气，健脾祛湿。适用于更年期综合征，症见面色晦暗、精神不振、形寒肢冷、纳呆腹胀、夜尿多或尿频失禁或带下清稀等症。

更年康粥

原料 黄芪、夜交藤各30克，当归、桑叶各12克，三七6克，胡麻仁10克，小麦100克，红枣10枚，白糖适量。

做法 先将黄芪等6味药放入砂锅内,加水煎熬成汁,去渣用汁;小麦淘洗干净;大枣洗净。锅上火,加水适量,放入小麦、大枣烧开,用小火煮粥,煮至将熟时,倒入6味药,加入白糖,稍煮即成。

功效 益气养血,宁心安神。适用于妇女更年期综合征;症见精神恍惚,时常悲伤欲哭,不能自持,失眠多梦。

蒸百合枸杞

原料 百合150克,枸杞子100克,蜂蜜适量。

做法 将百合、枸杞子加蜂蜜拌匀,同蒸至百合烂熟。每晚临睡前食用10克。

功效 补肾养血,清热除烦,宁心安神。适用于更年期综合征。

风湿性关节炎的饮食选择

风湿性关节炎是一种常见病,临床以关节疼痛(以双膝关节和双肘关节为主)、酸楚、麻木、重着、活动障碍等为主要症状,常因气候变化,寒冷刺激,劳累过度等为诱因而发作。发作时患部疼痛剧烈,有灼热感或自觉烧灼而扪之不热。本病迁延日久,可致关节变形甚至弯腰驼背,渐至足不能行,手不能抬,日常生活不能自理,严重者危及心脏,可引起风湿性心脏瓣膜病,应引起高度重视。本病的发病原因可能与乙型溶血性链球菌感染后引起机体的变态反应有关。

中医学认为,风湿性关节炎是由于机体内在正气虚,阳气不足,卫气不能固表,以及外在风、寒、湿三邪相杂作用于人体,侵犯关节所致。临床症状为肢体关节、肌肉、筋骨发生疼痛、酸麻、沉重、屈伸不利,受凉及阴雨天加重,甚至关节红肿、发热等。

木瓜汤

原料 木瓜4个,白砂蜜100克。

做法 先将木瓜蒸熟,去皮,捣烂如泥,白砂蜜炼净,然后将两者和匀,放入洁净磁容器内即可。每日清晨空腹用滚烫沸水冲服，每次1~2匙，10~15日为1个疗程。

功效 通痹止痛。主治因湿热阻滞经脉而致之筋、肌痹痛等症。

独活黑豆汤

原料 独活12克，黑豆60克，米酒适量。

做法 将独活、黑豆放入清水中，文火煮2小时，取汁，兑入米酒，1日内分2次温服。

功效 祛风胜湿，活血止痛。适用于风湿性关节炎、类风湿关节炎属于风湿痹阻者。症见腰膝酸痛，反复发作，日久未愈，关节拘挛，屈伸不利，步履沉重，倦怠乏力，舌苔白滑，脉象濡缓。

桑葚桑枝酒

原料 新鲜桑葚500克，新鲜桑枝1000克，红糖500克，白酒1000毫升。

做法 桑枝洗净切断，与桑葚、红糖同入酒中浸液，1个月后可服，量自酌。

功效 补肝肾，利血脉，祛风湿。桑葚为平补肝肾之品；桑枝性凉，通血脉，祛风湿；以酒为剂，取其活血通络之力。

乌头粥

原料 香白米50克，生川乌末10克，姜汁1匙，蜂蜜3大匙。

做法 香白米与生川乌末同放锅中，加水500毫升，水沸后取微火煮，并下姜汁、蜂蜜，煮至米烂为度。空腹服下。若加薏苡仁6克同煮更佳。

功效 温经散寒、除痹止痛。生川乌味辛性热，为治寒痹疼痛之要药；取姜汁以助药力；合蜂蜜而制其毒；以香白米为粥健脾护胃，便于食用。本粥可用于寒痹邪实之筋骨剧痛、不得屈伸者。不过，乌头有毒，故不宜长期服用。

附录　人体各种营养素功用

营养素	功用	缺乏症	补充食品
维生素 A	促进骨骼成长，强壮骨骼，增强抵抗力。	夜盲症，干眼症，视力减退，皮肤干燥，记忆力减退，心情烦躁失眠，头发枯干。	海带，海苔，南瓜，葱，胡萝卜，菠菜，韭菜，茶，甜椒，紫苏叶，萝卜叶，茼蒿，荠菜，空心菜，苋菜，蛋黄，艾，柿子，西瓜，马蹄，芒果，橘子。
维生素 B_1	促进糖类的代谢，增进食欲，维持神经机能正常，促进成长。	食欲不振，胃肠障碍，发育迟缓，脚气病，心脏扩大症，疲劳，神经衰弱，心肌炎。	海苔，大蒜，芝麻，玉米，豆类，花生，核桃，芹菜，香菇，荞麦粉，酵母，豆芽，豌豆苗，柿子，枇杷，马蹄，西瓜，苹果，梨，桃，杏。
维生素 B_2	促进成长、健康的保持和细胞的再生，为细胞酸化所必需物。	口腔炎，唇炎，舌炎，角膜炎，溃烂，阴囊炎，红斑，机能障碍，抵抗力减退，嘴角破裂溃烂，各种皮肤疾病。	萝卜叶，菠菜，韭菜，茶，海苔，香菇，米糠，赤小豆，紫苏叶，海带，酵母，芹菜，小麦胚芽，发酵大豆，可可，小米，蛋，动物肉，肝脏，马蹄，苹果，柿子，桃，梨，西瓜。
维生素 B_6	为人体内一种氨基酸，帮助代谢，促进消化、吸收蛋白质和脂肪。	舌炎，头痛，眩晕，食欲不振，消化不良，贫血，皮肤炎，多发性神经炎，呕吐，腹泻，嘴唇浮肿，头皮多，口腔黏膜干燥，脂溢性皮炎，动脉硬化。	南瓜，大豆，糙米，海苔，小麦胚芽，蛋黄，酵母，沙丁鱼，动物肝脏，葡萄。
维生素 B_{12}	促进红细胞形成再生，增血以防贫血，促进成长，增强体力。	恶性贫血，记忆力障碍，舌炎，舌溃疡，烦躁不安。	香菇，海带，海苔，牛肉，猪肉，牛乳，动物肝脏。

营养素	功用	缺乏症	补充食品
维生素 C	对人体的组织细胞、骨骼、牙齿、血管有益，增加抵抗疾病能力，促进损伤愈合。	坏血病，牙龈炎出血，血液中的胆固醇降低，手术后恢复愈合慢。	菠菜，甜椒，萝卜叶，油菜，紫苏叶，茼蒿，甘蓝，白菜，萝卜，海苔，山俞菜，荷兰芹，草莓，菠萝，柠檬，橘子，葱，韭，茶，艾，山楂。
维生素 D	促进钙质和磷质吸收，强健骨骼和保障牙齿正常发育。	儿童软骨症，老人骨质疏松症，牙齿生长迟缓，蛀牙，肺结核，高血压，冠心病。	香菇，西红柿，胡萝卜，牛乳，奶油，肝油，沙丁鱼，鲫鱼，秋刀鱼，青花鱼，鲑鱼，鳟鱼，蛋黄，酵母，柑橘，猕猴桃，柚子，苹果，柿子，菱角，桃子，西瓜，杏，梨子，草莓，杨梅，菠萝，椰子，枣。
维生素 E	减缓人体老化的速度，保持性功能正常，防止血液的凝固，和维生素A一起作用，保护肺脏。	引起流产，不孕症，肌肉萎缩，贫血，生殖机能失调，高血脂，动脉硬化，白内障，手脚冰冷。	甘蓝，香菇，花生，芹菜，香蕉，西红柿，橘子，芫青菜，蛋黄，油菜，牛肉，猪肉，南瓜，杏仁，葵花子，豆类，鱼类。
维生素 F	防止动脉血液中的胆固醇沉积，辅助维生素 B_6，维护健康的皮肤和助长毛发，有利于心脏病的防治。	发育障碍，引起小儿皮肤炎，湿疹面疱。	大豆油，向日葵油，玉蜀黍油，沙拉油，小麦胚芽油，奶油，牛乳，大麦胚芽油，肝油，羊脂，人造乳酪，牛油。
维生素 K	促进血液的凝固及肝脏正常作用，止血，利尿，解毒，抗菌等。	容易出血，造成血液凝固不完全，大量的出血，小儿慢性肠炎，结肠炎。	甘蓝，菠菜，胡萝卜叶，白萝卜叶，胡萝卜，西红柿，小麦胚芽，糙米，牛乳，牛猪肝脏，鸡蛋，海草，西兰花，花生油，苜蓿。

续表

营养素	功用	缺乏症	补充食品
维生素P	防止维生素C被氧化，维持毛细血管壁正常，防止瘀血。	毛细血管变弱，容易出血，出血性紫斑病。	甜椒，荞麦，草莓，杏，西红柿，橘子，柠檬。
维生素U	维持消化系统黏膜的抵抗力。	胃溃疡，十二指肠溃疡。	甘蓝，芥菜，荷兰芹，鸡蛋，牛乳。
蛋白质	促进生长和发育，补充体内代谢的消耗，供给热能，保持营养均衡。	生长发育迟缓，消瘦，癌症，水肿，多食蛋白质会引起风湿病，肾脏炎，失眠，便秘，神经衰弱，头痛，眩晕，呕吐，胃溃疡，中风，动脉硬化，高血压，胆结石，膀胱结石，皮肤瘙痒，荨麻疹，湿疹。	大豆，小麦，大米，小米，玉米，花生，牛奶，瘦肉，面。
钙（Ca）	构成骨骼和牙齿的健康，帮助血液凝固及肌肉收缩，强化神经系统，维持心脏跳动的规律，缓和失眠症。	身体机能的调整变成恶化，神经松弛，骨质疏松，软骨症，牙齿发育不全，容易蛀牙。	大豆，青菜，葡萄，麦麸，胡萝卜叶，油菜，菠菜，芥菜，莴笋，甘蓝，南瓜，菜豆，茼蒿，紫苏，芝麻，海带，金针花，芦笋，杏仁，腰果，蛋，牛乳，小鱼干。
脂肪	供给热能、脂肪酸，促使脂溶性维生素的吸收。	与人体缺乏维生素A与维生素D的病症相同。另还有身体消瘦，容易得脂溶性维生素缺乏症。	大豆，花生，芝麻，玉米，椰子，植物油，蛋黄，牛奶，动物油。
糖类（碳水化合物）	供给热能，帮助肝脏解毒。	乏力，容易疲劳，体重减少，发育迟缓。	水果类、淀粉类食品。

续表

营养素	功用	缺乏症	补充食品
磷（P）	细胞核的主要成分，也是骨骼、骨髓、乳汁、牙齿、生殖细胞的主要成分。	骨骼、牙齿发育不全，齿槽脓漏，软骨症，脑神经细胞核缺滋养。	小麦胚芽，糙米，荞麦粉，花生，赤小豆，豌豆，海苔，大豆，蚕豆，芦笋，玉米，南瓜子，大蒜，沙丁鱼干，豆腐皮，酵母，菜豆，芝麻，冷冻豆腐，蛤，蛋黄，乳粉。
铁（Fe）	非常重要的造血成分，可治疗缺铁性贫血。	贫血，缺铁性贫血，疲劳。	菠菜，海带，紫苏叶，菜豆，芝麻，山俞菜，海苔，红苋菜，甘蓝，黄花菜，葡萄干，红枣，猪蹄。
碘（I）	甲状腺素的主要成分，促使甲状腺功能正常，平衡碘的代谢。	甲状腺分泌失调，新陈代谢作用降低，甲状腺萎缩，地方性甲状腺肿大，浮肿。	海藻，海带，海苔，大麦，玉米，土豆，石花菜，甘蓝，大豆，紫菜，昆布，海产食物，文蛤，乳酪，牡蛎，鲑鱼。
铜（Cu）	制造血色素的重要元素，帮助铁的吸收，振作活力。	贫血症，骨骼疾病，浮肿，使红细胞与铁不易融合。	豆类，糙米，香菇类，玉米，核桃，全麦，西兰花，杏仁，芝麻，酪梨，柳橙，牡蛎。
钠（Na）	促使水分代谢，保持酸碱平衡，防止体液过热，引起疲劳或中暑。在肌肉收缩作用中，协助神经和肌肉正常。	消化液分泌减少，使糖类的消化不良，或引起神经痛，身体虚弱。	海带，味噌，酱油，食盐，咸梅，酱菜，鱼肉松，奶油，火腿，腊猪肉，乳酪。
钾（K）	构成血液、肌肉、脏器等重要成分，帮助体内细胞内液处理废物，降低血压。	心肌、手脚肌肉、内脏肌肉的肌力降低，低血糖症，浮肿。	甘蓝，莴笋，芹菜，水芹，菠菜，胡萝卜，薄荷叶，柑橘类，西红柿，香瓜，香蕉，土豆，葵花子，绿叶菜，番薯，玉米，菠萝，酪梨，柿子，番荔枝，葡萄干，杏仁。

续表

营养素	功用	缺乏症	补充食品
锌（Zn）	蛋白质合成时的主要物质，平衡体内酸碱的重要物质，保持血液的状态，帮助胰岛素形成。	前列腺肥大，生殖机能障碍，动脉硬化。	南瓜子，芥末粉，小麦胚芽，大豆，牡蛎，蛋黄，沙丁鱼，核桃。
镁（Mg）	保持神经镇静（与钙同用），预防钙质沉积于组织和血管壁内，促进心脏、血管健全，防心脏病，促使神经和肌肉机能的正常，与钙质相抗衡。	痉挛，消化不良，大便不通，痰多臌胀，心脏病，肾结石，胆结石。	菠菜，玉米，莴笋，芜菁菜，花生，橘子，苹果，葡萄，李子，樱桃，石榴，柠檬，昆布，甘蓝，黄豆，香蕉，酪梨，腰果，牛乳，乌贼鱼。
锰（Mn）	强化人体内组织细胞，健全心脏和血管，增进发育，是肝脏生成尿素必要的酵素，解除疲劳，预防骨质疏松症。	运动失调，生殖器发育受阻。	绿叶菜，甜菜，豌豆，荷兰芹，菜豆，莴笋，蚕豆，糙米，小麦胚芽，板栗，核桃，菠菜，酪梨，菠萝，蛋黄，海藻，鸡蛋。
硫（S）	使皮肤健康、毛发光泽，抵抗细菌感染，有解毒功能。	易疲劳，迟钝。	甘蓝，干豆类，韭菜，小麦胚芽，菠菜，大蒜，洋葱，蛋，肉类，鱼类，高丽菜，胡萝卜，黄瓜，土豆，板栗，无花果，橘子，葡萄，樱桃，苹果。
石灰质	增强抵抗力、生活力及预防心理忧郁等作用。	抵抗力差，动脉硬化，容易中风，脑神经细胞亢奋，牙齿脆弱。	茶叶，山芋，大豆，山药，葱，葡萄，蜜橘，蛋黄，牛乳，人参，黄芪，当归，甘草。